L. RABENSEIFNER (Hrsg.) **Arthrosemanagement Knie**

L. Rabenseifner (Hrsg.)

Arthrosemanagement Knie

Umstellungsosteotomie – Endoprothetik – Revision

Mit 152 Abbildungen und 34 Tabellen

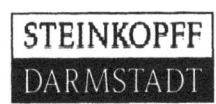
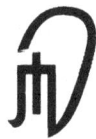

Prof. Dr. med. LOTHAR RABENSEIFNER
Orthopädische Klinik am Klinikum Offenburg
Ebertplatz 12, D-77654 Offenburg

ISBN 978-3-642-63335-5   ISBN 978-3-642-57719-2 (eBook)
DOI 10.1007/978-3-642-57719-2

Die Deutsche Bibliothek – CIP-Einheitsaufnahme
Ein Titeldatensatz für diese Publikation
ist bei Der Deutschen Bibliothek erhältlich

Dieses Werk ist urheberrechtlich geschützt. Die dadurch begründeten Rechte, insbesondere die der Übersetzung, des Nachdrucks, des Vortrags, der Entnahme von Abbildungen und Tabellen, der Funksendung, der Mikroverfilmung oder der Vervielfältigung auf anderen Wegen und der Speicherung in Datenverarbeitungsanlagen, bleiben, auch bei nur auszugsweiser Verwertung, vorbehalten. Eine Vervielfältigung dieses Werkes oder von Teilen dieses Werkes ist auch im Einzelfall nur in den Grenzen der gesetzlichen Bestimmungen des Urheberrechtsgesetzes der Bundesrepublik Deutschland vom 9. September 1965 in der jeweils geltenden Fassung zulässig. Sie ist grundsätzlich vergütungspflichtig. Zuwiderhandlungen unterliegen den Strafbestimmungen des Urheberrechtsgesetzes.

© Springer-Verlag Berlin Heidelberg 2000
Ursprünglich erschienen bei Steinkopff Verlag, Darmstadt 2000
Softcover reprint of the hardcover 1st edition 2000

Die Wiedergabe von Gebrauchsnamen, Handelsnamen, Warenbezeichnungen usw. in diesem Werk berechtigt auch ohne besondere Kennzeichnung nicht zu der Annahme, daß solche Namen im Sinne der Warenzeichen- und Markenschutz-Gesetzgebung als frei zu betrachten wären und daher von jedermann benutzt werden dürften.

Produkthaftung: Für Angaben über Dosierungsanweisungen und Applikationsformen kann vom Verlag keine Gewähr übernommen werden. Derartige Angaben müssen vom jeweiligen Anwender im Einzelfall anhand anderer Literaturstellen auf ihre Richtigkeit überprüft werden.

Umschlaggestaltung: Erich Kirchner, Heidelberg
Herstellung: Klemens Schwind
Satz: K+V Fotosatz GmbH, Beerfelden

SPIN 10774847   105/7231-5 4 3 2 1 0 – Gedruckt auf säurefreiem Papier

Vorwort

Die Kniegelenksarthrose ist eine zahlenmäßig bedeutende Erkrankung. Die moderne Behandlung verbindet differenziertes Vorgehen mit Standardisierung der Operationstechnik, der Instrumentarien und der Implantate. Durch stadiengerechte, standardisierte Therapie konnten große Erfolge erzielt werden.
So ist es nicht verwunderlich, wenn die Zahl der Kniegelenksoperationen in der Vergangenheit stetig gestiegen ist.
Andererseits führt die steigende Zahl der Operationen zu weiteren Problemen.

Das III. Internationale Straßburger Kniesymposium widmet sich dem Management der Kniegelenksarthrose und beinhaltet in zahlreichen Einzelbeiträgen praxisrelevante Darstellungen zum Problem der Umstellungsosteotomie, der Endoprothetik, der septischen und aseptischen Knieendoprothesenrevision. So können die in der Kniechirurgie tätigen Kollegen Lösungsvorschläge für unterschiedlichste Probleme finden.

Allen Autoren möchte ich für ihre wertvollen Beiträge danken. Mein besonderer Dank gilt den Mitarbeitern des Steinkopff Verlages für die Bearbeitung und Gestaltung dieses Buches.

Offenburg, im August 2000 LOTHAR RABENSEIFNER

Inhaltsverzeichnis

Möglichst stadiengerechte Behandlung
der nicht deformierenden umschriebenen Gonarthrose   1
   B. E. Gerber

Die selektive Denervation des Kniegelenks   13
   G. Fromberg, A. Ishida und A. Schmidt

Seilzuggurtung zur Kompression
der valgisierenden Tibiakopfumstellungsosteotomie   20
   M. Upmeyer

Experimentelles Modell zur Untersuchung der Primärstabilität
bei Tibiakopfosteosynthesen   27
   C. H. Flamme, D. Kohn und L. Kirsch

Ist die valgisierende Umstellungsosteotomie am Tibiakopf
noch zeitgemäß?   38
   M. Hippchen, F. A. Krappel und U. Harland

Komplikationen bei der valgisierenden Tibiakopfosteotomie
nach Coventry   50
   G. M. J. Plötz, M. Prymka, L. Gobisch
   und H.-W. Ulrich

L'arthroplastie unicompartimentale du genou analyse
a long terme   55
   J. N. Argenson et J. M. Aubaniac

Mittelfristige Resultate nach Implantation
der unikompartimentalen Knieprothese Typ ‚Allegretto'   58
   P. Meyer und A. Burckhardt

Die Unikompartiment-Schlittenprothese nach Wessinghage –
10 Jahres-Ergebnisse bei medialer Gonarthrose im Vergleich
mit Vorgängermodellen 62
 E. KISSLINGER und D. WESSINGHAGE

10 Jahre Erfahrung
mit der LCS-unikondylären Kniegelenkprothese 70
 M. DE BONT

Der Stellenwert der Rotations-Knieendoprothese
in der Versorgung der schweren Varusgonarthrose 75
 R. SELLCKAU, D. KLUEBER und G. V. FOERSTER

Die operative Versorgung hochgradiger Varus-
und Valgusgonarthrosen mit einer zementfreien
ungekoppelten Knietotalendoprothese 82
 C. PERKA und K. LABS

Primärversorgung der schweren Valgusgonarthrose –
Scharnierendoprothese ENDO-Modell 89
 J. PLUTAT und G. W. BAARS

Die beidseitige Knie-TEP in einer Narkose
bei fortgeschrittener Gonarthrose 96
 F. REICHEL

Mittelfristige Ergebnisse nach bikondylärem Oberflächenersatz
am Knie bei Rheumatikern jünger als 50 Jahre 101
 K. SCHENK, K. ROHKOHL und H. W. NEUMANN

Evaluation de l'etat histologique du ligament croisé postérieur
en fonction de l'état macroscopique du ligament croisé antérieur.
Intérêt pour l'indication des prothèses conservant
le ou les ligaments croisés 106
 J. ALLAIN, D. GOUTALLIER, S. LE MOUËL
 et M. C. VOISIN

Mise en place des protheses totales du genou assistee par ordinateur:
comparaison avec la technique conventionnelle 109
 D. SARAGAGLIA, F. PICARD, C. CHAUSSARD,
 E. MONTBARBON, F. LEITNER et P. CINQUIN

Infektionen als Ursache der Knieprothesenlockerung –
Analyse von 66 Revisionseingriffen 122
 T. STOCK, S. BESIER, S. TESKE-KAISER,
 D. FRANK und B. JANSEN

Therapiemanagement bei septischen Knieendoprothesen 126
M. BÜHLER und B. GILBERGER

Programmierte Lavage
bei infizierter Kniegelenkstotalendoprothese................ 130
G. O. HOFMANN

Management der Knie-TEP-Infektion
mit einem artikulierenden antibiotikabeladenen Spacer 135
C. T. TREPTE und S. HAGMEIER

Management und Wechselstrategien nach septischer Knieendoprothesenlockerung – Zweizeitiger Wechsel vs. Arthrodese 141
K.-P. KOPSCH, M. MERKEL und H. W. NEUMANN

Das Wallaby III-Revisionssystem –
Philosophie und klinische Erfahrung 147
L. RABENSEIFNER

Management der periprothetischen Kniegelenkfraktur 165
M. LUKOSCHEK, U. SCHNEIDER, S. BREUSCH
und L. BERND

Langstreckige periprothetische Femurfraktur mit Lockerung
der Femurkomponente – Behandlung mittels Tumorprothese ... 172
H. GELLNER und S. HEIN

Management suprakondylärer periprothetischer Femurfrakturen
nach totaler Kniegelenkarthroplastik 177
C. PERKA und U. ARNOLD

Revisionsalloarthroplastik des Kniegelenks –
Probleme und Rückzugsmöglichkeiten 184
C. FRIESECKE

Posttraumatische Luxation nach Oberflächenersatz
des Kniegelenks mit Gefäßläsion 193
J. ZACHER, A. GURSCHE und J. GUTSCHE

Frührevision nach Oberflächenersatz des Kniegelenks 201
S. RUPP, S. GÖDDE, S. BURGARD und D. KOHN

Management aseptischer Patellakomplikationen 207
K. BACHFISCHER, P. M. KARPF und E. SCHÜLER-KARPF

Arthroskopie bei Knie TEP 212
   R. Wagner, F. Wischnewsky und H. Böhm

Perioperative Morbiditätsanalyse
bei endoprothetischen Versorgungen des Kniegelenks 216
   U. Arnold und C. Perka

All press fit mit SDI
(Surgical Diamond Instrument)-Instrumentarium –
Vorderer Kreuzbandersatz fremdimplantatfrei 223
   G. Felmet

Artikulationskonzepte für Totalknieendoprothesen:
Design und Material 226
   R.M. Streicher

Autorenverzeichnis

MD J. Allain
Service d'Orthop.-Traumat.
Hôpital Henri Mondor
54, ave. Marechal de Lattre
F-94010 Créteil

MD Jean-Noel Argenson
Dept. of Orthopedic Surgery
CHU sud aix-Marseille Hôpital
St. Marguerite
B.P. 29,
F-13275 Marseille Cedex 09

Dr. med. Ulrike Arnold
Orthopädische Klinik
Universitätsklinikum Charité
Schumannstr. 20–21
10117 Berlin

MD J.M. Aubianiac
Dept. of Orthopedic Surgery
CHU sud aix-Marseille Hôpital
St. Marguerite
B.P. 29
F-13275 Marseille Cedex 09

Dr. med. G.W. Baars
Endo-Klinik
Holstenstr. 2
22767 Hamburg

Dr. med. Klaus Bachfischer
Klinik für Orthopädie und Sport-
orthopädie der TU München
Klinikum rechts der Isar
Ismaninger Str. 22
81675 München

Dr. med. L. Bernd
Stiftung orthopädische Univer-
sitätsklinik Heidelberg
Abteilung Orthopädie I
Schlierbacher Landstr. 200 a
69118 Heidelberg

Dr. med. S. Besier
Remigius-Krankenhaus Opladen
Orthopädische Abteilung
An St. Remigius 26
51379 Leverkusen

Dr. med. H. Böhm
Zentralklinikum Bad Berka
Klinik für Orthopädie und Wirbel-
säulenchirurgie
Robert-Koch-Allee 9
99437 Bad Berka

Dr. (NL) M. de Bont
St. Josef-Stift
Orthopädisches Zentrum
Westtor 7
48324 Sendenhorst

Dr. med. S. Breusch
Stiftung orthopädische Univer-
sitätsklinik Heidelberg
Abteilung Orthopädie I
Schlierbacher Landstr. 200 a
69118 Heidelberg

Dr. med. Matthias Bühler
Berufsgenossenschaftliche
Unfallklinik
Septische Chirurgie
Friedberger Landstr. 430
60389 Frankfurt

Dr. med. A. Burckhardt
Orthopädische Klinik
Kantonsspital Olten
Basler Str. 150
CH-4600 Olten

Dr. med. Simone Burgard
Orthopädische Klinik
und Poliklinik
Universitätskliniken des Saarlandes
66421 Homburg/Saar

MD C. Chaussard
C.H.U. de Grenoble
Hôpital sud
B.P. 185
F-38130 Echirolles

MD P. Cinquin
C.H.U. de Grenoble
Hôpital sud
B.P. 185
F-38130 Echirolles

Dr. med. Gernot Felmet
ARTICO Sportklinik
Hirschbergstr. 25
78054 Villingen-Schwenningen

Dr. med. C. H. Flamme
Med. Orthopädische Klinik
Klinik II im Annastift e.V.
Heimchenstr. 1-7
30625 Hannover

Dr. med. G. von Förster
Ärztlicher Direktor der Endo-Klinik
Holstenstr. 2
22767 Hamburg

Dr. med. Daniel Frank
Remigius-Krankenhaus Opladen
Orthopädische Abteilung
An St. Remigius 26
51379 Leverkusen

Dr. med. C. Friesecke
Endo-Klinik
Spezialklinik für Knochen-
und Gelenkchirurgie
Holstenstr. 2
22767 Hamburg

Dr. med. Gaby Fromberg
Abteilung für Plastische-
und Handchirurgie
BG-Unfallklinik
Prof.-Küntscher-Str. 8
82418 Murnau

Dr. med. H. Gellner
HELIOS Klinik Blankenhain
Traumatologie
Wirthstr. 5
99444 Blankenhain

Prof. Dr. med. B. E. Gerber
Clinique d'Orthopédie
et de Chirurgie
de l'Appareil Locomoteur
Hôpital Pourtalès
rue de la Maladière 45
CH-2007 Neuchâtel

Dr. med. G. Gilberger
Berufsgenossenschaftliche
Unfallklinik
Septische Chirurgie
Friedberger Landstr. 430
60389 Frankfurt

Dr. med. L. Gobisch
Klinik für Orthopädie
Klinikum der Christian-Albrechts-
Universität Kiel
Michaelistr. 1
24105 Kiel

Dr. med. Stefan Gödde
Orthopädische Klinik
und Poliklinik
Universitätskliniken des Saarlands
66421 Homburg/Saar

MD D. Goutallier
Service d'Orthop.-Traumat.
Hôpital Henri Mondor
54, ave. Marechal de Lattre
F-94010 Créteil

Dr. med. A. Gursche
Orthopädische Klinik
Klinikum Buch
Hobrechtsfelder Chaussee 96
13125 Berlin

Dr. med. J. Gutsche
Orthopädische Klinik
Klinikum Buch
Hobrechtsfelder Chaussee 96
13125 Berlin

Sonja Hagmeier
Baumann-Klinik
Abteilung für Orthopädie
Alexanderstr. 5-7a
70184 Stuttgart

Prof. Dr. med. U. Harland
Saarbrücker Winterbergkliniken
Orthopädische Klinik
Theodor-Heuss-Str. 128
66119 Saarbrücken

Dr. med. S. Hein
HELIOS Klinik Blankenhain
Traumatologische Abteilung
Wirthstr. 5
99444 Blankenhain

Dr. med. M. Hippchen
Saarbrücker Winterbergkliniken
Orthopädische Klinik
Theodor-Heuss-Str. 128
66119 Saarbrücken

Priv.-Doz. Dr. med. G. O. Hofmann
Berufsgenossenschaftliche
Klinik Murnau
Professor-Küntscher-Str. 8
82418 Murnau

Dr. med. A. Ishida
Abteilung für Plastische-
und Handchirurgie
Berufsgenossenschaftliche
Klinik Murnau
Prof.-Küntscher-Str. 8
82418 Murnau

Dr. med. B. Jansen
Remigius-Krankenhaus Opladen
Orthopädische Abteilung
An St. Remigius 26
51379 Leverkusen

Dr. Jean-Yves Jenny
Centre de Traumatologie
et d'Orthopédie
10 Avenue Baumann
F-67400 Illkirchen-Graffenstaden

Prof. Dr. med. P. M. Karpf
Chefarzt der Orthopädischen Klinik
Robert-Koch-Str. 1
88034 Landshut

Dr. med. L. Kirsch
Med. Orthopädische Klinik
Klinik II im Annastift e.V.
Heimchenstr. 1-7
30625 Hannover

Dr. med. Elmar Kißlinger
Klinik für Orthopädie
der Universität Regensburg
im BRK Rheuma-Zentrum
Bad Abbach
93074 Bad Abbach

Dr. med. D. Klüber
Endo-Klinik
Holstenstr. 2
22767 Hamburg

Prof. Dr. med. D. Kohn
Orthopädische Klinik
Universitätskliniken des Saarlandes
66421 Homburg/Saar

Dr. med. K.-P. Kopsch
Orthopädische Universitätsklinik
Otto-von-Guericke-Universität
Magdeburg
Leipziger Str. 44
39120 Magdeburg

Dr. med. F. A. Krappel
Saarbrücker Winterbergkliniken
Orthopädische Klinik
Theodor-Heuss-Str. 128
66119 Saarbrücken

Dr. med. Karsten Laps
Klinik und Poliklinik
für Orthopädie
Universitätsklinikum Charité
Schumannstr. 20/21
10117 Berlin

MD L. Leitner
C.H.U. de Grenoble
Hôpital sud
B.P. 185
F-38130 Echirolles

Priv.-Doz. Dr. med. M. Lukoschek
Stiftung Orthopädische Universitätsklinik Heidelberg
Abteilung Orthopädie I
Schlierbacher Landstr. 200a
69118 Heidelberg

Dr. med. M. Merkel
Orthopädische Universitätsklinik
Otto-von-Guericke-Universität
Magdeburg
Leipziger Str. 44
39120 Magdeburg

Dr. med. Philipp Meyer
Orthopädische Klinik
Kantonsspital Olten
Baslerstr. 150
CH-4600 Olten

MD E. Montbarbon
C.H.U. de Grenoble
Hôpital sud
B.P. 185
F-38130 Echirolles

MD S. le Mouël
Service d'Orthop.-Traumat.
Hôpital Henri Mondor
54, ave. Marechal de Lattre
F-94010 Créteil

Prof. Dr. med. H. W. Neumann
Orthopädische Universitätsklinik
Otto-von-Guericke-Universität
Magdeburg
Leipziger Str. 44
39120 Magdeburg

Dr. med. Carsten Perka
Klinik und Poliklinik
für Orthopädie
Universitätsklinikum Charité
Schumannstr. 20/21
10117 Berlin

MD F. Picard
C.H.U. de Grenoble
Hôpital sud
B.P. 185
F-38130 Echirolles

Dr. med. G. Plötz
Klinik für Orthopädie
Klinikum der Christian-Albrechts-
Universität Kiel
Michaelistr. 1
24105 Kiel

Dr. med. J. Plutat
ENDO-Klinik
Spezialklinik für Knochen-
und Gelenkchirurgie
Holstenstr. 2
22767 Hamburg

Dr. med. M. Prymka
Klinik für Orthopädie
Klinikum der Christian-Albrechts-
Universität Kiel
Michaelistr. 1
24105 Kiel

Prof. Dr. med. L. Rabenseifner
Chefarzt der Abteilung Orthopädie
des Klinikums Offenburg
Ebertplatz 12
77654 Offenburg

Dr. med. F. Reichel
Kliniken Erlabrunn gGmbH
Klinik für Orthopädie
Am Märzenberg 1a
08349 Erlabrunn

Dr. med. Karin Rohkohl
Orthopädische Universitätsklinik
Otto-von-Guericke-Universität
Magdeburg
Leipziger Str. 44
39120 Magdeburg

Priv.-Doz. Dr. med. Stefan Rupp
Orthopädische Klinik
und Poliklinik
Universitätskliniken des Saarlandes
66421 Homburg/Saar

Prof. Dominique Saragaglia
C.H.U. de Grenoble
Hôpital sud
B.P. 185
F-38130 Echirolles

Dr. med. Katja Schenk
Orthopädische Universitätsklinik
Otto-von-Guericke-Universität
Magdeburg
Leipziger Str. 44
39120 Magdeburg

Dr. med. Andreas Schmidt
Abteilung für Plastische-
und Handchirurgie
BG-Unfallklinik
Prof.-Küntscher-Str. 8
82418 Murnau

Dr. med. U. Schneider
Stiftung orthopädische
Universitätsklinik Heidelberg
Abteilung Orthopädie I
Schlierbacher Landstr. 200 a
69118 Heidelberg

E. Schüler-Karpf
Orthopädische Klinik
Robert-Koch-Str. 1
88034 Landshut

Dr. med. R. Sellckau
Endo-Klinik
Holstenstr. 2
22767 Hamburg

Dr. med. T. Stock
Remigius-Krankenhaus Opladen
Orthopädische Abteilung
An St. Remigius 26
51379 Leverkusen

Dr. med. Robert M. Streicher
Stryker Howmedica Osteonics
Scientific Affairs
Alte Landstr. 36 c
CH-8802 Kilchberg

Dr. med. S. Teske-Kaiser
Remigius-Krankenhaus Opladen
Orthopädische Abteilung
An St. Remigius 26
51379 Leverkusen

Prof. Dr. med. C. T. Trepte
Baumann-Klinik
Abteilung für Orthopädie
Alexanderstr. 5–7 a
70184 Stuttgart

Dr. med. H.-W. Ulrich
Klinik für Orthopädie
Klinikum der Christian-Albrechts-
Universität Kiel
Michaelistr. 1
24105 Kiel

Dr. med. M. Upmeyer
Klinik für Chirurgie
der Universität Witten/Herdecke
am Evangelischen Krankenhaus
58239 Schwerte

MD M. C. Voisin M.D.
Service d'Orthop.-Traumat.
Hôpital Henri Mondor
54, ave. Marechal de Lattre
F-94010 Créteil

Dr. med. R. Wagner
Zentralklinik Bad Berka
Klinik für Orthopädie
und Wirbelsäulenchirurgie
Robert-Koch-Allee 9
99437 Bad Berka

Prof. Dr. med. D. Wessinghage
Oberer Markt 5
95349 Thurnau

Dr. med. F. Wischnewsky
Klinik für Orthopädie
und Wirbelsäulenchirurgie
Robert-Koch-Allee 9
99437 Bad Berka

Priv.-Doz. Dr. med. Josef Zacher
Orthopädische Klinik
Klinikum Buch
Hobrechtsfelder Chaussee 96
13125 Berlin

Möglichst stadiengerechte Behandlung der nicht deformierenden umschriebenen Gonarthrose

B. E. GERBER

Als degenerative Pathologie ist eine Gonarthrose in ihrem Spontanverlauf grundsätzlich progredient. Neuere verfeinerte Untersuchungen zur normalen hyalinen Knorpel-Infrastruktur [12] lassen die von Mankin bereits 1954 beschriebene Erfahrung, dass ein tiefer Knorpelschaden nicht heilen kann [16], weiterhin als gültig erscheinen. Breitflächige Abrasions-Chondroplastiken wurden deswegen fallen gelassen [14]. Nach erfolgloser konservativer Therapie beschränkt man sich bei der eingreifenden Behandlung von nicht deformierenden Arthrosen gemeinhin auf die arthroskopische Spülung mit jeweils nur vorübergehendem Erfolg. Bei frühen Stadien mit erhaltenem, zwar erkranktem aber noch beeinflussbarem Restknorpel haben Laserversiegelungen bei optimaler Anwendung eine günstigere Beeinflussung des Krankheitsverlaufes ergeben als das alleinige Gelenkdebridement [7, 24]. Nachdem sich die ungünstigen Effekte der breitflächigen Abrasions-Chondroplastik bestätigt haben [22] und das Anbohren der betroffenen Zonen variabel erfolgreich ist [18], ist der nächste gegangene Schritt dann jeweils entweder unmittelbar eine achskorrigierende Osteotomie ohne Berücksichtigung der Knorpelreserven. Damit kann bei guter Indikation reproduzierbar eine Knorpelneubildung bis zu einem gewissen Ausmaß erreicht werden [23]. Ein beträchtlicher Anteil der Fälle ist jedoch, oft unabhängig vom Patientenalter, zu weit fortgeschritten und spricht nicht mehr in diesem Sinne an. Häufig wird ohnehin direkt zur Prothesenimplantation geschritten. Demgegenüber stehen seit kurzem gewisse Mittel für eine echte Beeinflussung des biologischen Zustandes von Gelenkknorpel zur Verfügung: einerseits finden viel präzisere Instrumentarien Anwendung zur Knorpelknochentransplantation, welche den erkrankten subchondralen Knochen miteinbezieht [1, 5, 9]. Andererseits wurde die Knorpelzellzüchtung, welche nun eine autologe Chondrozytentransplantation erlaubt [3, 20], zur klinischen Applikationsreife weiterentwickelt [4, 15]. Die fortführende Grundlagenforschung prüft zur Zeit in diesem Zusammenhang die Möglichkeiten der Stimulation und der Einwachsfähigkeiten solcher Zellkulturen in Trägerbiomaterialien [13, 17, 21, 25]. In diesem Kontext haben wir einen Algorhithmus ausgearbeitet, welcher den unbefriedigenden Zustand umgeht und auch diese Möglichkeiten ausschöpft, soweit klinisch und versicherungsmäßig zur Zeit eine therapeutische Anwendung realisierbar ist.

Erstgradige Knorpelschäden

Macht eine auf nicht invasive Therapie refraktäre Gonarthrose ohne nennenswerte radiologische Veränderungen eine arthroskopische Befunderhebung notwendig, so beschränken wir uns bei erstgradigen Knorpelschäden nicht auf die arthroskopische Spülung [22]. Diese eliminiert immerhin von der qualitätsgeminderten Knorpeloberfläche abgeschilferte Abriebpartikel und Metaboliten aus der reaktiven Synovitis. Wir beheben daneben die praktisch regelmäßig vorhandenen degenerativen Meniskusläsionen (Abb. 1), entfernen sonstige Interponate und führen mechanisch und/oder mit Laser die Reduktion der Synovialiskissen (Abb. 2) durch. Damit erreichen wir in der Regel längerfristige Remissionen.

Bei höhergradigen umschriebenen Schäden der Gelenkoberfläche nutzen wir die biologische Erholungspotenz des Knorpels weitgehend.

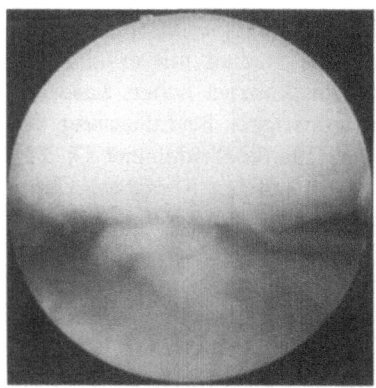

Abb. 1. Erstgradiger degenerativer Knorpelschaden mit regelmäßig vorhandenen degenerativen Meniskusläsionen (arthroskopisches Bild)

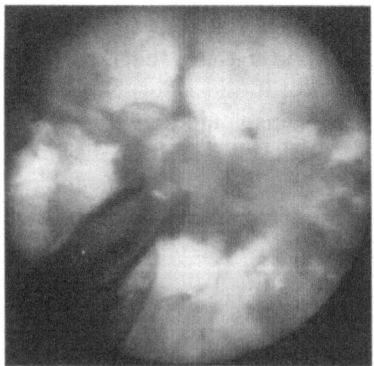

Abb. 2. Reduktion entzündlicher Synovialiskissen mit Laser

Zweit- und drittgradige Knorpelschäden

Im Falle einer größtenteils erhaltenen Kontinuität des Belages mit Auffaserungen des Restknorpels (Abb. 3) wird mit einer Holmium-Laserversiegelung eine Verdichtung der oberflächlichen Schichten (Abb. 4) bewirkt. Zudem wird eine bleibende Dämpfung der arthrotischen Gewebereaktion erzielt [7, 24]. Für die daraus folgende Erholung wird die Voraussetzung durch das gleichzeitige Auswaschen des Gelenkes noch günstiger. Nur bei nennenswerter konstitutioneller Fehlachse ist das Belastungsmuster derart ungünstig, dass eine entlastende knienahe Osteotomie unterstützend wirken kann.

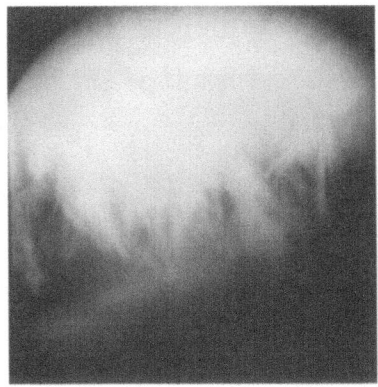

Abb. 3. Auffaserungen des Restknorpels bei zweitgradigem degenerativem Knorpelschaden (arthroskopisches Bild)

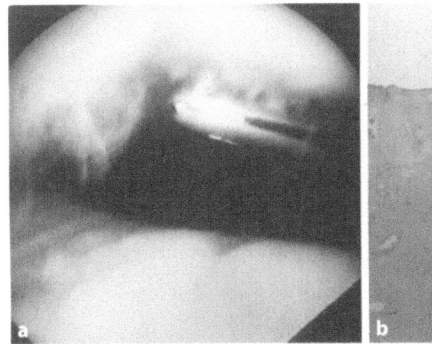 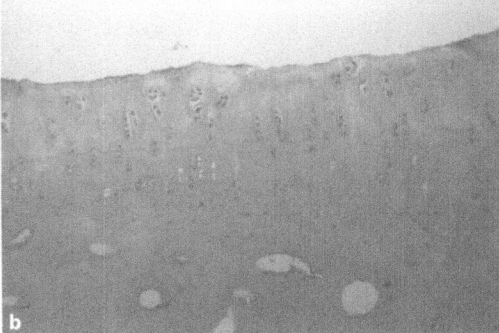

Abb. 4. Verdichtung der oberflächlichen Knorpelschichten durch Holmium-Laserversiegelung. **a** Arthroskopisches Bild, **b** histologisches Bild

Tiefe umschriebene Knorpelschäden

Reichen die Knorpelläsionen tief bis auf den subchondralen Knochen (Abb. 5), so ist dieser regelmäßig, wenn auch in unterschiedlichem Ausmaß, vom Krankheitsprozess mitbetroffen.

Bei stärkerem Befall wird die Knorpeloberfläche mittels autologer osteochondraler Transplantat-Zylinder aus einer unbelasteten intakten Zone des betroffenen Gelenks repariert (Abb. 6). Dabei wird der erkrankte subchondrale Knochen bei der Präparation des Transplantatbettes mit Diamantfräsen mitentfernt [5]. Durch Einbringen eines oder mehrerer solcher leicht überlappender und überdimensionierter Transplantat-Zylinder im Pressfit-Verfahren wird (Abb. 7) ein formschlüssiger sofort belastbarer Knorpelbelag wiederhergestellt [9], welcher bei veranlagungsmäßiger Fehlachse durch eine Osteotomie zu entlasten ist. Im weiteren erholen sich die in ihrem

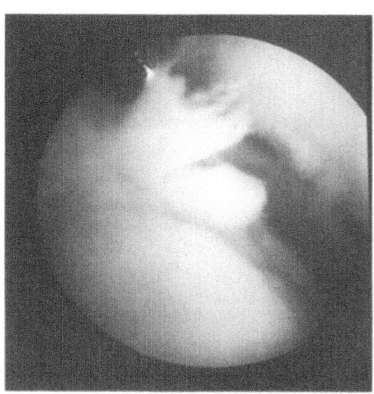

Abb. 5. Bis auf den subchondralen Knochen reichende tiefe umschriebene Knorpelläsion

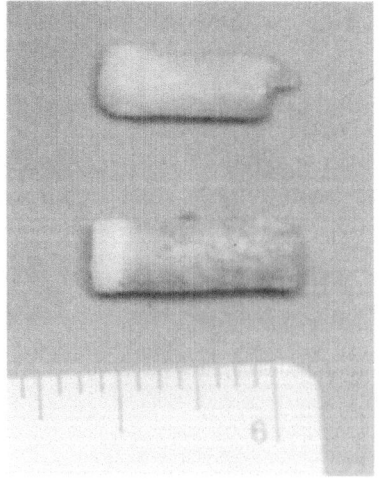

Abb. 6. Exzisat-Zylinder mit geschädigtem Knorpelbelag und mitentferntem subchondralem Knochen oben, leicht überdimensionierter Transplantat-Zylinder unten

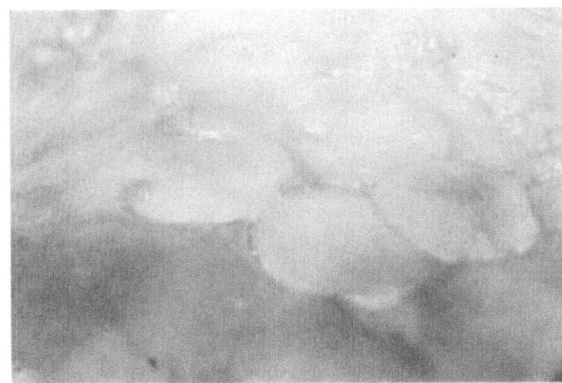

Abb. 7. Formschlüssiger sofort belastbarer Knorpelbelag nach Impaktion der Transplantat-Zylinder im Pressfit-Verfahren

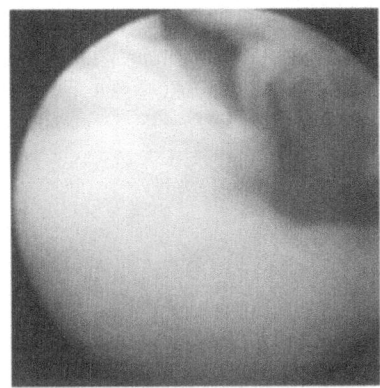

Abb. 8. Faserknorpelüberzug einer in ihrem Grundbereich knöchern aufgefüllten Entnahmestelle nach 18 Monaten (Nachkontroll-Arthroskopie-Bild)

Grundbereich knöchern aufgefüllten Entnahmestellen erstaunlich gut, wie wir durch Nachkontroll-Arthroskopien belegen konnten (Abb. 8).

Bei weniger starker Implikation des subchondralen Knochens und etwas ausgedehnteren Defekten wird eine Knorpelreparatur mittels Tissue-Engineering propagiert. Nach und parallel zu einer reichen diesbezüglichen Grundlagenforschung liegen nun auch klinische Resultate vor, welche das Funktionieren dieses therapeutischen Vorgehens belegen [2, 4, 15] oder verwertbar deren Probleme aufdecken [19]. Dabei wird die betroffene Defektzone bis inklusive in einen gesunden knorpeligen Randbereich angefrischt, ein Aufguss von gezüchteten autologen Stammzellen oder Chondrozyten (Abb. 9a) unter einen zeltartig an den überstehenden Knorpelrand genähten Periostlappen injiziert (Abb. 9b) und mit Fibrinkleber abgedichtet. Damit wird ein hyalinähnlicher chondroider Belag erzielt, der zwar eine gute Flächendeckung herzustellen scheint, dessen mechanische Eigenschaften aber noch nicht geklärt sind. Dies und die notwendige Abdeckung mit einem Periostlappen bringt bisher beträchtliche topographische Einschränkungen mit sich. Zudem wird der subchondrale Knochen nur unvollständig bearbeitet.

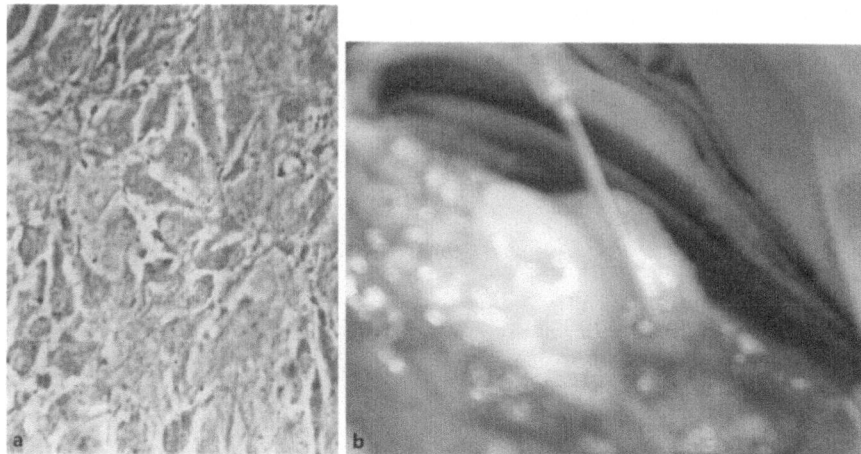

Abb. 9. a Chondrozytenkultur im Aufguss (histologisches Bild); **b** Injektion unter einen zeltartig an den überstehenden Knorpelrand genähten Periostlappen (Operationssitus)

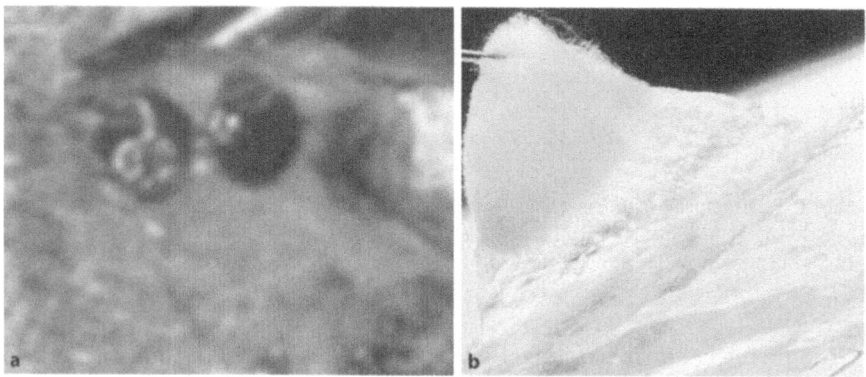

Abb. 10. a Operationssitus eines Ziegenknies unmittelbar nach Einbringen von Trägervlies in einen angefrischten experimentellen Knorpeldefekt; **b** Hyaluronat-Trägervlies leicht befeuchtet (HYAFF®)

Bei größeren Defektzonen disponieren wir die osteochondralen Transplantat-Zylinder in kopfsteinpflasterähnlichen Tragreihen. Für die dazwischen liegenden Rinnen und die stärker ins Gewicht fallenden Entnahmestellen steht dasselbe Verfahren mit Transplantation von gezüchteten autologen Knorpelzellen zur Verfügung. Unsere aktuellen Tierversuche (Abb. 10a) werden zeigen, ob ein geeigneter in die Defekte eingebrachter Hyaluronat-Trägervlies (Abb. 10b) spontan mit einsprossenden Chondrozyten genügend bewachsen wird [25] oder ob eine vorgängige Zellinokulation im Kulturmedium notwendig ist. Da bei diesem Läsionsausmaß die Achsenverhältnisse oft sekundär gestört sind, empfiehlt sich eine entlastende Osteotomie mit breiterer Indikation.

Breitflächiger kompartimentaler Knorpelverlust

Im weiter fortgeschrittenen Alter sowie bei extrem ausgedehntem Knorpelverlust – praktisch im ganzen Kompartiment – ist die biologische Potenz des angrenzenden Knorpels überfordert und eine Fehlachse durch Substanzverlust bedingt. Ohne erholungsfähiges Umfeld hat weder eine Knorpeltransplantation noch eine Umstellungsosteotomie eine zufriedenstellende Prognose. Bei erhaltenem Gegenkompartiment, Femoropatellargelenk und guter ligamentärer Stabilität implantieren wir in diesen Fällen eine unikompartimentale Prothese, unter der Bedingung, dass ein Achsenfehler durch Aufklappbarkeit kompensierbar ist. Die Situation für eine solche Indikationsstellung ist verhältnismäßig selten gegeben. Ist ein nennenswerter femoropatellarer Befall vorhanden, die Knorpelqualität im Gegenkompartiment zweifelhaft oder ein kontrakter Achsenfehler nicht redressierbar, so wird eine Totalprothese mit beweglichen Inlays eingepflanzt [8], je nach Erhaltungszustand der Kreuzbänder mit getrennten (Abb. 11) oder vollflächigen Tibiaplateaus. Der jeweilige Slope wird vor irgendwelchen Verankerungsmaßnahmen mit bloß eingelegten Probeplättchen ohne Verankerungszapfen intraoperativ nachkorrigiert [10], bis keinerlei Abheben derselben über den gesamten Verlauf von Flexion/Extension mehr festzustellen ist (Abb. 12). Damit wird bei besserer Beugung eine Stabilität in allen Stellungen erzielt, ohne dass tibiaseitig eine Schaukelbelastung der Implantatgrenzflächen stattfindet. Die definitive Verankerung erfolgt je nach Beschaffenheit der Implantatlager zementfrei oder (Abb. 13) gemäß einer speziellen aspirativen Zementiertechnik [6, 11].

Mit dem beschriebenen Algorithmus streben wir eine möglichst weitgehende Nutzung des Erholungs- und Reparationspotentials des befallenen Gelenkknorpels an, sowie eine möglichst konsequente Berücksichtigung der Eigenkinematik des behandelten arthrotischen Knies. Da die Erfolgsquoten der einzelnen Behandlungsvarianten unmittelbar vom Indikationsspektrum abhängig sind, lässt sich ein Literaturvergleich nur schwerlich

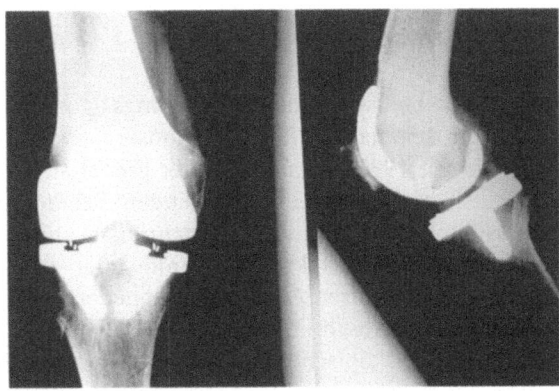

Abb. 11. Totalprothese mit beweglichen Inlays auf getrennten Tibiaplateaus nach eigener Technik: Röntgenkontrolle a.p. und seitlich nach drei Jahren

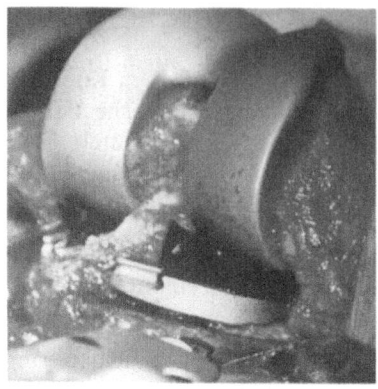

Abb. 12. Totalprothese mit getrennten Tibiaplateaus nach eigener Technik: Nachkorrektur des Osteotomielagers an einem tibialen Kompartiment

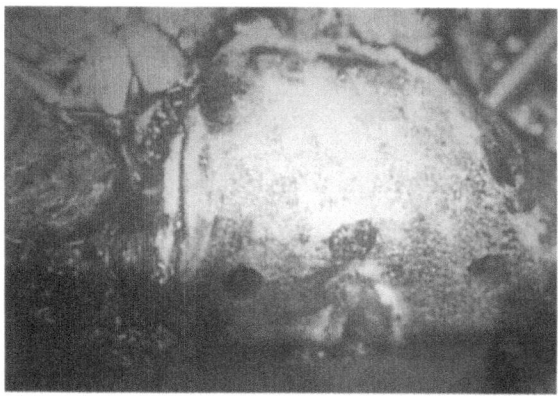

Abb. 13. Trockene Osteotomieflächen an Femur mit eingelegten kondylären Absaugkanülen unter Sog (eigene aspirative Zementiertechnik zur Knieprothesen-Verankerung)

anstellen. Unsere Fälle sind im Hinblick auf eine Langzeit-Überlebensstudie prospektiv erfasst.

Zusammenfassung

Seit 1992 haben wir einen Behandlungsalgorithmus von nicht deformierenden Arthrosen nach erfolgloser konservativer Therapie ausgearbeitet, welchen wir seit 1996 einhalten. Dieser grenzt sich von den üblichen Praktiken ab, welche sich bei der eingreifenden Behandlung gemeinhin auf die arthroskopische Gelenkspülung beschränken, bis unabhängig von den Knorpelreserven zur Korrekturosteotomie oder zur Protheseneinpflanzung geschritten wird. Unser Algorithmus gliedert sich entsprechend der Befalls-Stadien in vier Abschnitte:

Beim arthroskopischen Befund von erstgradigen Knorpelschäden führen wir neben Synovialis-Reduktionen, der Behebung von Meniskusläsionen und anderen Interponaten ebenfalls eine arthroskopische Gelenkspülung durch.

Bei zweit- bis drittgradigen Läsionen mit weitgehend erhaltener Kontinuität des Belages gehen wir die Auffaserungen des Restknorpels mit einer Holmium-Laserversiegelung an, welche zu einer Verdichtung der oberflächlichen Schichten und zu einer bleibenden Dämpfung der arthrotischen Gewebereaktion führt.

Tiefe umschriebene Knorpelläsionen werden mittels zylindrischen Diamantfräsen zusammen mit dem darunterliegenden erkrankten subchondralen Knochen exzidiert und durch autologe osteochondrale Zylinder aus unbelasteten Gelenkbezirken im Pressfit-Verfahren ersetzt. Damit wird ein formschlüssiger sofort belastbarer Knorpelbelag wiederhergestellt. Eine Osteotomie wird nur bei veranlagungsmäßiger Fehlachse angeschlossen. Die im Grunde knöchern aufgefüllten Entnahmestellen erholen sich überraschend gut.

Bei größeren Defektzonen disponieren wir die osteochondralen Transplantat-Zylinder in kopfsteinpflasterähnlichen Tragreihen. Für die dazwischen liegenden Rinnen und die stärker ins Gewicht fallenden Entnahmestellen, gegebenenfalls auch zur Auffüllung der gesamten Defekte, steht ein Verfahren mit Transplantation von gezüchteten autologen Stamm- oder Knorpelzellen zur Verfügung. Hier empfiehlt sich eine entlastende Osteotomie mit breiterer Indikation.

Im weiter fortgeschrittenen Alter sowie bei extrem ausgedehntem Knorpelverlust – praktisch im ganzen Kompartiment – ist die biologische Potenz des angrenzenden Knorpels überfordert und eine Fehlachse durch Knochensubstanzverlust bedingt. Bei gut erhaltenem Gegenkompartiment implantieren wir in diesen Fällen eine unikompartimentale Prothese, bei zweifelhaftem Gegenkompartiment eine Totalprothese.

Resume: Traitement chirurgical de la gonarthrose circonscrite non déformante selon les stades de lésion

Depuis 1992 nous avons développé un algorhythme de traitement chirurgical pour les gonarthroses circonscrites non déformantes qui nous suivons depuis 1996. Cet algorhythme se distingue des pratiques habituelles qui généralement se bornent au lavage par arthroscopie avant de procéder indépendamment des réserves cartilagineuses à l'ostéotomie ou à l'implantation d'une prothése.

Notre algorhythme se divise en quatre parties selon les stades d'atteinte;
Pour les lésions cartilagineuses du premier degré – en plus de réductions synoviales, d'excisions de lésions méniscales et d'autres interpositions – nous réalisons également un lavage par arthroscopie.
Lors de lésions du deuxième et troisième degré avec une continuité conservée nous traitons les effilochements du cartilage résiduel par un lissa-

ge au laser Holmium qui amène un raffermissement des couches superficielles et calme durablement les réactions arthrosiques tissulaires.

Les lésion cartilagineuses profondes sont excisées à l'aide de fraises diamantées cylindriques avec l'os sous-jacent atteint et remplacées par des cylindres ostéochondraux autologues récoltés en zone articulaire non chargée. Ces greffon sont fixés en press-fit. De cette façon est reconstitué une couverture cartilagineuse continue immédiatement apte à la charge. Une ostéotomie n'est ajoutée qu'en cas de défaut d'axe constitutionnel. Les sites de prise de greffe comblés dans leur fond par des cylindres spongieux reprennent une couverture de cartilage fibreux de remplacement de qualité étonnante.

En cas de pertes cartilagineuses plus étendues nous disposons les cylindres de greffe en rangées porteuses comme des pavés. Pour les gouttières entre ces rangées et les zones de prise de greffe plus larges, le cas échéant pour remplir les brèches avivées entières, un procéder de transplantation de cellules souche ou chondrales autologues cultivées est applicable. Une ostéotomie correctrice est plus largement indiquée.

En âge plus avancé et lors d'une perte de cartilage d'étendue extrême comprenant quasi tout un compartiment, le potentiel biologique du cartilage adjacent est insuffisant et le défaut d'axe acquis par une perte de substance.

Si le compartiment opposé est bien conservé nous implantons une prothèse unicompartimentale, sinon une prothèse totale avec un plateau tibial mobile.

Summary: Stage-related surgical treatment of non deforming circumscript osteoarthritis of the knee

Since 1992 we have developed an algorhythm of surgical treatment of the circumscript non deforming osteoarthritis lesions on the knee which has been followed consequently since 1996. This algorhythm differs from the usual practice in general limited to repeated arthroscopic lavage before independently from bone and cartilage stock an osteotomy is performed or prostheses are implanted.

Our algorhythm is divided into four sections according to the stages of the disease:

For first grade cartilage lesions we also performed an arthroscopic lavage in addition to synovial reductions, elimination meniscal lesions and other interpositions.

In second and third grade lesions with utmost preserved continuity of the cartilage layer the fibrillations are treated with a Holmium laser sealing. This leads to a strengthening of the superficial layers and to a durable calming down of the osteoarthritic tissue reactions.

Deeper circumscript cartilage lesions are excised together with the underlying diseased subchondral bone using cylindrical diamond reamers and replaced by autologous osteochondral graft cylinders harvested from unloaded joint areas, fixed by press-fit. This restores a continuous cartilage layer that can be loaded immediately. An osteotomy is only required in case of considerable constitutional deviation of the knee axis. The harvesting sites filled in with cancellous bone are covered by a fibrous repare cartilage of astonishing quality.

In large defects we arrange the osteochondral graft cylinders in pavement like supporting rows. For the grooves in between and the more important harvesting sites as well as to fill in the whole defects, engineered autologous stem cells or chondrocytes are available. Here osteotomies are to perform with a wider indication.

In more advanced age and with extremely wide defects including almost a whole compartment, the biological potential of the adjacent cartilage is insufficient and the altered knee axis due to loss of bone stock.

With a preserved opposite compartment we implant a unicompartimental prosthesis. Otherwise total knee replacements with mobile inlays are performed.

Literatur

1. Bobic V (1999) The utilisation of osteochondral autologous grafts in the treatment of articular cartilage lesions. Orthopäde 28:19
2. Burkart A, Imhoff AB (2000) Bildgebung nach autologer Chondrozytentransplantation. Orthopäde 29:135
3. Butnariu-Ephrat M, Robinson D, Mendes DG, Halperin N, Nevo Z (1996) Resurfacing of goat articular cartilage by chondrocytes derived from bone marrow. Clin Orthop Rel Res 328:234
4. Caplan A, Elyaderani M, Mochizuki Y, Wakitani S, Goldberg VM (1997) Principles of cartilage repair and regeneration. Clin Orthop Rel Res 342:254
5. Draenert K, Garde U, Gerber BE (1997) Precise press-fit osteo-cartilagineous plugs for cartilage repair. Abstract: 2nd Fribourg international symposium on cartilage repair
6. Draenert K, Draenert Y, Garde U, Ulrich C (1999) Manual of cementing technique. Springer, Berlin Heidelberg
7. Gerber BE, Asshauer T, Delacrétaz G, Jansen T, Oberthür T (1996) Biophysikalische Grundlagenuntersuchungen zur Wirkung der Holmium-Laserstrahlung am Knorpelgewebe und deren Konsequenzen für die klinische Applikationstechnik. Orthopäde 25:21
8. Gerber BE, Fortuna S (1997) Zwei unabhängige tibiale Halbschlitten zur Knietotalprothese –Ein von der Biomechanik diktiertes Implantationsprinzip. In: Rabenseifner L (Hrsg) Probleme der Knieendoprothetik – Int Kniesymposium, Strassbourg Georg Thieme, Stuttgart
9. Gerber BE (1997) Klinische und OP-technische Aspekte der Gelenkflächenwiederherstellung mittels pressfit-verankertem Knochen-Knorpel-Zylinder. Abstract: Arthrose-Update, Villingen
10. Gerber BE (1999) Which slope on the tibial knee implant for correct flexion and posterior tension? Abstract No 8, Sirot Congress Sydney
11. Gerber BE (1999) Pertinent cementing technique in knee arthroplasty. Abstract No 608: 4th Congress of EFORT, Brussels

12. Gwynn I, Wade SC, Kääb MJ, Owen GR, Richards RG, Ito K (2000) Re-assessment of the structure of rabbit articular cartilage. Congress Tissue Engineering Davos
13. Jansson V, Müller PE, Thal S, Arnholz C, Milz S, Koch KU, Refior HJ (2000) Ein neues resorbierbares Knochen-Knorpel-Ersatztransplantat. Orthopäde 29:151
14. Johnson LL (1986) Arthroscopic abrasion arthroplasty historical and pathological perspective: present status. Arthroscopy 2:54
15. Löhnert J, Ruhnau K, Gossen A, Bernsmann K, Wiese M (1999) Autologe Chondrozytentransplantation (ACT) im Kniegelenk. Erste klinische Ergebnisse. Arthroskopie 12:34
16. Mankin HJ (1962) Localization of tritiated thymidine in articular cartilage of rabbits. J Bone Joint Surg 44A:682
17. Möller HD, Fu FH, Niyibizi C, Studer RK, Georgescu HJ, Robbins PD, Evans C H (2000) TGFβ-1-Gentransfer in Gelenkknorpelzellen – Stimulierende Wirkung in der extrazellulären Matrixsynthese. Orthopäde 29:75
18. Müller B, Kohn D (1999) Indikation und Durchführung der Knorpel-Knochen-Anbohrung nach Pridie. Orthopäde 28:4
19. Nehrer S, Spector M, Minas T (1999) Histologic analysis of tissue after failed cartilage repair procedures. Clin Orthop Rel Res 365:149
20. Nevo Z, Robinson D, Horowitz S, Hasharoni A, Yayon A (1998) The manipulated mesenchymal stem cells in regenerated skeletal tissues. Cell Transpl 7/1:63
21. Perka C, Schultz O, Sittinger M, Zippel H (2000) Chondrozytentransplantation in PGLA/Polydioxanon-Vliesen. Orthopäde 29:112
22. Schneider T, Liebau C, Krämer R, Merk H (1999) 10-Jahres-Analyse nach arthroskopischem Kniegelenkdébridement bei Gonarthrose. Arthroskopie 12:17
23. Schultz W, Göbel D (1999) Articular cartilage regeneration of the knee joint after proximal tibial valgus osteotomy: a prospective study of different intra- and extraarticular operative techniques. Knee Surg, Sports Traumatol, Arthrosc 7:29
24. Siebert WE, Saunier J, Gerber BE, Lübbers C (1994) IMLAS study group «Lasers in arthroscopic surgery»: Ho: YAG-Laser in der arthroskopischen Chirurgie des Kniegelenks. Arthroskopie 7:182
25. Williams DF, Campoccia D (1994) In vitro and in vivo biocompatibility of hyaluronic acid derivates. In: Novel biomaterials based on hyaluronic acid and its derivates, proceedings annual meeting European Society for Biomaterials: 30

Die selektive Denervation des Kniegelenks

G. FROMBERG, A. ISHIDA und A. SCHMIDT

Nach regelrecht verlaufenen orthopädischen oder unfallchirurgischen Eingriffen kommen manche Patienten mit unverändert starken Schmerzen zu ihrem Arzt zurück. Ihnen bleibt oft nur eine langfristige Einnahme von Tabletten und/oder wiederholte intraartikuläre Injektion von antiphlogistischen und analgetischen Mitteln. Älteren Menschen kann aufgrund von Begleiterkrankungen häufig eine ausgedehnte Operation mit längerer anschließender Bettlägerigkeit nicht zugemutet werden. All diesen Patienten kann eine neue Möglichkeit der Behandlung angeboten werden. Zur Behandlung chronischer Schmerzen im Handgelenk wird die nach ausgedehnten anatomischen Studien von Wilhelm beschriebene Handgelenksdenervation seit vielen Jahren erfolgreich eingesetzt [1, 6]. Nach diesem Prinzip entwickelte A. L. Dellon die partielle Denervation des Kniegelenks 3. Seit 1992 wird dieser Eingriff mit gutem Erfolg auch klinisch angewendet [2].

Wir führen seit Mai 1995 diese Operation an Patienten durch, die nach Ausschöpfen traditioneller orthopädischer bzw. unfallchirurgischer Therapiemöglichkeiten weiterhin über erhebliche Schmerzen im Kniegelenk klagen.

Diese Schmerzen bestanden seit mehr als 6 Monaten und waren durch Einnahme nichtsteroidaler Antiphlogistika nicht beherrschbar oder es bestand eine Kontraindikation zur Einnahme solcher Medikamente. Des weiteren wurde der Eingriff Patienten angeboten, denen aufgrund von Begleiterkrankungen oder hohem Lebensalter ein Kniegelenksersatz nicht zugemutet werden sollte.

Eine aktive Synovialitis oder Implantatlockerung mußte als Schmerzursache ausgeschlossen werden.

Knieschmerzen können auf eine Schädigung oder Irritation eines oder mehrerer Nerven zurückzuführen sein. Welche und wieviele Nerven im Einzelfall betroffen sind, muß durch die diagnostische Blockade festgestellt werden: Bei der präoperativen Untersuchung werden Hautareale mit Missempfindungen oder Taubheitsgefühl markiert (Abb. 1). Druckschmerzhafte Punkte und positive Hofmann-Tinel-Zeichen werden eingezeichnet.

Die markierten Punkte werden mit einer kleinen Menge eines örtlichen Betäubungsmittels infiltriert. Diese Injektionen erfolgen außerhalb des Gelenks. Danach wird der Patient zu einem Spaziergang von 15 bis 20 Minuten, möglichst mit Treppensteigen, aufgefordert.

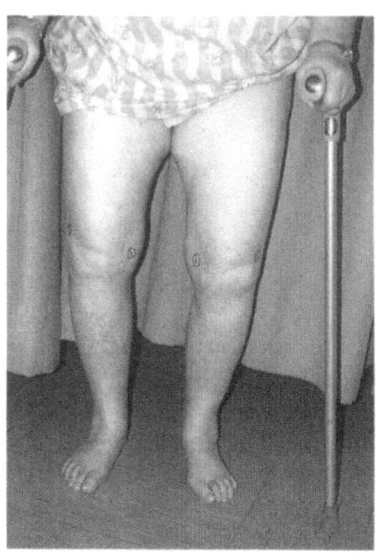

Abb. 1

Die Indikation zur Kniegelenksdenervation sollte nur gestellt werden, wenn die präoperative Testblockade der schmerzhaften Nervendruckpunkte zu einer eindeutigen Besserung der geklagten Beschwerden führt.

Material und Methode

Zur Innervation des Kniegelenks finden sich in den meisten anatomischen Atlanten nur spärliche Angaben. Erst in letzter Zeit wurden hierzu genauere Untersuchungen durchgeführt [3–5].

Die Innervation der medialen Knieregion erfolgt über mehrere Nerven: Die Haut über einen Ast des N. cut. fem. medialis, die Retinakulumstrukturen über einen unter dem M. vastus medialis verlaufenden Nerv, der weiter proximal Äste an diesen Muskel abgibt, und infrapatellare Äste des N. saphenus. Die laterale Innervation setzt sich zusammen aus zwei zur Kniegelenkskapsel führenden Ästen des N. peronaeus und dem lateralen Retinakulumnerv: er verläuft unter dem Tractus iliotibialis hinter dem M. vastus lateralis, nachdem er diesen mit motorischen Ästen versorgt hat. Die Zahl der Endäste ist jeweils unterschiedlich (Abb. 2).

Die Nervenversorgung der Rückseite des Knies wird von Ästen des N. obturatorius, N. tibialis posterior und N. ischiadicus übernommen.

Die Kniegelenksdenervation wird in Spinalanästhesie oder ITN mit Oberschenkelblutsperre durchgeführt. Unter Lupenbrillenvergrößerung werden die betroffenen Nerven reseziert und unter oder in Muskulatur versenkt bzw. neurolysiert.

Die mediale Denervation erfolgt über eine ca. 6 cm lange Inzision über die im Subkutanniveau der N. cutaneus femoris medialis und der N.infra-

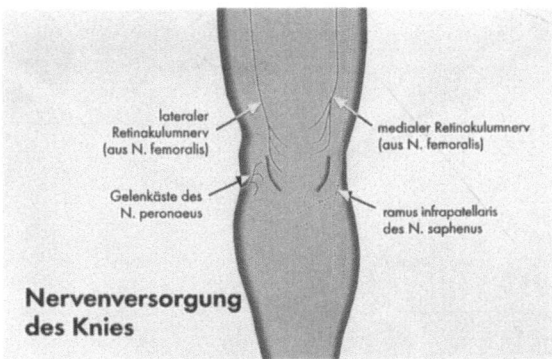

Abb. 2

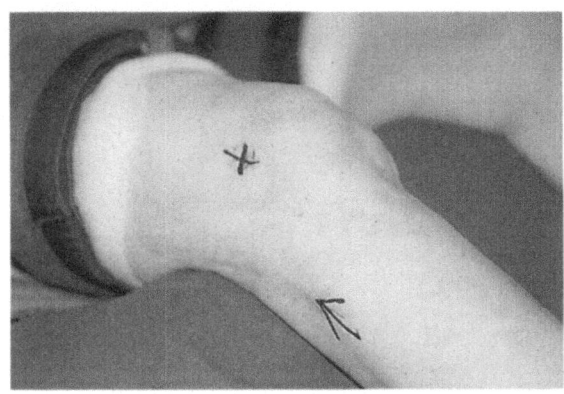

Abb. 3

patellaris aufgesucht werden können sowie subfaszial, am Hinterrand des M. vastus medialis, der mediale Retinakulumnerv.

Zur lateralen Denervation genügt ein 4 bis 6 cm langer Schnitt in Höhe des Hinterrandes des M. vastus lateralis, über den subfaszial der laterale Retinakulumnerv reseziert werden kann.

Falls indiziert, wird über eine S-förmige Inzision über dem Tibiofibulargelenk der N. peronaeus dekomprimiert, die retrograden Gelenkäste dargestellt und reseziert (Abb. 3, 4).

Zwischen Mai 1995 und Juni 1999 führten wir bei 34 Patienten im Alter von 27 bis 86 Jahren 45 Kniegelenksdenervationen durch. Bei allen Patienten waren der mediale und laterale Retinakulumnerv betroffen, bei 8 Knien zusätzlich die Gelenkäste des N. peronaeus bzw. der infrapatellare Ast des N. saphenus bei 13 Knien.

Mit Ausnahme von 3 Patientinnen hatten alle Patienten Voroperationen verschiedener Art hinter sich (Abb. 5).

Die Patienten wurden gebeten, ihre Erfahrungen mit dieser Behandlungsmethode anhand eines Fragebogens zu äußern.

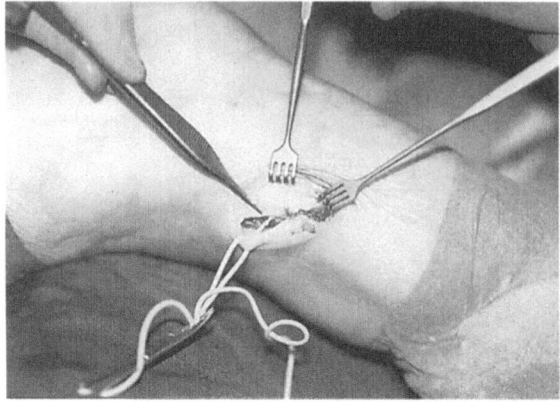

Abb. 4

- Athroskopie
- Umstellungsosteotomie
- Knieendoprothese
- Knieprothesenwechsel
- Revision wegen Infekt
- Patellaosteosynthese
- diverse Eingriffe bei Patelladysplasie;
- Osteochondrosis dissecans

Abb. 5. 3 Patienten mit massiver medialer Gonarthrose waren nicht voroperiert, die übrigen Patienten hatten 1 bis 21 Voroperationen

Ergebnisse

Über einen Beobachtungszeitraum von 6 bis 20 Monaten wurde bei 70% der Patienten eine Schmerzreduktion erreicht.

Der Erfolg der Operation wurde von 5 Patienten als sehr gut, von 6 Patienten als gut, von 6 als befriedigend beurteilt.

Bei 3 Patienten konnte keine Schmerzlinderung erreicht werden. Eine alte Dame war zum Zeitpunkt der Befragung so verwirrt, dass sie sich nicht mehr erinnern konnte, überhaupt operiert worden zu sein. Zwei depressive Patientinnen waren während ihres stationären Aufenthalts nach beidseitiger Kniegelenksdenervation sehr mit dem Ergebnis zufrieden und waren ohne Schmerzmittel mobil, aber klagten über rasche Rückkehr starker Schmerzen, sobald sie wieder allein in ihrer Wohnung waren.

Bei einer zweiten Patientenbefragung bis zu 4 Jahre nach Kniegelenksdenervation wurden 28 der insgesamt 34 Patienten angeschrieben. Die 3 nicht auswertbaren Pat. der ersten Umfrage wurden nicht angeschrieben, ebenso die 3 Pat. die das Ergebnis als schlecht bewerteten; sie wurden in der Ergebnissparte „schlecht" des Gesamtkollektivs mitgezählt. Von den 28 angeschriebenen Patienten waren inzwischen 2 verstorben, 3 unbekannt verzogen, 7 antworteten nicht und waren auch telefonisch nicht zu erreichen.

Von den verbliebenen 16 beurteilten 2 den Operationserfolg als sehr gut, 5 als gut, 5 als befriedigend und 4 als schlecht (plus 3 Einstufungen „schlecht" aus der ersten Befragung = 7).

Somit konnte bei 12 von 16 (19) Patienten eine Besserung der Beschwerden erreicht werden.

Als Komplikationen traten 1 größeres Hämatom und 2 Serome (bei sehr adipösen Patientinnen) auf, die unter konservativer Behandlung abheilten und keine operative Revision erforderten.

Diskussion

Der Erfolg einer Schmerzbehandlung lässt sich nicht direkt und objektiv messen. Letztendlich ausschlaggebend für den Erfolg einer Methode wird das Urteil des Patienten bleiben, ob eine sehr gute, gute, befriedigende oder schlechte Schmerzkontrolle erreicht wurde, also eine subjektive Beurteilung. Je länger die Operation zurück liegt, um so weniger wird sich der Patient an das ursprüngliche Ausmaß der Schmerzen und Beschwerden erinnern.

Bei unterschiedlichen pathophysiologischen Voraussetzungen bestand bei den Patienten eine erhebliche Variationsbreite bezüglich der Bewegungseinschränkung. Durch eine Denervation ist keine direkte Verbesserung der Gelenkmechanik zu erwarten, sondern allenfalls eine Verlängerung der Gehstrecke und indirekte Besserung der Beweglichkeit nach Wegfallen von Muskelverspannungen durch die Schmerzreduktion/-ausschaltung.

Die hier erreichte Reduktion der Knieschmerzen stellt ein schlechteres Ergebnis dar im Vergleich zur von Dellon [2] beschriebenen Gruppe von 15 Patienten nach Kniegelenksprothese, die alle von der Operation profitierten. Mögliche Ursachen sind in den unterschiedlichen Ausgangsdiagnosen unserer Patienten zu sehen (nur bei 2 Patientinnen bzw. 3 Knien bestand ein Schmerzzustand nach Knieprothese).

Im Gegensatz zu den amerikanischen Kollegen haben wir die Indikation weiter gestellt, indem wir Knie mit einer Bandlaxizität von mehr als 0,5 cm nicht von vornherein ausgeschlossen haben.

Zwei unserer Patientinnen, die keine Verbesserung verzeichnen konnten, hatten eine massive Deformität mit Bandinstabilität.

Ein Risiko für den Operateur besteht im Nichterkennen einer depressiven Erkrankung des Patienten als Mit- oder Hauptursache der Schmerzen. Dieses Problem bestand in unserem Kollektiv in mindestens drei Fällen. In einem solchen Fall kann nicht mit einem Erfolg der Denervation gerechnet werden. Die Testinjektion bietet eine wertvolle, aber nicht völlig sichere Hilfe, Patienten zu erkennen, bei denen wenig oder keine Aussicht auf Besserung besteht. Falls der Patient keine eindeutige Schmerzreduktion nach der Injektion feststellen kann, sollte die Denervation nicht durchgeführt werden.

Ähnlich wie bei der Handgelenksdenervation wird man damit rechnen müssen, dass irgendwann die Schmerzen wieder zunehmen können, da keine komplette, sondern eine partielle Denervation des Gelenks erfolgt.

Schlussbemerkungen

Nach einem Beobachtungszeitraum von 1,5 Jahren profitierten 70% unserer Patienten von der Kniegelenksdenervation und noch 50% der Patienten bestätigten einen Erfolg der Operation nach 4 Jahren. In den übrigen Fällen war durch die Operation keine Besserung der Kniegelenksschmerzen zu verzeichnen.

Der bislang erzielte Erfolg ist für diese Problempatienten ein wichtiger Gewinn. Daher verdient die Kniegelenksdenervation mehr Aufmerksamkeit.

Sie könnte einen der Denervation des Handgelenks entsprechenden Stellenwert einnehmen.

Zusammenfassung

Angelehnt an das bewährte Prinzip der partiellen Handgelenksdenervation entwickelten Horner und Dellon 1991 in anatomischen Studien die partielle Denervation des Kniegelenks [3]. Seit 1992 wendet Dellon [2] diesen Eingriff mit gutem Erfolg auch klinisch an.

Zwischen Mai 1995 und Juni 1999 führten wir bei 34 Patienten im Alter von 27 bis 86 Jahren 45 Kniegelenksdenervationen durch.

Nach einem Beobachtungszeitraum von bis zu 1,5 Jahren profitierten 70% der Patienten von der Kniegelenksdenervation und noch 50% der Patienten bestätigten einen Erfolg der Operation nach bis zu 4 Jahren.

Der bislang erzielte Erfolg ist für diese Problempatienten ein wichtiger Gewinn. Daher verdient die Kniegelenksdenervation mehr Aufmerksamkeit. Sie könnte einen der Denervation des Handgelenks entsprechenden Stellenwert einnehmen.

Summary

Based on the established principle of partial denervation of the wrist joint Horner and Dellon [3] developped the partial denervation of the knee joint from anatomical studies. Dellon [2] reported good clinical results with this technique.

Between May 1995 and June 1999 we performed 45 knee denervations on 34 patients, aged 25 to 86 years. In a questionnaire after 0.5 to 1.5 years 70% of the patients reported a reduction of knee pain, after up to 4 years 50% still confirmed a positive result.

Our experience suggests that partial denervation of the knee joint deserves more attention. It could achieve the same importance as denervation in the treatment of wrist pain.

Literatur

1. Buck-Gramcko D (1977) Denervation of the wrist joint. J Hand Surgery 2A:54-61
2. Dellon AL, Mont MA, Krackow KA, Hungerford DS (1995) Partial denervation for persistent neuroma pain after total knee arthroplasty. Clinical Orthopaedics 316:145-150
3. Horner G, Dellon AL (1994) Innervation of the human knee joint and implications for surgery. Clinical Orthopaedics 301:221-226
4. Kennedy JC, Alexander IJ, Hayes KC (1982) Nerve supply to the human knee and its functional importance. Am J Sports Med 10:329
5. Mori Y, Fujimoto A, Okumo H, Kuroki Y (1981) Lateral retinaculum release in adolescent patellofemoral disorders: its relationship to peripheral nerve injury in the lateral retinaculum. Bull Hosp Joint Dis Orthop Inst 51:218-229
6. Wilhelm A (1958) Zur Innervation der Gelenke der oberen Extremität. Z Anat Entwicklungsgeschichte 120:331-371

Seilzuggurtung zur Kompression der valgisierenden Tibiakopfumstellungsosteotomie

M. Upmeyer

Die bei der medialen Gonarthrose für die einseitige Kniegelenksüberlastung ursächliche Achsenfehlstellung kann nur durch eine Entlastung des betroffenen ompartments behandelt werden. Hierbei ist die valgisierende Tibiakopfumstellungsosteotomie das beste biomechanische Konzept und somit das Therapieverfahren der Wahl.

Zur präoperativen Planung gehört die biomechanische Analyse des betroffenen Beins (Abb. 1). Hierzu ist die Röntgenaufnahme des Kniegelenks unerlässlich. Aus dieser Belastungsaufnahme werden mit Hilfe einer

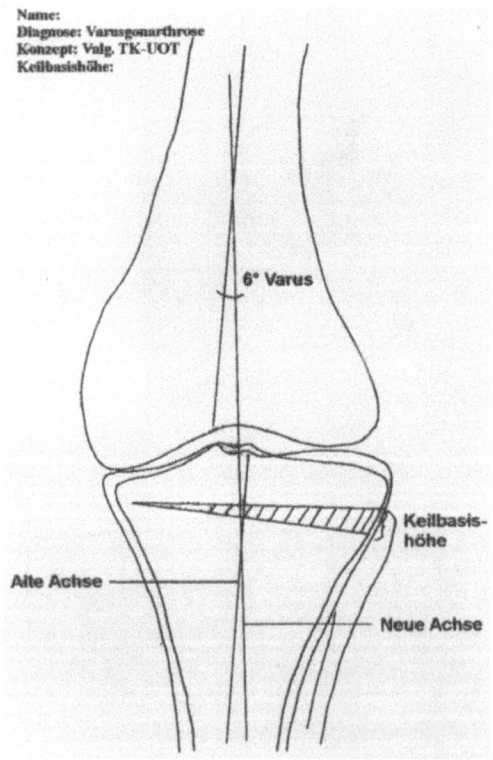

Abb. 1. Präoperative Planungsskizze

Röntgenpause der Fehlstellungswinkel, die Höhe des zu entnehmenden Keils und das gewünschte OP-Ergebnis skizzenhaft ermittelt. Biomechanisch günstig ist es, eine O-Beinfehlstellung um 2–3 Grad überzukorrigieren, da das Gelenk bereits in Neutralposition im Varussinn belastet ist. Die Lastresultierende verläuft physiologisch medial der Eminentia intercondylica. Die Resektion des bei der Varusgonarthrose überlasteten Innenmeniskus würde diese Situation verschärfen, weil allein wegen des fehlenden Keils zwischen Femur und Tibia ohne weiteres Zutun eine Varusauslenkung von 2–3 Grad entsteht [5, 6, 12]. Diese macht sich zunächst dynamisch zweimal bei jedem Schritt beiden Gipfeln der Gangkurve zeitgleich als impulsartige dynamische O-Belastung bemerkbar.

Zur Kompression der Osteotomieflächen haben wir in 300 Fällen die Seilzuggurtung verwendet. Sie erlaubt bei primär hohem interfragmentären Druck eine dynamische Belastung.

Die biomechanische Qualität des Drahtseils ist mit der steifer Bindedrähte nicht im mindesten vergleichbar. Sie bestehen aus sieben Litzen zu je sieben haarfeinen Drähten und lassen sich mit einem gut abgestimmten Werkzeug sehr gut spannen. Der hohe Zug von 700 N pro Seilquerschnitt wandelt sich direkt in interfragmentäre Kompression um. Diese ist so stark, dass wir beispielsweise auch das obere Sprunggelenk mit der Seilzuggurtung versteifen. Über das große Spektrum für Drahtseile wird in diesem Jahr ausführlich berichtet werden [7].

Op-Technik (vgl. Abb. 2 und 3)

Abdeckung ähnlich wie zur Hüft-Op unter Freilassung der ipsilateralen Spina iliaca ventralis. Der Unterschenkel wird unterhalb des Kniegelenks eingewickelt, so dass wir unter Zuhilfenahme eines Drahtseils als Richtschnur die neu entstehende Achse auch klinisch kontrollieren können. In Oberschenkelblutsperre erfolgt ein hockeyschlägerartiger Hautschnitt direkt bis auf das Periost neben dem Ligamentum patellae. Der Tractus iliotibialis wird in Faserrichtung gespalten und die Muskulatur bis zur Schienbeinrückseite subperiostal abgelöst. Einsetzen eines spitzen Homann-Hebels unter das Lig. patellae und eines stumpfen an die Tibiakopfrückseite. Die quere Osteotomie wird in Höhe der unteren Begrenzung des Condylus lateralis gelegt. Dabei bleibt genügend Polster für die Fundamentschrauben. Die Basis des Keils wird gemäß der präoperativen Skizze sowohl nach dem ermittelten Korrekturwinkel als auch in Millimetern gemessen. Auf diese Weise lässt sich eine hohe Genauigkeit der Umstellung erzielen. Wir achten darauf, eine schmale Kortikalissichel samt Periost, die als natürliche Gegenzuggurtung wirkt, intakt zu halten. Die Fibula braucht nur bei hohen Varusgraden durchtrennt zu werden. Oberhalb und unterhalb der Osteotomie werden je 2 große Spongiosaschrauben eingedreht. Um diese wird ein Drahtseil von ca. 15 cm geschlungen. Die beiden Seilenden werden gegenläufig in eine ovale Pressklemme („Plombe") gesteckt und dann in einem

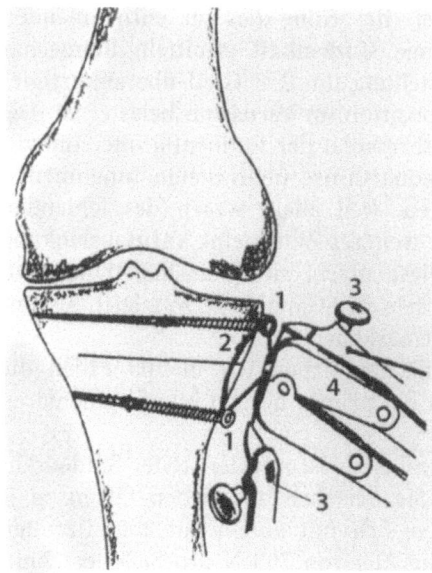

Abb. 2. 1. Je zwei Schrauben werden oberhalb und unterhalb der Osteotomie locker bis zum Anschlag ihres Kopfes und bis in die Gegenkortikalis eingedreht
2. Ein Seil wird um die Schraubenköpfe geschlungen und durch die Pressklemme geführt
3. Das Seil wird im Spanngerät fixiert. Die Pressklemmenzange wird vor der Seilanspannung angesetzt, danach das
4. Spanngerät betätigt und das Seil gespannt. Zum Schluss werden die Schrauben fest nachgedreht.

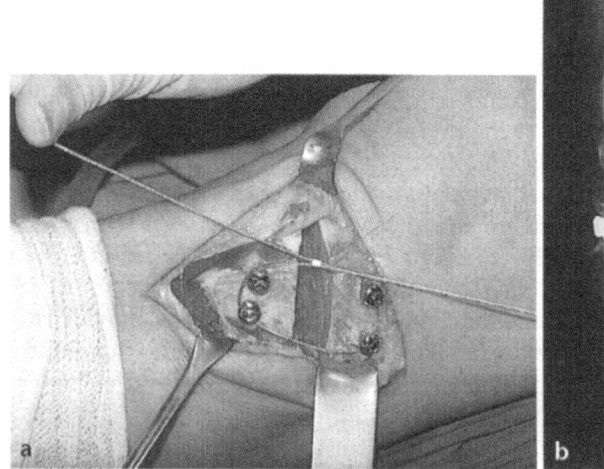
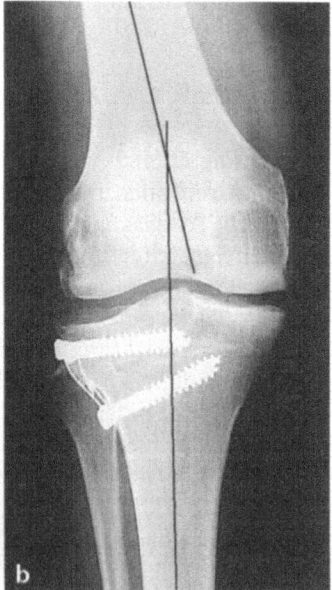

Abb. 3. a Op-Bild: Ungespanntes Zuggurtungsseil, welches die Fundamentschrauben oberhalb und unterhalb der Osteotomie umschlingt; **b** klinisches Beispiel

nach vorne abgewinkelten, von der Schwester bereits leicht geöffnet angereichten Seilspanner fixiert. Der Assistent greift hochkant die Pressklemme mit einer Spezialzange, so dass sie schlüssig in deren Maul anliegt. Nun wird der Seilspanner so weit geöffnet, dass die Seile unter leichte Spannung geraten. Um die Widerstandskraft der Fundamentschrauben zu maximieren, werden diese vor der weiteren Anspannung der Seile soweit in den Knochen geschraubt, dass deren Kopfzirkumferenz an die Kortikalis anstösst. Unter Valgushaltung des Beins erfolgt nun die endgültige Seilspannung, die man mit dem Spanngerät sehr gut fühlen kann. Im freien Raum, der sich durch den Knochenversatz nach Keilentnahme ergibt, wird die Plombe verpresst, indem die Zange bis zum Anschlag zwischen ihren Branchen gedrückt wird. Das garantiert volle Presskraft und schützt das Zangenmaul vor Überbeanspruchung. Mit der Entlastung des Spanners und dem Kürzen der Seilenden mittels Seilschere ist die Umstellung beendet. Letzte zusätzliche Anspannung gewinnt man durch festes Nachdrehen der Schrauben, bis sich der Kopf in die Kortikalis einzudrücken beginnt.

Die gipsfreie ca. 2 Wochen dauernde stationäre Nachbehandlung beginnt sofort mit passiver Krankengymnastik mittels elektrischer Bewegungsschiene. Nach weiteren 4 Wochen ambulanter Gehschulung ohne Belastung darf zunehmend teil-, ab der 8. Woche vollbelastet werden.

Ergebnisse

Bis Ende 1998 haben wir insgesamt 300 Tibiakopfumstellungsosteotomien elastisch mit Seilen komprimiert. Die ersten 60 Fälle haben wir im Rahmen einer Dissertation nachuntersucht [12]. Der durchschnittliche Untersuchungszeitpunkt betrug 4 Jahre. Über die Ergebnisse im Einzelnen geben die Tabellen 1 und 2 Auskunft. Alle Osteotomien bauten knöchern durch. Pseudarthrosen, Gefäß- und Peroneusverletzungen sind nicht eingetreten.

Tabelle 1. Ergebnisse nach valgisierender Tibiakopfumstellungsosteotomie mit Seilzuggurtung (n = 60)

Schmerzen	
keine	40 (67%)
weniger	8 (13%)
unverändert	12 (20%)
Gehstrecke	
länger	48 (80%)
gleich	7 (12%)
geringer	5 (8%)
Gelenkspalt	
erweitert	19 (32%)
unverändert	29 (48%)
verschmälert	12 (20%)

Tabelle 2. Komplikationen nach valgisierender Tibiakopfumstellungsosteotomie mit Seilzuggurtung (n = 60)	
Tiefe Infektionen	5 (8%)
ausgeheilt	3 (5%)
Arthrodese mit Gelenkempyem	2 (3%)
Oberflächliche Heilungsstörung	
ausgeheilt	3 (5%)
Unterkorrektur	
primär intraoperativ	7 (12%)
sekundär	5 (8%)

Lediglich 5 mal hatten sich Seile durch eine eingestauchte Osteotomie infolge zu früher Belastung gelockert. Es ist dabei zu einem gewissen Korrekturverlust gekommen, der durch eine Schuhaußenranderhöhung kompensiert wurde. 3 Wunden heilten oberflächlich sekundär. Auf alle 300 Fälle bezogen waren 2 Arthrodesen notwendig geworden.

80% der Patienten waren mit der Achsenbegradigung zufrieden, verspürten eine verlängerte Gehstrecke, eine Rückbildung der Ergüsse und der Quadrizepsatrophie. 80% hatten eine korrekte Beinachse und bei 3/4 der Patienten war der röntgenologische Arthroseprozess gestoppt.

Diskussion

Während die Indikation zur Umstellungsosteotomie unstrittig ist, hat sich immer noch eine Anzahl unterschiedlicher Fixationsmethoden erhalten. Die Vorteile der Seilzuggurtung scheinen uns wert genug zur Diskussion gestellt zu werden. Die erreichten Ergebnisse stimmen mit denen der Literatur überein [2-4, 8, 10].

Das die Osteotomieflächen aufeinanderhaltende Verfahren sollte durch interfragmentäre Kompression übungsstabil und obendrein die dynamische Belastung ermöglichen, unkompliziert und technisch einfach durchführbar sein, wenig Metall verwenden, damit es patientengerecht, preiswert ist und die Metallentfernung entbehrlich macht.

Klammern bringen keine interfragmentäre Kompression, sollen sich öfter lockern oder brechen, wodurch ihre OP-technischen Vorteile z.T. wettgemacht werden [1, 2].

Die OP-Technik der Winkelplatten ist aufwendig, der Korrekturwinkel der extraligamentären Osteotomie schwer einzustellen. Mit ihrer Auskragung tragen die Platten auf. Nicht selten führen sie zu Pseudarthrosen [9, 11], denn sie sind stressprotektiv und blockieren mit ihrer Sperrwirkung jede dynamische Belastung. Dadurch wird besonders im Falle eines Infekts der knöcherne Durchbau behindert, ein Verfahrenswechsel kann nötig werden.

Der Fixateur externe führt häufig zu schmerzhaften Nageleintrittsreizungen oder -infekten, neigt bei Belastung zur Lockerung und ist wenig komfortabel.

Die Seilzuggurtung vereinigt unserer Auffassung nach die an die Osteotomiefixation gestellten Forderungen am besten:

Die gut spannbaren Seile komprimieren die spongiösen Osteotomieflächen elastisch, wodurch sofortige passive/aktive Übungen und später schrittsynchrone dynamische Belastungen möglich werden. Der knöcherne Durchbau ist dadurch regelhaft in 8 Wochen abgeschlossen. Sie ist einfach durchführbar, die Metallmenge ist gering, preiswert und für den Patienten nicht spürbar, so dass die Metallentfernung fakultativ wird. Der knöcherne Durchbau ist regelhaft in 8 Wochen abgeschlossen.

Zusammenfassung

Bei der durch einen primären oder posttraumatischen Achsenfehler sich entwickelnden hemilateralen Gonarthrose ist die Tibiakopf-Umstellungsosteotomie das beste biomechanische Konzept. Vorgestellt wird hier die Seilzuggurtung als Verfahren der internen Kompression nach Keilentnahme am Tibiakopf.

60 von 300 valgisierenden Tibiakopf-Umstellungsosteotomien wurden nachuntersucht. Die klinischen und röntgenologischen Untersuchungsergebnisse zeigen eine hohe Erfolgsquote. Das Verfahren ist relativ einfach durchführbar, erlaubt eine Frühmobilisation mit frühzeitiger dosierter Belastung. Der Kostenaufwand bei der Seilzuggurtung ist niedrig, die stationäre Verweildauer kurz und die Metallentfernung wegen der geringen Implantatmasse fakultativ.

Summary

High tibial valgus osteotomy is the best method for the correction of unilateral arthrosis of the knee-joint caused by the primary or posttraumatic leg axis deformity. We present here the procedure of cable tension banding for the internal compression after wedge high tibial osteotomy. The author reviewed 60 of 300 high tibial osteotomies (HTO) for varus uni-compartimental gonarthrosis with an average follow up of two years. The results of clinical and radiological examination offers a high score of success. The cable tension osteosynthesis is simple, effective, allows a dynamic charge and early motion of the knee; the hospital stay is short. We can renounce on the removal of metal.

Literatur

1. Blauth W (1984) Zur Technik der valgisierenden Tibiakopfosteotomie. Zur Technik der valgisierenden, kniegelenknahen Tibiakopfosteotomie. Unfallheilkunde 87:397–404
2. Hackel H, Tscherne H, Daiber M (1984) Die Verwendung einer modifizierten Stufenklammer zur gipsfreien Fixation bei der Coventry-Osteotomie. Orthop Praxis 11:889–893
3. Herzberger M, Franke T, Rossack K (1987) Die interne Fixation durch Winkelplatte im Vergleich zur externen Fixation mit Charnley-Spanner bei Tibiakopfumstellungsosteotomien. Orthop Praxis 11:642–645
4. Insall JN, Joseph DM, Msika C (1984) High tibial osteotomy for varus gonarthrosis. A long-term follow-up study. J Bone Joint Surg (Am) 66:1040–1048
5. Labitzke R, Witzel U, Upmeyer M (1987) Behandlung des degenerativen Meniskusschadens durch valgisierende Tibiakopfumstellungsosteotomie. Langenbecks Arch Chir 372:826
6. Labitzke R, Upmeyer M (1989) Die „Seilzuggurtung" zur Kompression der kniegelenknahen Umstellungsosteotomie. Orthop Praxis 9:579–584
7. Labitzke R (2000) Manual of Cable Osteosyntheses. Springer, Berlin Heidelberg New York
8. Legal H-P (1987) Die kniegelenknahen Osteotomien in der Behandlung der Gonarthrose. Indikation, Technik und Ergebnisse. Orthop Praxis 1:53–62
9. Psczolla M, Groeneveld H (1984) Die Tibiakopfosteotomie mit der AO-Winkelplatte. Orthop Praxis 11:900–902
10. Rinonapoli E, Mancini GB, Corvagla A, Musiello S (1998) Tibial osteotomy for varus gonarthrosis. A 10- to 21-year followup study. Clin Orthop 353:185–193
11. Schmitt E, Schmitt O, Mittelmaier H (1984) Indikation, Technik und Ergebnisse der kniegelenksnahen Umstellungsosteotomie bei hemilateraler Gonarthrose mit der Autokompressionswinkelplatte. Orthop Praxis 11:903–913
12. Upmeyer M (1998) Valgisierende Tibiakopfumstellungsosteotomie versus Innenmeniskektomie. Klinisch-biomechanische Vergleichsuntersuchungen und adäquates Therapiekonzept zur sog. Meniskus-„Degeneration". Inauguraldissertation, Witten/Herdecke

Experimentelles Modell zur Untersuchung der Primärstabilität bei Tibiakopfosteosynthesen

C. H. FLAMME, D. KOHN und L. KIRSCH

Einleitung

Erstmals wurde die valgisierende Tibiakopfumstellungsosteotomie von Jackson 1958 beschrieben [14]. Die Idee der Umstellung gelenknaher Röhrenknochen geht zurück auf McMurray und Pauwels [17, 21], die intertrochantäre Umstellungen des Hüftgelenkes zur Entlastung von Gelenkanteilen beschrieben, deren Knorpel bereits zerstört war. Viele frühe Publikationen beschrieben eine subtuberositäre Osteotomiehöhe [15, 25, 26], später wurde dann jedoch durchgehend die supratuberositäre Osteotomiehöhe bevorzugt, die Coventry inauguriert hatte [1, 5, 18, 27, 28]. Der gut vaskularisierte, spongiöse Knochen im supratuberositären Anteil des Tibiakopfes bedingt eine schnelle knöcherne Durchbauung der Osteotomie. Weiterhin entsteht hier eine wesentlich größere Kontaktfläche der Osteotomie im Vergleich zur subtuberositären Durchtrennung [3]. Darüber hinaus komprimieren der M. quadriceps über die Patellasehne von ventral und die ischiokrurale Muskulatur von dorsal die Osteotomie hier zusätzlich und die gelenknahe Osteotomie ermöglicht den Ausgleich am Ort der Fehlstellung [3, 22, 28]. Die Korrekturosteotomie sollte daher im spongiösen Knochen oberhalb der Tuberositas tibiae durchgeführt werden. Die Osteosynthese muss zur frühfunktionellen Nachbehandlung Übungsstabilität gewährleisten und sollte technisch möglichst einfach durchführbar sein [5]. Operationstechnisch hat sich die Keilosteotomie nach *Gariepy* durchgesetzt [10], denn die Anhebeosteotomie mit kortikospongiösem Span ist anspruchsvoller, bedarf des Einwachsens des Spans und beinhaltet das Risiko des Kollabierens des Spans mit entsprechendem Korrekturverlust, so dass diese Technik der gleichzeitigen Stabilisierung von Kniebandinstabilitäten vorbehalten bleiben sollte [3].

Wir sehen die Indikation zur valgisierenden Tibiakopfkorrekturosteotomie bei Varusstellung des Beins, gemessen anhand von Ganzbeinaufnahmen im Stehen und gleichzeitiger medialer Arthrose des Kniegelenks. Der laterale Kniegelenkspalt sollte radiologisch und klinisch arthrosefrei sein. Unseres Erachtens liegt das Alterslimit für diese Operation bei etwa 70 Jahren, die Beweglichkeit des Kniegelenks sollte nicht wesentlich eingeschränkt sein.

Pseudarthrosen nach Tibiakopfkorrekturosteotomie werden in der Literatur selten beschrieben. Coventry fand bei Nachuntersuchungen von 213 Patienten keine Pseudarthrose [6], dennoch werden Pseudarthrosen von anderen Autoren mit 1–4% angegeben [1, 3, 11, 22]. Wardle gibt in einer frühen Arbeit sogar 13% Pseudarthrosen an [26]. Trotzdem kommt es häufig im postoperativen Verlauf nach valgisierender Tibiakopfkorrektur zu einem Korrekturverlust und damit zur Revarisierung [9, 12, 18, 19, 23]; dies legt eine suboptimale primäre Stabilisierung einiger verwendeter Osteosynthesetypen nahe.

Für die Stabilisierung der Osteotomieflächen haben sich in der Vergangenheit vor allem Knochenklammern [6], Drittelrohrplatten mit Kortikalisschraube [27], Fixateur externe [7] und die Giebelplatte [11] etabliert.

Ziel dieser experimentellen In vitro-Studie an Kniepräparaten war es, die Primärstabilität der zur Zeit gängigen Osteosyntheseformen zu untersuchen und damit Rückschlüsse auf die jeweilige Pseudarthrosegefährdung und das Risiko von Korrekturverlusten in der klinischen Anwendung zu ziehen.

Material und Methoden

Es wurden 10 Kniepräparate verwendet, die innerhalb von 12–20 Stunden entnommen und bei –20 °C tiefgefroren wurden. Alle wurden innerhalb von 24–30 Stunden bei 20 °C Raumtemperatur vor Versuchsbeginn aufgetaut. Es wurden alle Weichteile mit Ausnahme des Periosts vom Knochen entfernt. Das Körpergewicht der Spender lag zwischen 55 kg und 85 kg, die Körpergröße betrug 1,64 m bis 1,81 m. Der Altersdurchschnitt der Spender lag bei 54 Jahren (29–72 Jahre).

Am aufgetauten Knochen wurden ausschließlich supratuberositäre Umstellungsosteotomien mit Entnahme eines 5°-Keiles durchgeführt. Die Osteotomie erfolgte 3 cm unterhalb der lateralen tibialen Gelenkfläche. Die mediale Kortikalis sowie das mediale Periost wurden nicht immer erhalten. Untersucht wurden folgende Implantate: – Drittelrohrplatte (5-Loch, 6-Loch) mit Kortikalisschraube (AO, Fa. Synthes), – Klingenplatte (50 mm, 70 mm) mit Kortikalisschrauben (Giebelplatte, Fa. Link), – Knochenklammern (6 mm-Osteotomie-Staples; 12 mm-Krackow-Blade-Staples, Fa. Smith & Nephew), – Fixateur externe (Fa. Orthofix, Verona).

Postoperativ wurden alle Implantate in zwei Ebenen geröntgt, der Abstand der Osteotomieflächen sowie die Länge der medial belassenen Knochenbrücke ermittelt.

Die Knochen wurden auf eine Länge von 24 cm senkrecht zur mechanischen Achse verkürzt und proximal sowie distal mit Hilfe von unsterilem Knochenzement und zwei Querschrauben in Metallzylindern (100 mm Durchmesser proximal, 70 mm Durchmesser distal) senkrecht zur Tibiaachse fixiert.

Die Krafteinleitung erfolgte bei translatorischer und rotatorischer Belastung durch Seilzug mit einer Gewichtauflage (0 – 25 N – 50 N – 75 N – 100 N)

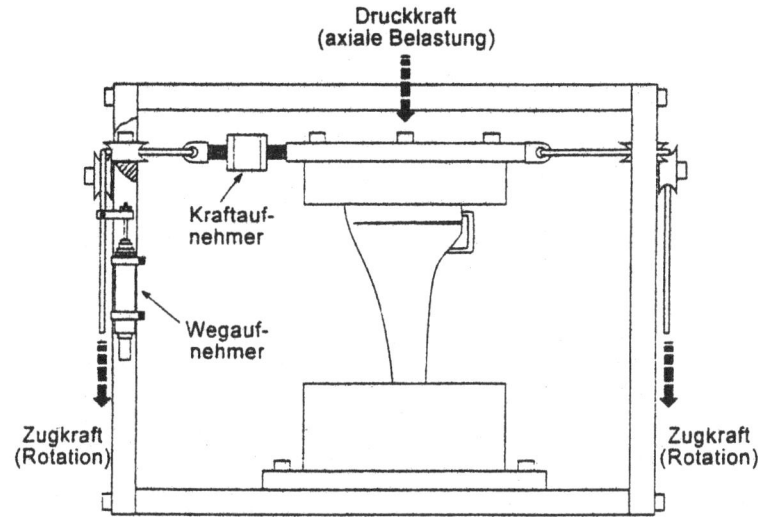

Abb. 1. Versuchsaufbau mit Metallrahmen und fixiertem Kniepräparat

über einen Stahlrahmen und Umlenkrollen. Die Rotation wurde mit Hilfe von zwei Angriffspunkten am proximalen Tibiaende im Uhrzeigersinn durchgeführt. Das Drehmoment betrug 1,65 Nm–3,3 Nm–5 Nm. Bei axialer Belastung wurde die Druckkraft direkt über die Universalprüfmaschine (Typ Zwick 1445, Typ U1-D, Ulm) eingeleitet. Hierbei wurde der axiale Druck mit einer Vorlaufgeschwindigkeit von 2 mm/min aufgebaut. Die Deformierung wurde mit induktiven Wegaufnehmern mit Tastspitze (Fa. Hottinger, Typ W10 TK, Nennweg +2 mm bis +20 mm in Neutralstellung) ermittelt (Abb. 1). Die tatsächlich wirkende Zug- bzw. Kompressionskraft wurde direkt an der Krafteinleitungsstelle mit Hilfe einer Kraftmeßdose (Fa. Sensotec, Typ 403722, Nennkraft: 5 kN) überprüft. Alle Versuche wurden dreimal wiederholt.

Die Auswertung erfolgte mit dem Beam-Programm im Apple-Power-PC, aus den ermittelten Ergebnissen wurden hiermit Kraftwegdiagramme erstellt. Die Stabilitätsprüfung verlief standardisiert nach folgendem Schema:
Translation nach medial,
Translation nach anterior,
Translation nach posterior,
Rotation,
Translation nach lateral,
axiale Belastung.

Ergebnisse

Die Auswertung der Röntgenbilder ergab einen Abstand der lateralen Osteotomieenden von 0–3 mm; lediglich bei dem Orthofix war ein Abstand von 5 mm nachweisbar, da eine Fraktur der medialen Kortikalis vermieden werden sollte. Sehr viel unterschiedlicher war die Länge der medial belassenen Knochenbrücke: einige Tibiae waren medial vollständig durchbrochen, bei anderen betrug die Dicke der medialen Kortikalis bis zu 10 mm (Tabelle 1).

Bei der Translation nach medial ließ sich eine deutlich höhere Auslenkung für die 50 mm-Giebelplatte bei durchbrochener medialer Kortikalis gefolgt von der 5-Loch-Platte ebenfalls bei durchbrochener medialer Kortikalis messen. Die stabilsten Osteosyntheseverfahren waren diesbezüglich die Krackow-Staples, die 6-Lochplatte mit medialem Staple sowie der Orthofix. Die Drittelrohrplatten mit kürzeren Schrauben waren instabiler als die Platten mit längeren Schrauben, es zeigte sich aber keine wesentliche Auslenkungsdifferenz bei Verwendung von 5-Loch- bzw. 6-Lochplatten.

Bei der Translation nach anterior und posterior zeigte sich ein mit der Translation nach medial vergleichbares Resultat, allerdings konnte hier der Orthofix aufgrund seiner ventralen Lage nicht mit ausgewertet werden. Darüber hinaus erwiesen sich hier die 70 mm-Giebelplatte und die Osteotomiestaples als stabiler im Vergleich zu den Drittelrohrplatten.

Die Translation nach lateral entsprach der Translation nach medial mit Ausnahme der deutlich höheren Auslenkung bei Verwendung des Orthofix. Es ist weiterhin festzuhalten, dass die 50 mm-Giebelplatte die maximale Zugkraft von 100 N nur bei der Translation nach medial ausgesetzt werden konnte, da andernfalls eine plastische Verformung der Osteosynthese resultiert hätte, so dass dann keine Wiederholbarkeit des Versuches möglich gewesen wäre.

Tabelle 1

Osteotomietechnik	Abstand	
Knochenbrücke	lateral	mediale
5-Lochplatte, 80mm-Schraube	3 mm	med. klaffend
5-Lochplatte, 100 mm-Schraube	3 mm	5 mm
6-Lochplatte, 70 mm-Schraube	3 mm	10 mm
6-Lochplatte, 100 mm-Schraube	0 mm	10 mm
6 mm-Osteotomiestaple (2)	2 mm	10 mm
12 mm-Krackowstaple (2)	2 mm	10 mm
50 mm-Giebelplatte	3 mm	0 mm
70 mm-Giebelplatte	3 mm	10 mm
Orthofix	**5 mm**	**3 mm**
6-Lochplatte, 100 mm-Schraube	1 mm	med. Staple

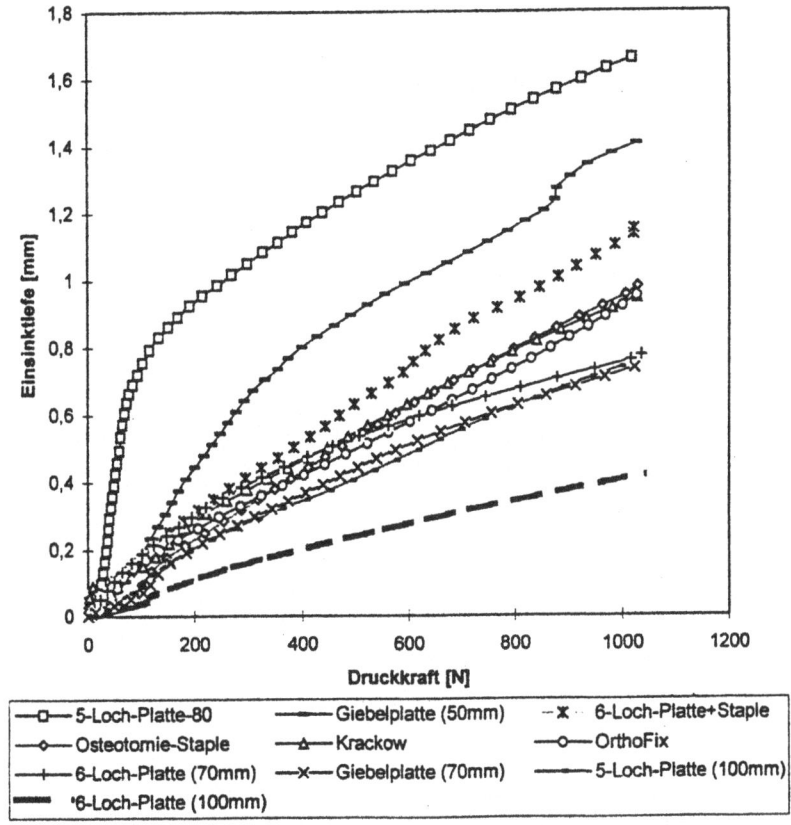

Abb. 2. Kraft-Weg-Diagramm für die axiale Belastung mit der Universalprüfmaschine

Die Auswertung der Rotation ergab im Unterschied zu den vorgenannten Untersuchungen eine höhere Rotationsstabilität für die Giebelplatten im Vergleich zu den Drittelrohrplatten. Die übrigen Kraft-Weg-Diagramme entsprachen den bei den Translationen beschriebenen Ergebnissen.

Die größte Einsinktiefe bei axialer Druckbelastung mit Hilfe der Universalprüfmaschine zeigten die 50 mm-Giebelplatte und die Drittelrohrplatte mit medial klaffender Kortikalis mit Werten von 1000 bzw. 1200 N/mm in der linearen Region der Kraft/Weg-Diagramme, während die Drittelrohrplatte mit langer Schraube die geringste Einsinktiefe von 3000 N/mm, gemessen in der linearen Region des Kraft/Weg-Diagramms, aufwies (Abb. 2).

Diskussion

Pseudarthrosen nach Osteosynthesen von langen Röhrenknochen entstehen vor allem durch 3 ätiologische Faktoren: eine Lücke zwischen den Osteotomieenden, einer ungenügenden Blutversorgung der Knochenenden und mangelhafter Stabilität der Osteosynthese [22]. Da die Osteotomie bei der valgisierenden Tibiakopfumstellung supratuberositär in der Metaphyse durchgeführt wird, ist in aller Regel die Blutzufuhr ausreichend und die Kontaktfläche der Osteotomieenden groß. Mithin ist die Primärstabilität der Osteosynthese für die erfolgreiche Durchbauung der Osteotomie entscheidend [3, 22].

Coventry beschrieb in seinem großen Krankengut nach Tibiakopfumstellung mit Knochenklammer zwar kaum Pseudarthrosen, er führte allerdings grundsätzlich eine sechswöchige Gipsruhigstellung im Tutor durch [6]. Andere Autoren gaben jedoch bis zu 13% Pseudarthrosen an [1, 22, 26]. Viel häufiger wurde aber der Korrekturverlust nach valgisierender Tibiakopfumstellung beschrieben [9, 12, 19, 23]. Dieser Korrekturverlust - ebenfalls bedingt durch mangelnde primäre Stabilität der Osteosynthese - wird vor allem durch hohes Körpergewicht und unzureichende valgische Korrektur der Beinachse begünstigt [4] und bedingt eine klinische und radiologische Zunahme der Arthrose im Kniegelenk [13].

Mit Hilfe der vorliegenden Studie sollten die unterschiedlichen Osteosynthesetechniken und Operationstechniken hinsichtlich ihrer Primärstabilität beurteilt werden, um in Zukunft bei frühfunktioneller Nachbehandlung Pseudarthrosen und Korrekturverluste besser vermeiden zu können.

Das Alter der Spender für die vorliegende Studie entspricht dem Alter der Patienten bei einer Tibiakopfumstellungsosteotomie [8]. Die Entnahme- und Auftauzeit der Knochen wurde ebenso standardisiert wie die Osteotomiehöhe, laterale Keilhöhe und Tibialänge, um eine vergleichbare Stabilität der Knochen zu gewährleisten. Hierbei wurde ein 5°-Keil entnommen, so dass bei einer physiologischen Beinachse eine leicht valgische Beinachse resultierte. Diese Überkorrektur wird auch klinisch angestrebt [4].

Medial wurde generell das Periost belassen, aus technischen Gründen musste jedoch auf den Erhalt der übrigen medialen Stabilisatoren wie des Pes anserinus und des Innenbandes verzichtet werden, wodurch die Übertragbarkeit der gewonnenen Daten in die klinische Anwendung erschwert ist. Allerdings wirkt sich dies auf alle Techniken in gleicher Weise aus. Der Erhalt der medialen Kortikalis war selbst unter Versuchsbedingungen schwierig und wurde anhand der Röntgenbilder ermittelt. Genauer als durch Röntgenbilder ließe sich der stabilisierende Einfluss der medial erhaltenen Knochenbrücke über eine Flächenbestimmung mittels Computertomografie ermitteln, aber dieses Verfahren ist technisch aufwendig und teuer.

Die geringste Primärstabilität war unabhängig von den verwendeten Implantaten und der gewählten Translationsrichtung bei Verlust der medialen Kortikalis zu verzeichnen. Dies entspricht klinischen Beobachtungen von Miniaci u. Mitarbeiter, der die häufigsten Revarisierungen nach valgisierender Tibiakopfumstellung bei Durchtrennung der medialen Kortikalis beobachtete [18]. Der Erhalt der medialen Kortikalis scheint daher für eine ausreichende Primärstabilität bei frühfunktioneller Nachbehandlung von wesentlicher Bedeutung zu sein. Unterstützt wird diese These durch die ausgesprochen stabile Osteosynthese mit Drittelrohrplatte+medialem Staple. Diese Kombination war deutlich stabiler als die alleinige Verwendung von Drittelrohrplatten, auch wenn medial eine Kortikalisbrücke belassen wurde. Ein zusätzlicher medialer Staple ist noch stabiler als eine mediale Knochenbrücke. Diese Osteosynthesetechnik wird daher von Tjörnstrand u. Mitarbeiter als Standardvorgehen beschrieben [24]. Erwartungsgemäß erwiesen sich der Orthofix und die Krackow-Staples als die stabilsten Osteosynthesetypen. Die Osteotomieenden werden bei diesen sehr voluminösen Implantaten an mehreren Stellen fixiert, der Knochen-Metallkontakt ist sehr großflächig, allerdings sind sie auch technisch schwieriger zu implantieren und teuer. Darüber hinaus können die großen Krackow-Staples nur sehr schwer im Knochen versenkt werden und können daher zu mechanischen Irritationen am Tibiakopf führen. Weiterhin ist der Knochenverlust bei Entfernung der Krackow-Staples enorm, sie finden daher klinisch bei der Tibiakopfumstellung auch kaum Anwendung.

Die Giebelplatten zeigten bei lateraler und medialer Translation keine größere Stabilität als die Drittelrohrplatten, obwohl die Giebelplatte wesentlich voluminöser ist und zwei Schrauben verwendet werden. Allerdings war die Auslenkung bei Rotation und Translation nach anterior und posterior für die Giebelplatte geringer als für die Drittelrohrplatten; hier stabilisierten die zusätzliche Schraube und das größere Implantat. Drittelrohrplatte und Osteotomiestaple erwiesen sich als vergleichbar stabil bei medialer und lateraler Translation, allerdings nur dann, wenn die Drittelrohrplatte mit einer langen Schraube kombiniert wurde, die entsprechend weit distal den Knochen erfasst, so dass sich der Hebelarm für die Zuggurtung verbessert. Daher sollte bei der klinischen Anwendung der Drittelrohrplatte auf einen distalen Angriffspunkt der Schraube geachtet werden. Von untergeordneter Bedeutung für die Primärstabilität der Drittelrohrplatte scheint hingegen ihre Länge zu sein. Jedenfalls konnte diesbezüglich in diesem Versuchsaufbau kein Unterschied in der Stabilität nachgewiesen werden. Bei Translation nach anterior und posterior waren die zwei Osteotomiestaples jedoch stabiler als die Drittelrohrplatten, da sie über zwei Fixierungspunkte verfügen.

Die Messungen bei axialer Belastung über die Universalprüfmaschine bis zu 1000 N entsprachen im Wesentlichen den bereits zuvor ermittelten Ergebnissen. Auch hier erwiesen sich die Implantate mit fehlender medialer Knochenbrücke als instabil, die proximalen Fragmente rutschten – entsprechend der zuvor eingestellten, valgischen Achse – nach medial ab. Da dieser Versuchsaufbau der letzte der Versuchsreihe war, wurde er bis 1000 N, also einer Vollbelastung der operierten Extremität entsprechenden Belastung durchgeführt. Die geringste Einsinktiefe wurde bei der Drittelrohrplatte mit vollständiger Adaptation der Osteotomieenden und medial erhaltener Kortikalis nachgewiesen. Claes u. 10 Mitarbeiter hat bereits darauf hingewiesen, dass der laterale Abstand der Osteotomieenden 3 mm nicht überschreiten sollte, da sonst eine verzögerte Knochenheilung mit reduzierter Stabilität zu erwarten ist [2]. Bei der Anlage des Orthofix musste aus operationstechnischen Gründen ein Osteotomieabstand von 5 mm toleriert werden, da andernfalls auch hier die mediale Kortikalis gebrochen wäre. Obwohl der Orthofix sicherlich das stabilste Implantat dieser Versuchsreihe darstellt, wirkte sich diese relativ große Lücke nachteilig auf die Primärstabilität insbesondere bei der Translation nach lateral und bei der axialen Belastung aus.

Soweit den Autoren bekannt, sind bislang noch keine vergleichenden Untersuchungen von verschiedenen Osteosynthesen nach Tibiakopfkorrekturosteotomie bezüglich der Primärstabilität an menschlichen Knochen durchgeführt worden. Die Anzahl der Kniepräparate, die für diese Untersuchung zur Verfügung stand, ist zu gering, um die Primärstabilität der verwendeten Implantate abschließend beurteilen zu können. Die Übertragbarkeit in die Klinik wird durch das Fehlen der medialen Weichteile erschwert. Allerdings gilt dies für alle verwendeten Implantate gleichermaßen.

Die Primärstabilität von Osteotomiestaples und Drittelrohrplatten ist vergleichbar, jedoch muss bei Verwendung von Drittelrohrplatten auf ein distales Ansetzen der Schraube geachtet werden. Demgegenüber erwiesen sich die klinisch wesentlich seltener verwendeten Krackow-Staples und der Orthofix primär als stabiler. Die laterale Osteotomielücke sollte unabhängig von der Osteosynthesetechnik keinesfalls 3 mm überschreiten. Als entscheidend für die Primärstabilität hat sich die Erhaltung der medialen Kortikalis herausgestellt. Sollte sie intraoperativ durchgesägt werden, muss ein zusätzlicher medialer Staple eingebracht werden.

Zusammenfassung

Einleitung: Seit Jahren wird die valgisierende Tibiakopfumstellungsosteotomie erfolgreich durchgeführt. In jüngerer Vergangenheit haben sich verschiedene Osteosynthesetypen etabliert. Im Rahmen einer experimentellen Studie an Kniepräparaten haben wir deren Primärstabilität getestet.

Material und Methode: Es wurden 10 Kniepräparate verwendet, die alle einer vergleichbaren Entnahme- und Auftauzeit vor der Prüfung unterzogen wurden. Das Körpergewicht der Spender lag zwischen 65 und 78 kg, der Altersdurchschnitt bei 61 Jahren (50–72 Jahre). Getestet wurden folgende Implantate: Drittelrohrplatte mit Kortikalisschraube (AO, Fa. Synthes), Klingenplatte mit Schrauben (Giebelplatte, Fa. Link), Knochenklammern (Osteotomiestaples, Krackow-Staples, Fa. Smith & Nephew), äußerer Fixateur (Fa. Orthofix). Die Präparate wurden in Metallzylindern fixiert. Die Krafteinleitung erfolgte durch Seilzug mit Gewichtauflage über einen Metallrahmen und bei axialer Belastung über die Universalprüfmaschine (Fa. Zwick). Die Deformierung wurde mit induktiven Wegaufnehmern ermittelt.

Ergebnisse: Eine besonders stabile Fixation wurde durch den äußeren Fixateur und die Knochenklammern gewährleistet. Giebelplatte und Drittelrohrplatte mit Kortikalisschraube erwiesen sich als primär vergleichbar stabil. Entscheidend für die Primärstabilität der jeweiligen Osteosynthese war der Erhalt der medialen Kortikalis.

Schlussfolgerung: Wenn auch die Übertragbarkeit der vorliegenden Ergebnisse in die Klinik aufgrund der nicht berücksichtigten Weichteile eingeschränkt werden muss, erwiesen sich bei korrekter Implantationstechnik die Unterschiede in der Primärstabilität der getesteten Implantate als gering. Der laterale Abstand der Osteotomieenden sollte 3 mm nicht überschreiten. Wenn intraoperativ die mediale Kortikalis durchgesägt wird, muss ein zusätzliches mediales Implantat verwendet werden, um eine ausreichende Primärstabilität zu gewährleisten.

Experimental model for high tibial osteotomy

Introduction: High tibial osteotomy in varus knee has been performed for a long time. Several newer operation techniques have been established in recent years. We tested the primary stability of several of these techniques in vitro.

Material and methods: 10 human cadaveric fresh-frozen specimens were tested with a mean age of 61 years (range 50–72 years), and weight of 65 to 78 kg. The following implants were tested: One-third-tubular plate with cortical screw (AO, Synthes), blade plate with screws (Giebel's plate, Link), bone staples (osteotomy staples, Krackow staples, Smith & Nephew), external fixateur (Orthofix). The specimens were fixed in metal cylinders and then loaded in two different apparati: Shear forces were applied to the osteotomy site by hanging weights parallel to the osteotomy plane in a static-loading frame, and axial forces were applied by a materials-testing machine (Zwick). Load displacement was recorded by inductive displacement transducers.

Results: The highest stability was achieved by the external fixateurs and the bone staples. Giebel's plate and the one third tubular plate were less stable. Receipt of the medial corticalis was decisive for primary stability of the implants.

Conclusion: The clinical significance of the results is limited by the relevance of the protocol, which for practical reasons did not account for the soft tissue situation around the knee. Thus, primary stability of the tested devices was generally comparable as long as they were correctly implanted. It was found that lateral distance of the osteotomized bone should not exceed 3 mm. If the medial cortical is sawed, another medial implant is necessary to ensure sufficient primary stability.

Literatur

1. Bauer GCH, Insall I, Koshino T (1969) Tibial osteotomy in gonarthrosis (osteoarthritis of the knee). J Bone Joint Surg 51-A:1545
2. Claes L, Augnt P, Suger G, Wilke H-J (1997) Influence of size and stability of the osteotomy gap on the success of fracture healing. J Orthop Res 15(4):577–584
3. Coventry MB (1985) Current concepts review upper tibial osteotomy for osteoarthritis. J Bone Joint Surg 67(A):1136–1140
4. Coventry MB, Ilstrup DM, Wallrichs SL (1993) Proximal tibial osteotomy. J Bone Joint Surg 75-A:196–201
5. Coventry MB (1965) Osteotomy of the upper portion of the fibia for degenerative arthritis of the knee. J Bone Joint Surg 47-A:984–990
6. Coventry MB (1979) Upper tibial osteotomy for gonarthrosis. Orthop Clin North Amer 10:191–210
7. De Bastiani G, Aldegheri R, Brivio LR (1984) The treatment of fractures with a dynamic axial fixator. J Bone Joint Surg 66-B:538
8. Flamme CK, Sprengel K (1997) Frühkomplikationen bei valg. Tibiakopfumstellungsosteotomie. Buchband der Gesellschaft für Plastische Chirurgie und Wiederherstellungschirurgie. Einhorn Presse-Verlag, Reinbeck, S 105–109
9. Fujisawa K, Masuhara K, Shiomi S (1979) The effect of the high tibial osteotomy on osteoarthritis of the knee. Orthop Clin North Amer 10:585
10. Gariepy R (1960) Correction de genou flechi dans l'arthrite. Proc Int Soc Orthop Surg Traumatol 5:884
11. Giebel G, Tscherne H, Daiber M (1985) Die Tibiakopfosteotomie zur Behandlung der Gonarthrose. Orthopäde 14:144–153
12. Hernigou PPH, Medevielle D, Debeyre J, Goutallier D (1987) Proximal osteotomy for osteoarthritis with varus deformity. J Bone Joint Surg 69-A:332
13. Insall JB, Joseph DM, Msika C (1984) High tibial osteotomy for varus gonarthrosis. J Bone Joint Surg 66-A:1040–1048
14. Jackson LP (1958) Osteotomy for osteoarthritis of the knee. In: Proceedings of the Sheffield regional orthopaedic cluh. J Bone Joint Surg 40-B:826
15. Jackson JP, Waugh W (1961) Tibial osteotomy for osteoarthritis of the knee 3. Bone Joint Surg 43-B:746
16. Markel MD, Wikenheiser MA, Chao EYS (1991) Formation of bone in tibial defects in a canine model. J Bone Joint Surg 73-A:914–923
17. McMurray TP (1935) Osteoarthritis of the hip joint. Brit Surg 22:716
18. Miniaci A, Ballmer FT, Ballmer PM, Jackob RP (1989) Proximal tibial osteotomy. Clin Orthop Rel Res 246:250–259
19. Myrnerts R (1980) Failure of the correction of varus deformity obtained by high tibial osteotomy. Act Orthop Scand 51:569
20. Paley D, Fleming B, Catagni M, Kristiansen T, Pope M (1990) Mechanical evaluation of external fixators used in limb lengthening. Clin Orth Rel Res 250:50–57
21. Pauwels F (1965) Basis and results of an etiological therapy of osteoarthritis of the hip joint. In: Neuvieme Congres de la Societé Internationale de Chirurgie Orthopedique et de Traumatologie. Vienna Verlag 2, E31–50, T51–89
22. Schatzker L, Burgess RC, Glynn MK (1985) The management of nonunions following high tibial osteotomies. Clin Orthop Rel Res 193:230–233
23. Tjörnstrand BAE, Egund N, Hagstedt BV (1981) High tibial osteotomy. A seven-year clinical and radiographic follow-up. Clin Orthop 160:124
24. Tjörnstrand BAE, Hagstedt BV, Persson BM (1978) Results of surgical treatment for non-union after high tibial osteotomy in osteoarthritis of the knee. J Bone Joint Surg 60-A:973–977

25. Torgerson WR (1965) Tibial osteotomy in the treatment of osteoarthritis of the knee. Surg Clin North Amer 45:779
26. Wardle EN (1962) Osteotomy of the tibia and fibula. Surg Gynecol Obstet 115:61
27. Weber BG, Wörsdörfer O (1980) Zuggurtungsosteosynthese bei Tibiakopfosteotomie. Z Orthop 118:637
28. Wolf AM, Krackow KA (1990) The treatment of nonunion of proximal tibial osteotomy with internal fixation. Clin Orth Rel Res 250:207–215

Ist die valgisierende Umstellungsosteotomie am Tibiakopf noch zeitgemäß?*

Indikationen und Grenzen anhand der Ergebnisse einer retrospektiven Studie von 120 in einer modifizierten Coventry-Technik operierten Kniegelenken

M. Hippchen, F. A. Krappel und U. Harland

Einleitumg

Seit der Studie von Ranawat und Mitarbeitern 1993 [15] mit einer 94%igen Haltbarkeit nach 15 Jahren sind für die Endoprothetik des Kniegelenkes ebenso gute Resultate veröffentlicht wie in der Hüftendoprothetik. Angesichts dieser Ergebnisse muss sich jeder Operateur fragen, ob und unter welchen Bedingungen er seinen Patienten eine Operation wie die valgisierende Umstellungsosteotomie anbieten kann, die schlechtere Langzeitergebnisse bietet. Bei wenig aktiven Patienten, die über 60 Jahre alt sind, wird von einigen Autoren daher grundsätzlich der endoprothetische Ersatz empfohlen [8, 13]. Achsenfehler der Beine führen schon bei jungen Patienten zu vorzeitigen Verschleißerscheinungen in den überlasteten Gelenkbereichen des Kniegelenkes, wobei die Genua vara nach vielen Autoren eine stärkere arthrosefördernde Wirkung haben als die Genua valga [2, 5]. Bei diesen Patienten erscheint die Korrektur der Achse mindestens eine Methode zur Verzögerung des Zeitpunktes eines eventuellen endoprothetischen Ersatzes bis ins höhere Alter. Wenn man sich die wenigen, dafür aber oft dramatischen Fehlschläge der Endoprothetik vor Augen hält, muss die Frage der Umstellungsosteotomie auch bei den über sechzigjährigen Patienten wissenschaftlich überprüft werden. Wir haben dazu eine retrospektive Analyse der von uns mit einer Umstellungsosteotomie operierten Patienten durchgeführt.

Material und Methoden

Seit 1982 wird in der Orthopädischen Klinik des Klinikum Saarbrücken eine modifizierte Technik nach Coventry zur supratuberalen Tibiakopfumstellung angewendet. In den Jahren 1983–1988 wurden an 109 Patienten (45 Männer und 64 Frauen) 120 valgisierende Tibiakopfumstellungen durchgeführt.

Bei 11 Patienten (3 Männer und 8 Frauen) erfolgte die Umstellungsosteotomie beidseits, bei 4 Patienten innerhalb Jahresfrist. Von den 120 ausgeführten Umstellungen konnten 89 nachuntersucht werden (74,2%). Der Altersdurchschnitt betrug zum Zeitpunkt der Operation 52,5 Jahre (16–78 Jahre),

---

* Herrn Prof. Dr. G. Fries zum 70. Geburtstag gewidmet.

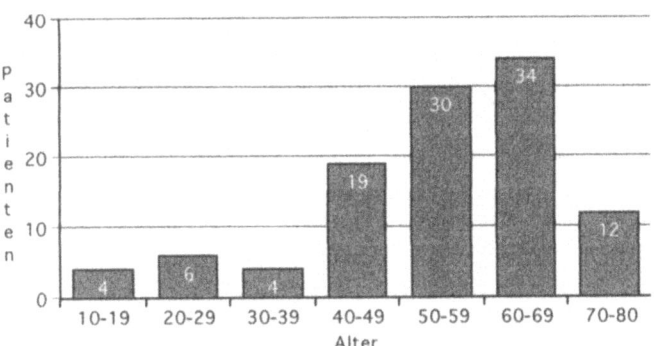

Abb. 1

42,5% der Patienten waren 60 Jahre und älter (Abb. 1). Die Zeit zwischen Operation und Beurteilung betrug im Schnitt 4 Jahre (1-7 Jahre).

Eine Gonarthrose mit varischer Achsdeformität ohne Voroperationen bestand bei 75% der operierten Kniegelenke. Bei 14% war eine mediale Meniskektomie vorausgegangen, bei 11% bestand eine posttraumatische Varusgonarthrose. Die beiden jüngsten operierten Patienten mit 16 Jahren kamen zur Korrekturosteotomie nach Überkorrektur einer vorausgegangenen medialen temporären Epiphyseodese bei Genua valga. Alle Patienten außer diesen beiden waren konservativ austherapiert und litten unter Ruhe- und Belastungsschmerzen.

Zur besseren Differenzierung der frühen Stadien der Gonarthrose verwendeten wir das fünfstufige Schema nach Holden et al. [7]:

Gruppe 1: keine bis leichte Verschmälerung des Gelenkspaltes. Andeutungen von Osteophyten, diskrete subchondrale Sklerose.

Gruppe 2: mittelgradige Verschmälerung des Gelenkspaltes, deutliche Osteophyten, leichte subchondrale Sklerose.

Gruppe 3: starke Verschmälerung des Gelenkspaltes, noch nicht Knochen auf Knochen, deutliche Osteophyten, deutliche subchondrale Sklerose.

Gruppe 4: Knochen auf Knochen und Sklerose, kein Verlust von Knochen, keine Subluxation der Tibia nach lateral.

Gruppe 5: schwerste Sklerose, Knochen auf Knochen, Verlust von Knochen, mögliche Subluxation der Tibia nach lateral.

Die Verteilung der untersuchten Patienten auf die fünf Gruppen dieses Schemas zeigt Tabelle 1. Der Grad der Deformität wurde durch den lateralen femorotibialen Winkel auf der präoperativen Einbeinstandaufnahme bestimmt, die hinsichtlich der Rotation in korrekter Mittelstellung erstellt wurde (Abb. 2). Der Grad der Achsendeformität steht in direkter Korrelation zu den Arthrosegruppen. In der Gruppe 1 betrug der laterale femorotibiale Winkel 180,8°, in der Gruppe 4 182,5° und in Gruppe 5 183,5°. Mit zunehmendem Arthrosegrad steigt das Durchschnittsalter der Patienten, die ältesten Patienten finden sich in den Gruppen 4 und 5 mit einem Altersdurchschnitt von 65,5 bzw. 65,9 Jahren.

Tabelle 1. Einteilung der Patienten nach Arthrosegrad

Arthrose-gruppe	Anzahl der Umstellungen	Patienten-anzahl	Alter (Mittel)	Deformations-grad	laterale Arthrose	retropat. Arthrose	Davon untersucht
1	28	24	16–56 (36,7)	180,8	0	1	16
2	27	26	30–66 (52,4)	181,8	4	10	22
3	18	18	47–72 (58,1)	181,7	4	10	19
4	17	15	54–78 (65,5)	182,5	9	13	13
5	24	23	49–78 (65,9)	183,5	24	24	22

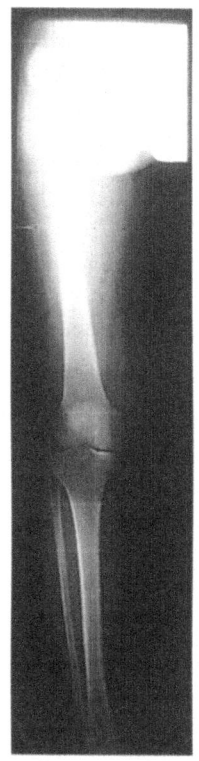

Abb. 2

Operationsmethode

Zur präoperativen Planung werden eine lange Röntgenaufnahme des zu operierenden Kniegelenkes im a.p.-Strahlengang, Einbeinstand und Streckstellung sowie eine Standardaufnahme in zwei Ebenen angefertigt (Abb. 2, 3 und 4). Die a.p.-Aufnahme muss in exakter Rotationsmittelstellung erfolgen. Auf einer Röntgenpause werden dann die Achsen von Femur und Tibia sowie der Gelenkwinkel eingezeichnet, die Abweichung von den Normalwerten bestimmt und der Korrekturwinkel festgelegt (Abb. 5). Der laterale Winkel zwischen Femur und Tibia beträgt normalerweise 175°, angestrebt wird eine leichte Überkorrektur von 3-4°. In der Röntgenpause wird weiter die Höhe der Osteotomie und der zu entnehmende Knochenkeil eingezeichnet. Bei ausreichend stabilem medialem Bandapparat erfolgt die Keilentnahme über nahezu die gesamte Tibiaquerschnittsfläche, der Drehpunkt der Korrektur liegt im Bereich der medialen Kortikalis (Abb. 6). Bei einer Insuffizienz des medialen Bandapparates wird der Drehpunkt der Umstellung in Relation zum Ausmaß der Insuffizienz durch eine Verkürzung der Schenkel des Knochenkeiles auf 3/4 bzw. 2/3 des Tibia-Kopf-Querschnittes vom medialen Tibiarand nach lateral verlagert (Abb. 7).

Der nach dem errechneten Korrekturwinkel zu entnehmende Knochenkeil und der vorbestimmte Drehpunkt werden auf der Röntgenpause eingezeichnet und die laterale Basishöhe des zu entnehmenden Keiles ermittelt.

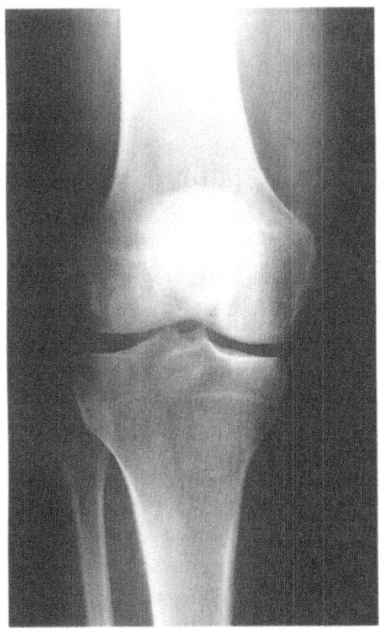

Abb. 3

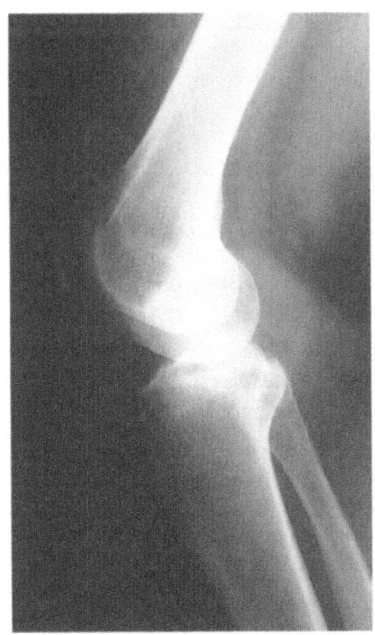

Abb. 4

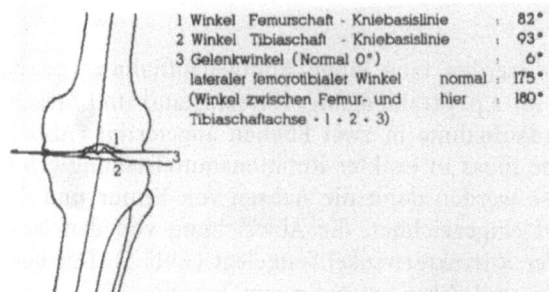

Abb. 5

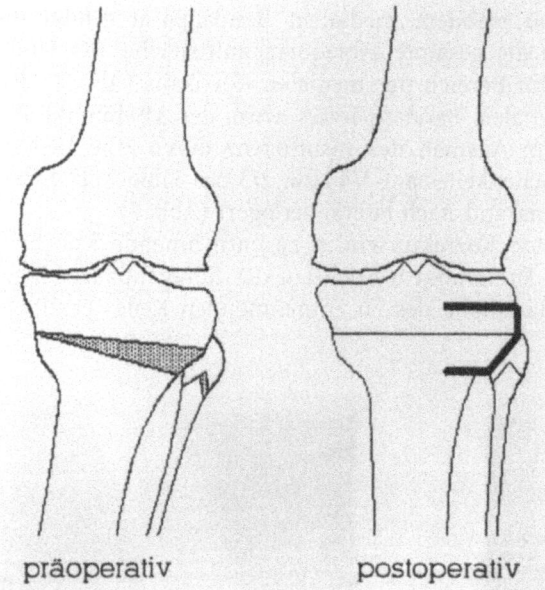

Abb. 6

Der Vergrößerungseffekt der Röntgenaufnahme von 1 zu 1,15 wird dabei berücksichtigt. In die präoperative Planung ist auch der Ausgleich eines Streckdefizits mit einzubeziehen. In diesem Fall erfolgt die Korrektur durch eine ventralseitige Vergrößerung des zu entnehmenden Knochenkeiles. Streckdefizite von 5 bis 10° können so korrigiert werden.

Bei der Operation [3] erfolgt zunächst die hohe zeltförmige Fibulaosteotomie, dann die Osteotomie der Tibia, bei der die mediale Kortikalis nicht durchtrennt, sondern nur soweit geschwächt wird, dass sie bei der Valgisierung kontrolliert bricht. Unter optischer Kontrolle der beiden Osteotomien an Tibia und Fibula erfolgt die passive Umstellung des Unterschenkels bis zum vollständigen Schluss der Osteotomie. Die Stabilisierung erfolgt über 2 Coventry-Klammern (Abb. 8 und 9). Postoperativ wird für 6 Wochen an zwei Unterarmgehstützen entlastet.

Ist die valgisierende Umstellungsosteotomie am Tibiakopf noch zeitgemäß? 43

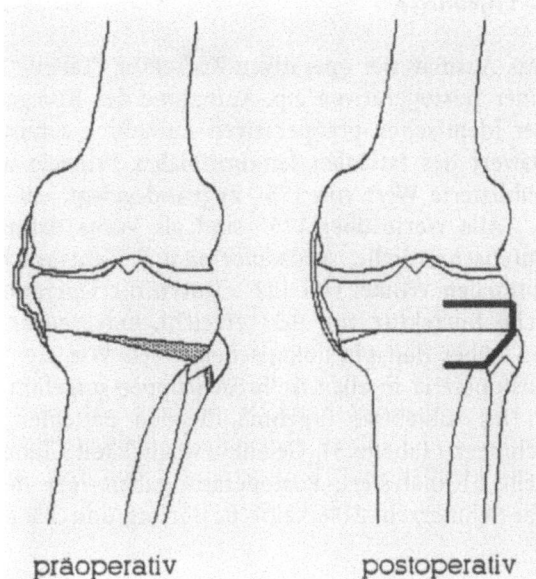

Abb. 7

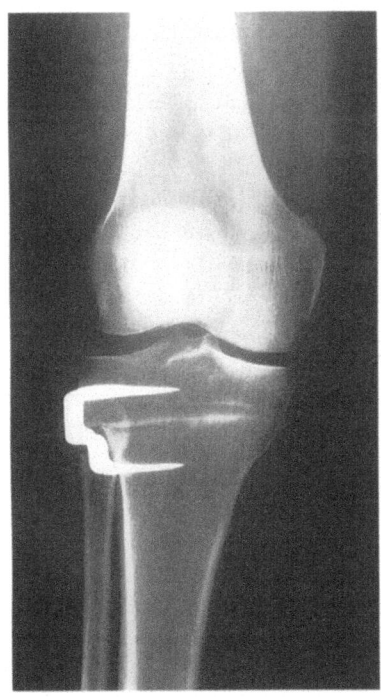

Abb. 8

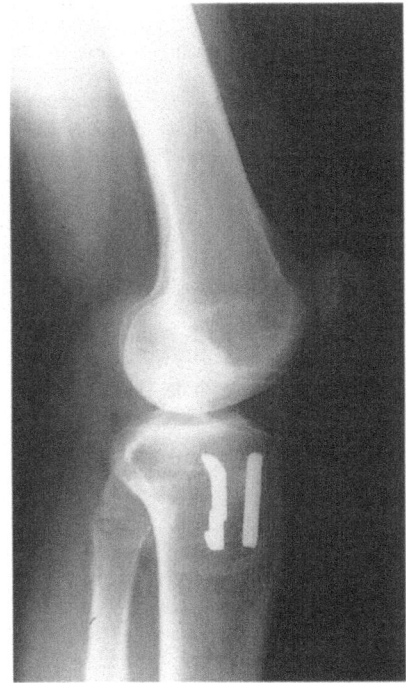

Abb. 9

Ergebnisse

Das Ausmaß der operativen Korrektur (Tabelle 2) wurde aus dem Vergleich einer postoperativen a.p.-Aufnahme des Kniegelenkes in Mittelstellung mit der identischen präoperativen Aufnahme ermittelt. Als physiologischer Basiswert des lateralen femorotibialen Winkels wurde der von Spirrig [17] publizierte Wert von 175° zugrundegelegt, entsprechend einem Valgus von 5°. Alle Werte über 175° sind als Varus definiert. Präoperativ betrug die durchschnittliche Varusdeformität 7°, entsprechend einem lateralen femorotibialen Winkel von 182°. Durch die Operation wurde eine durchschnittliche Korrektur von 9,5° erreicht, entsprechend einer Überkorrektur von 2,5° über den physiologischen Wert. Wie aus Tabelle 2 ersichtlich, wurde postoperativ in allen Arthrosegruppen ungefähr die gleiche Achse erzielt.

Das subjektive Ergebnis für den Patienten wurde nach den Faktoren Schmerz (Tabelle 3), Gelenkbeweglichkeit (Tabelle 4) und Gehleistung (Tabelle 5) analysiert. Postoperativ gaben 76% der Patienten eine Besserung der Schmerzen, 21% keine Besserung und 3% eine Schmerzverstärkung an.

Tabelle 2. Korrekturausmaß in den verschiedenen Gruppen

Arthrose-gruppe	Präoperativ			Postoperativ		
	Anzahl der Umstellungen	lateraler fem.-tib. Winkel	Spanne	lateraler fem.-tib. Winkel	Spanne	Korrekturwinkel (Durchschnitt)
1	28	180,8	177–188	172,6	168–176	8,2
2	27	181,8	176–188	172,7	170–178	9,1
3	18	181,7	178–188	172,3	168–178	9,4
4	17	182,5	180–188	172,8	170–176	9,7
5	24	183,5	180–195	172,1	168–178	11,4
Gesamt	114	182	176–195	172,5	168–178	9,6

Tabelle 3. Schmerz nach der Operation

Arthrose-gruppe	Anzahl der Umstellungen	Schmerzen nach der Operation		
		gebessert	gleich	verschlechtert
1	16	9	4	3
2	22	16	6	0
3	14	11	3	0
4	13	11	2	0
5	22	19	3	0
Gesamt (%)	87 (100)	66 (76)	18 (21)	3 (3)

Tabelle 4. Gelenkbeweglichkeit nach der Operation

Arthrose-gruppe	Anzahl der Umstellungen	Gelenkbeweglichkeit nach der Operation		
		gebessert	gleich	verschlechtert
1	16	7	6	3
2	22	11	10	1
3	14	11	1	2
4	11	5	5	1
5	22	16	3	3
Gesamt (%)	87 (100)	51 (59)	26 (30)	10 (11)

Tabelle 5. Gehleistung

Arthrose gruppe	Anzahl der Umstellungen	Gehleistung nach der Operation		
		gebessert	gleich	verschlechtert
1	16	5	9	2
2	22	11	11	0
3	14	8	4	2
4	11	6	5	2
5	22	15	7	0
Gesamt (%)	87 (100)	45 (52)	36 (41)	6 (7)

Das Ausmaß der Besserung war in der Gruppe 5 mit der stärksten Arthrose am höchsten.

Durch die Umstellungsosteotomie wird nach unserer Erfahrung keine Änderung der Gelenkbeweglichkeit im Sinne einer Erweiterung des Funktionsumfanges erzielt, sondern eine Verschiebung des Bewegungssegmentes: Ein operativ beseitigtes präoperatives Streckdefizit wird durch eine Verminderung der Flexion ausgeglichen, was subjektiv vom Patienten als Besserung empfunden wird. Von unseren untersuchten Patienten empfanden 59% ihr Knie als besser, 30% als unverändert und 11% als schlechter beweglich. Die schmerzfreie Gehstrecke hat sich nur bei 52% aller Operierten verbessert, bei 41% ist sie gleich geblieben, bei 7% hat sie sich verschlechtert.

In der Gesamtbeurteilung des Eingriffes haben von den 89 operierten Patienten 33 ihr Operationsergebnis mit „sehr zufrieden" bewertet, 35 mit „zufrieden", 21 mit „nicht zufrieden". Insgesamt waren 68 der 89 Patienten (entsprechend 76%) mit der Operation zufrieden.

Von den untersuchten Patienten waren 44 (49%) zum Zeitpunkt der Operation 60 Jahre oder älter, das Durchschnittsalter dieser 44 Patienten lag bei 69 Jahren (38 Frauen und 8 Männer). Von diesen äußerten sich 16 (36%) „sehr zufrieden", 16 Patienten (36%) „zufrieden" und 14 (28%) „nicht zufrieden". Insgesamt waren 32 (73%) der Patienten sehr zufrieden oder zufrieden, das Ergebnis in dieser Altersgruppe ist damit nicht schlechter als das Ergebnis bei den jüngeren.

Bei 15 Patienten betrug die präoperative Varusdeformität 10° und mehr. Von 9 Patienten (60%) dieser Gruppe war die Beurteilung „sehr zufrieden" und „zufrieden" abgegeben worden. Größere Winkelfehlstellungen führen tendentiell zu einem schlechteren Ergebnis [1, 5], wobei unsere Zahlen für eine statistische Beantwortung dieser Frage zu klein sind und nur als Tendenz gewertet werden können.

Die 21 unzufriedenen Patienten und die Ursachen der Unzufriedenheit verdienen bei der Beurteilung dieser Operationsmethode unsere besondere Aufmerksamkeit. Zwei große Gruppen konnten differenziert und die Ursache des schlechten Ergebnisses gefunden werden. In etwas mehr als einem Drittel der Fälle war die Korrektur nicht ausreichend (7 Patienten) oder die Überkorrektur war zu stark (2 Patienten). Bei einem weiteren knappen Drittel (8 Patienten) bestanden deutliche retropatellare Beschwerden, die präoperativ zu wenig berücksichtigt worden waren. Bei 2 Patienten war rückblickend die Panarthrose für diesen Eingriff zu fortgeschritten, bei einem Patienten entwickelte sich eine Knochendystrophie und ein Patient hatte eine Infektion erlitten, die mit einer Saug-Spül-Drainage behandelt werden musste.

Die Tibiakopfumstellung in der modifizierten Technik nach Coventry ist eine relativ komplikationsarme Methode. Bei sorgfältiger anatomischer Darstellung des N. peronaeus konnten in unserer Serie Läsionen desselben vermieden werden. Die Angaben in der Literatur zu diesem Problem schwanken mit Angaben in großen Serien bis 8%, davon 6% reversibel [10]. Eine typische weitere Komplikation ist die unzureichende Stabilität der Fixation durch die Coventry-Klammern, sie trat bei uns bei 3 Osteotomien auf und führte zur Versorgung mit einem Gipstutor. Andere Komplikationen wie oberflächliche Wundheilungsstörungen (6%), tiefe Wundinfekte (0,8%) und tiefe Beinvenenthrombosen (0,8%) lagen im üblichen Bereich [4, 9, 10].

Diskussion

Im Zeitalter der Endoprothetik interessiert bei der Nachuntersuchung der Umstellungsosteotomie vor allem, ob man einem Patienten diese Operation auch heute noch empfehlen kann, bis zu welchem Alter und mit welchem Langzeiterfolg, oder ob einer anderen Methode der Vorzug zu geben ist. Ziel der Umstellungsosteotomie ist in jedem Fall das Hinauszögern des endoprothetischen Gelenkersatzes. Allerdings werden in einigen Studien die Ergebnisse der Endoprothetik nach einer Umstellungsosteotomie schlechter beurteilt mit einer erhöhten Rate an Wundheilungsstörungen, geringerer Beweglichkeit und schlechterem Kniescore [5, 14, 19]. Nach einer Umstellungsosteotomie werden nach 4–6 Jahren in der Literatur über 67–90% gute und sehr gute Ergebnisse berichtet. Nach 10 Jahren sinkt dieser Prozentsatz auf 45–65% [1, 3, 11, 20]. Besonderer Wert ist auf eine leichte Überkorrektur zu legen, die Literaturangaben schwanken zwischen 2 bis 11° [3, 4, 10]. Coventry selbst stellte fest, dass die häufigste Komplikation, die erneute Varusdeformität, sich nur durch eine leichte Überkorrektur von 2–5° verhindern läßt [4]. Seine Langzeitergebnisse zeigten, dass bei 30% und mehr Übergewicht und fehlender Überkorrektur die Versagensrate nach 3 Jahren bei 60% und nach 9 Jahren bei 80% liegt [4]. Auch andere Langzeitstudien zeigen einen Korrekturverlust von 2° auf 10 Jahre, die Erfolgsrate der Operation verschlechtert sich nach 10–15 Jahren auf etwa 60% [1, 9, 11, 20].

Unsere Ergebnisse entsprechen denen anderer Autoren, die eine Umstellung ohne Begrenzung des numerischen Alters befürworten. Rudan und Simurda [16] fanden bei 128 Kniegelenken keinen Unterschied der Ergebnisse bei über sechzigjährigen und unter sechzigjährigen Patienten. In ihrer Untersuchung bestand bei 70% der Patienten ein gutes bis exzellentes Ergebnis nach 10–15 Jahren. Folgende wichtige Kontraindikationen sind nach unserer Erfahrung und nach der Literatur unbedingt zu beachten, um eine hohe Erfolgsrate der Operation zu erreichen:

Panarthrose des Gelenkes,
laterale Subluxation der Tibia von mehr als 1 cm,
Knochenverlust des medialen Gelenkkompartiments von mehr als 2–3 mm,
höhergradige Bandinstabilität,
ausreichende Beweglichkeit des Gelenkes (Streckdefizit nicht größer als 15°, Flexion bis 90°),
Korrekturbedarf von 20° und mehr,
rheumatoide Arthritis.

Bei Patienten jüngeren und mittleren Alters hat die hohe Tibiakopfumstellung bei der varischen Achsfehlstellung des Kniegelenkes eine klare Indikation als präventive Maßnahme wie auch in der Behandlung der bereits bestehenden, ausschließlich unilateralen Gonarthrose. Bei Patienten über 60 Jahre bestehen zwei Konkurrenzverfahren. Zum einen die unilaterale Schlittenprothese, bei der aber die Indikation unseres Erachtens noch strenger zu stellen ist [5, 8, 12, 13, 18], zum anderen der totalendoprothetische Ersatz [5, 15]. Der Operateur muss sorgfältig individuell die Verfahren abwägen. Abgesehen von den oben genannten Kontraindikationen sind unabhängig vom numerischen Alter mit der valgisierenden Tibiakopfumstellung gute Ergebnisse zu erzielen. Eine gute Kooperationsfähigkeit des Patienten ist allerdings die unabdingbare Voraussetzung für den Erfolg der Operation.

Zusammenfassung

Wir berichten über eine retrospektive Untersuchung nach hoher Tibiakopfumstellungsosteotomie, die wir in einer modifizierten Coventry-Technik durchgeführt haben. Von 120 in dieser Weise operierten konnten 89 Patienten durchschnittlich 4 Jahre nach Operation untersucht werden. Zum Zeitpunkt der Operation waren 44 (49%) 60 Jahre alt und älter. Mit dem Ergebnis sehr zufrieden oder zufrieden äußerten sich 76% der Patienten, 24% waren unzufrieden. Interessanterweise fanden wir keine Unterschiede der Ergebnisse zwischen den Altersgruppen unter oder über 60 Jahre. Außer den biomechanischen und funktionellen Rahmenbedingungen, die dargestellt werden, sind das biologische Alter und die Kooperationsfähigkeit der Patienten maßgebliche Faktoren für den Erfolg dieser Operation.

Summary

We report our results of a retrospective study of high tibial osteotomy using a modified Coventry technique. Out of 120 patients operated on in this way we were able to examine 89 (74%) on average 4 years after the operation. At the time of operation 44 in this group were 60 years old or older. A satisfactory result was achieved in 76% of the patients, 24% were dissatisfied. Interestingly we found no difference in the results between the groups above and below 60 years of age. Apart from biomechanical and functional considerations, which we highlight in this paper, biological age and the patients' ability to cooperate closely with the surgeon are key factors for success.

Literatur

1. Berman AT, Bossaco SJ, Kirshner S, Aviolo A jr (1991) Factors influencing long-term results in high tibial osteotomy. Clin Orthop 272:192
2. Bouillet R, Van Gaver PH (1961) Arthrose du genou. Acta orthop belg 27:5
3. Coventry MB (1973) Osteotomy about the knee for degenerative and rheumatoid arthritis: indications, operative technique and results. J Bone Joint Surg 55-A:23
4. Coventry MB, Ilstrup DM, Wallrichs SI (1993) Proximal tibial osteotomy: a critical long term study of eighty-seven cases. J Bone Joint Surg 75-A:196
5. Debrunner AM (1967) Biomechanische Wirkungen der posttraumatischen Achsenfehler der unteren Extremitäten. In: Müller ME: Posttraumatische Achsenfehlstellungen an den unteren Extremitäten. Huber, Bern
6. Dutkowsky JP (1998) Proximal tibial osteotomy. In: Canale TS (Ed.): Campbells operative orthopedics, Vol. 1:803–806
7. Holden DL, Janes StL, Larson RL, Slocum DB (1988) Proximal tibial osteotomy in patients who are fifty years old or less. J Bone Joint Surg 70-A:977–982
8. Insall JN, Aglietti P (1980) A five to seven year follow-up of unicondylar arthroplasty. J Bone Joint Surg 62-A:1329–1337

9. Ivarson J, Myrnerts R, Gillquist J (1990) High tibial osteotomy for medial osteoarthritis of the knee. J Bone Joint Surg 72-B:238-244
10. Jenny K, Jenny H, Morscher E (1985) Indikation, OP-Technik und Resultate der transkondylären Tibiaosteotomie bei Gonarthrose. Orthopäde, 161-171
11. Kazunori Y, Tokifumi M, Yoshie T, Kyoshi K (1991) Long term evaluation of high tibial osteotomy for medial osteoarthritis of the knee. Orth Surg Traum 51: 236-247
12. Kozinn SC, Scott RD (1989) Unicondylar knee arthroplasty. J Bone Joint Surg 71:145
13. Küsswetter W, De Pellegrini M, Buntrock M (1987) Indikationen, Ergebnisse und Grenzen des unikondylären Kniegelenkoberflächenersatzes. In: Küsswetter W, Kraus J: Kniegelenknahe Osteotomien. Thieme, Stuttgart New York
14. Mont MA, Antonaides N, Krackow KA, Hungerford DS (1994) Total knee arthroplasty after failed high tibial osteotomy: a comparison with a matched group. Clin Orthop 299:125
15. Ranawat CS, Flynn WF, Saddler S et al. (1993) Long-term results of the total condylar knee arthroplasty: a 15-year survivorship study. Clin Orthop 286:94
16. Rudan JF, Simurda MA (1990) High tibial osteotomy. Clin Orthop 255:251
17. Spirrig (1967) Die Diagnose der Achsenfehlstellungen an der unteren Extremität. In: Müller ME: Posttraumatische Achsenfehlstellungen an der unteren Extremität. Huber, Bern Stuttgart
18. Stern SH, Becker MW, Insall JN (1993) Unicondylar knee arthroplasty: an evaluation of selection criteria. Clin Orthop 286:143
19. Windsor RE, Insall JN, Vince KG (1988) Technical considerations of total knee arthroplasty after proximal tibial osteotomy. J Bone Joint Surg 70-A:547
20. Yasuda K, Majima T, Tsuchida T, Kaneda K (1992) A 10- to 15-year follow up observation of high tibial osteotomy in medial compartment osteoarthritis. Clin Orthop 282:186

Komplikationen bei der valgisierenden Tibiakopfosteotomie nach Coventry

G. M. J. Plötz, M. Prymka, L. Gobisch und H.-W. Ulrich

Einleitung

Die valgisierende Tibiakopfosteotomie nach Coventry ist ein anerkanntes Therapieverfahren in der Behandlung der medialen Gonarthrose. Da der Eingriff am erfolgversprechendsten ist, wenn die arthrotischen Veränderungen noch nicht zu stark ausgeprägt sind und manche Patienten noch keine starken Beschwerden verspüren, ist es wichtig, die potentiellen Komplikationen dieser Methode darzulegen.

Ziel dieser Untersuchung ist es, die Komplikationsrate zweier zeitlich aufeinanderfolgender und vergleichbarer Patientenkollektive, die wegen einer Varus-Gonarthrose mit einer valgisierenden Tibiakopfosteotomie nach Coventry behandelt wurden, zu vergleichen, um das verwendete Osteosyntheseverfahren, operationstechnische Fehler und die Nachbehandlung kritisch zu beleuchten.

Material, Methode

Zu diesem Zweck ermittelten wir die Komplikationen von 200 Patienten, die zwischen 1974 und 1983 operiert wurden, und verglichen diese mit denen von 226 Patienten, die zwischen 1984 und 1993 wegen einer Varus-Gonarthrose mit einer valgisierenden Tibiakopfosteotomie nach Coventry behandelt wurden.

Zur Osteosynthese wurden Klammern verwendet. Im ersten Behandlungszeitraum wurde nach der Operation eine vorsichtige Mobilisation unter krankengymnastischer Anleitung für 14 Tage durchgeführt. Nach Anlage eines Gipsverbandes für die Dauer von weiteren 14 Tagen wurde anschließend die vorsichtige Mobilisation des Kniegelenkes unter stationären Bedingungen fortgesetzt. Ab 1984 wurde das Nachbehandlungskonzept zugunsten einer Reduzierung der Immobilisierungsphasen und einer Zunahme der Mobilisierung verändert.

Ergebnisse

Im ersten Behandlungszeitraum stellten wir 3 passagere und 1 irreversible Peronäusläsion sowie 9 verzögerte Knochenheilungen, die 7 mal mit einer prolongierten Gipsfixation behandelt wurden. Zweimal war die Verwendung eines Fixateur externe erforderlich. Desweiteren registrierten wir 2 tiefe Infekte und 6 oberflächliche Wundheilungsstörungen.

Im zweiten Behandlungszeitraum traten ebenfalls 3 passagere und 1 irreversible Peronäusläsion auf. Bei einem Patienten diagnostizierten wir eine tiefe und in 6 Fällen eine oberflächliche Infektion. Dagegen ist aber mit der Zunahme der Mobilisierung seit 1984 die Rate der Komplikationen bezogen auf den Durchbau der Osteotomie und verbunden mit der Notwendigkeit von Nachoperationen auf über 6,2% gestiegen. Trotz Einsatz eines Zielgerätes zur Größenbestimmung des Valgisationskeils sind Überkorrekturen in 4 Fällen zu verzeichnen, die in drei Fällen eine Nachoperation erforderlich machten. Häufiger sind jedoch primär offenbar nicht ausreichend stabilisierte Osteotomien bei Verwendung der Osteotomieklammern, die entweder kurzfristig zum Korrekturverlust mit Lockerungen der Coventry-Klammern innerhalb von 4 Wochen (7 Fälle) oder aber zu einer verzögerten oder ausbleibenden knöchernen Konsolidierung (19 Fälle) führten. Insgesamt stellten wir eine fast doppelt so hohe Rate von verzögerten Knochenheilungen fest. Von 16 Patienten wurden 8 mit einer prolongierten Gipsfixation und 8 mit einem Fixateur externe behandelt. In einem Fall kam es zu einer Tibiaplateaufraktur infolge einer ungenügenden Osteotomie bei gleichzeitig zu schmalem proximalen Tibiafragment. Insgesamt wurden 14 Patienten (6,2%) aufgrund dieser Komplikationen mit einem Fixateur externe nachoperiert.

Diskussion

Was sind nun die Ursachen für die Zunahme der Komplikationsrate. Zu beachten ist, dass die Operationstechnik über den Behandlungszeitraum nicht verändert worden ist. Ab 1984 wurde das Nachbehandlungskonzept verändert, welches in einer Reduzierung der Immobilisierungsphasen und einer Zunahme der Mobilisierung sowohl im Rahmen der Krankengymnastik als auch durch den Einsatz motorisierter Übungsschienen bestand. Die Fixation mit Coventry-Klammern scheint bei diesem Nachbehandlungskonzept eine zu instabile Osteosynthese darzustellen. Ein weiterer Grund ist die Zunahme operationstechnischer Fehler, auch bedingt durch die Durchführung des Eingriffs durch mehrere, weniger erfahrene Operateure. Die Kombination von diesen drei Faktoren, nämlich Osteosyntheseverfahren, verändertes Nachbehandlungskonzept und operationstechnische Fehler, hat unseren Erachtens zur Zunahme der spezifischen Komplikationen geführt.

Im folgenden wird auf die einzelnen Komplikationen genauer eingegangen und es werden beispielhafte Fälle demonstriert.

Eine intraartikuläre Osteotomie oder Fraktur des Tibiaplateaus ist eine seltene, aber schwerwiegende Komplikation. Ursache ist eine ungenügende intraoperative Orientierung und ein zu schmales proximales Tibiafragment. Bei diesem Patienten wurde kurze Zeit später eine Knieendoprothese implantiert. Die intraoperative Orientierung am Gelenkspalt ist unseres Erachtens nicht immer sicher, so dass eine intraoperative Bildwandlerkontrolle sinnvoll erscheint.

Eine zu starke Überkorrektur des Varus-Alignement, d.h. ein postoperativ resultierender Knieaußenwinkel von unter 169°, kann neben kosmetischen Aspekten das Operationsergebnis negativ beeinflussen. Gründe hierfür sind eine falsche zeichnerische Planung, die Nichtmiteinberechnung der Sägeschnittbreite sowie eine zu kleine Keilentnahme, zum Beispiel eines Halbkeils.

Eine weitere beobachtete Komplikation ist die frühzeitige Lockerung der Coventry-Klammern. Ursachen hierfür sind unseres Erachtens zu große Korrekturwinkel mit gleichzeitig zu kleinen Keilen, so dass die knöcherne Kontaktfläche zu klein wird und damit die Osteotomie primär nicht stabil genug fixiert werden kann. Die Osteotomie der medialen Kortikalis führt zu einer von vornherein instabilen Situation, die bei dem von uns verwendeten Osteosyntheseverfahren eine zusätzliche Stabilisierung von medial erfordert. Außerdem sollte der Winkel zwischen den Osteosyntheseklammern mindestens 60° betragen, um eine Stabilisierung der Osteotomie zu gewährleisten. Die Coventry-Klammern wurden entfernt und ein Fixateur externe angelegt. Nach 6 Jahren besteht ein gutes klinisches Ergebnis bei fast beschwerdefreiem Patienten. Die Osteotomie ist komplett durchbaut.

Zusammenfassung

Zielsetzung: Es wird die Komplikationsrate zweier zeitlich aufeinanderfolgender und vergleichbaren Patientenkollektive, die wegen einer Varus-Gonarthrose mit einer valgisierenden Tibiakopfosteotomie nach Coventry behandelt wurden, untersucht.

Methode: Wir ermittelten die Komplikationen von 200 Patienten, die zwischen 1974 und 1983 operiert wurden, und verglichen diese mit denen von 226 Patienten, die zwischen 1984 und 1993 behandelt wurden. Zur Osteosynthese wurden Klammern verwendet. Ab 1984 wurde das Nachbehandlungskonzept zugunsten einer Reduzierung der Immobilisierungsphasen und einer Zunahme der Mobilisierung verändert.

Ergebnisse: Im ersten Behandlungszeitraum stellten wir 3 passagere und 1 irreversible Peronäusläsion, 2 tiefe Infekte und 6 oberflächliche Wundheilungsstörungen sowie 9 verzögerte Knochenheilungen fest.

Im zweiten Behandlungszeitraum traten 3 passagere und 1 irreversible Peronäusläsion, eine tiefe und in 6 Fällen eine oberflächliche Infektion sowie eine Tibiaplateaufraktur infolge einer ungenügenden Osteotomie auf. Wir stellten eine fast doppelt so hohe Rate von verzögerten Knochenheilungen (16 Patienten) fest. Zu Lockerungen der Coventry-Klammern kam es 7 mal innerhalb von 4 Wochen. In 3 Fällen musste wegen einer deutlichen Überkorrektur nochmals operiert werden.

Schlussfolgerung: Die Notwendigkeit einer exakten präoperativen Planung des Eingriffes und dessen Umsetzung im Operationssaal wird durch die unseres Erachtens hohe Rate von Fehlergebnissen belegt. Die Minimalosteosynthese mit Coventry-Klammern ist keine stabile Osteosynthese und bedarf deshalb einer sorgfältigen und vorsichtigen Nachbehandlung. Phasen der Immobilisation im Gipsverband sind bei dieser Technik nicht zu vermeiden.

Summary

Aim: To compare the complication rate of two consecutive groups of patients, who suffered from medial gonarthrosis and were treated with high tibial osteotomy.

Material and method: We determined the complications of 200 patients, who were surgically treated between 1974 and 1983, and compared these with the complications of 226 patients, who were operated on between 1984 and 1993. Clamps were used to stabilise the osteotomy. After 1984, the aftercare was changed in favour of diminished immobilisation and increased mobilisation.

Results: In the first period, we determined 3 temporary and 1 permanent lesion of the peroneal nerve, 2 deep and 6 superficial wound infections, and 9 cases of delayed bone healing. In the second period, we determined 3 temporary and 1 permanent lesion of the peroneal nerve, 1 deep and 6 superficial wound infections and one fracture of the medial tibial plateau due to an insufficient osteotomy. The number of cases with delayed bone healing increased nearly more than twice (16 patients). We ascertained a loosening of the clamps seven times within four weeks. In three cases, a second operation was performed because of overcorrection of the varus alignment.

Conclusion: The necessity of exact preoperative surgical planning and technique is verified by the high rate of complications. The stabilisation with clamps according to Coventry is not stable and requires a careful aftercare, which cannot avoid periods of immobilisation.

Schlussfolgerung

Die Notwendigkeit einer exakten präoperativen Planung des Eingriffes und dessen Umsetzung im Operationssaal wird durch die unseres Erachtens hohe Rate von Fehlergebnissen belegt. Die Minimalosteosynthese mit Coventry-Klammern ist keine stabile Osteosynthese und bedarf deshalb einer sorgfältigen und vorsichtigen Nachbehandlung. Phasen der Immobilisation im Gipsverband sind bei dieser Technik nicht zu vermeiden. Aufgrund der genannten Komplikationen ziehen wir folgende Schlussfolgerungen:

Eine exakte präoperative Planung ist erforderlich.

Eine intraoperative Orientierung mittels Bildwandler erscheint sinnvoll.

Die mediale Kortikalis sollte nicht durchgemeißelt werden und es sollte mindestens ein Dreiviertelkeil entnommen werden.

Ein großer Winkel zwischen den Osteotomieklammern ist anzustreben.

Bei einer instabilen Osteosynthese ist primär eine zusätzliche mediale Klammer oder ein Verfahrenswechsel zu erörtern.

L'arthroplastie unicompartimentale du genou analyse a long terme

J. N. ARGENSON et J. M. AUBANIAC

L'arthroplastie unicompartimentale du genou est décrite comme une intervention aux indications précises mais présentant un taux d'échecs élevé [1]. Les raisons de ces échecs sont variées et souvent spécifiques.

Nous nous proposons dans ce travail, d'analyser les raisons des échecs de trois dessins différents de prothèses unicompartimentales utilisées dans le service avec un recul minimum de deux ans et un recul maximum de dix-huit ans.

Materiel et Methodes

Trois dessins ont été utilisés: Marmor, Oxford et Anatomic.

La prothèse Marmor I possède un plateau tibial uniquement fait de polyéthylène alors que la prothèse Marmor II possède un metalback. Nous avons analysé 197 cas de prothèses Marmor suivies avec un recul maximum de 18 ans [2]. L'âge moyen des patients au moment de l'intervention est de 65 ans.

La prothèse Oxford présente des ménisques mobiles congruent à la fois avec l'implant fémoral à leur partie supérieure et l'implant tibial à leur partie inférieure [3]. Nous avons étudié 120 cas avec un recul maximum de 8 ans. L'âge moyen des patients au moment de l'intervention était de 66 ans.

La prothèse Anatomic s'adapte au condyle fémoral avec une grande variété de taille. 112 cas ont été étudiés avec un recul maximum de 6 ans. L'âge moyen des patients au moment de l'intervention était de 66 ans.

Pour l'ensemble des trois groupes, le poids moyen des patients était de 75 kilos avec des extrêmes compris entre 45 et 140 kilos.

Les étiologies concernaient essentiellement l'arthrose fémoro-tibiale interne dans 81% des cas, l'arthrose externe dans 7%, une ostéonécrose du condyle dans 10% et la reprise d'une autre prothèse unicompartimentale dans 2% des cas.

Resultats

Nous n'avons trouvé aucune différence statistiquement significative concernant le score clinique post-opératoire HSS puisqu'ils étaient de 95 points pour les Marmor, 95 points pour les Oxford et 96 points pour les Anatomic.

24 prothèses Marmor ont été reprises pour progression de l'arthrose dans un compartiment non remplacé dans 9 cas, descellement dans 6 cas, usure du polyéthylène dans 9 cas.

4 prothèses Oxford ont été reprises pour progression de l'arthrose dans 1 cas, descellement dans 1, infection dans 1 cas et luxation d'une pièce méniscale dans le dernier cas.

Enfin, 2 prothèses Anatomic ont été enlevées pour progression de l'arthrose et descellement tibial.

Discussion

Nous n'avons trouvé aucune corrélation statistiquement significative entre le taux d'échec et le compartiment remplacé, interne ou externe, ou bien avec l'âge des patients comparable dans les trois groupes.

En ce qui concerne les prothèses Marmor, il n'existait pas non plus de différence significative entre le taux d'échec et l'utilisation d'un metalback. L'analyse des 24 prothèses Marmor retirées a montré que pour 17 d'entre elles, le polyéthylène original avait une épaisseur inférieure à 6 mm. La luxation de la pièce méniscale de la prothèse Oxford est survenue après une chute et lords de la reprise, il n'existait plus de ligament croisé antérieur. La progression de l'arthrose est survenue en moyenne dans toute la série, à 83 mois, la majorité des cas étant survenue après la cinquième année. Dans les cas survenus avant la conquième année, la principale cause retrouvée est l'hypercorrection de la déformation. Cette progression de l'arthrose est survenue dans 10% des cas après une arthroplastie externe et dans 2% après une arthroplastie interne.

Les descellements sont survenus en moyenne après un temps d'implantation de 49 mois et la cause principale retrouvée dans les descellements précoces était un mauvais alignement ou un malpositionnement de l'implant.

Enfin, l'usure est survenue de manière encore plus précoce, puisqu'en moyenne après 31 mois d'implantation concernant uniquement le compartiment interne et avec les prothèses Marmor dont l'explication a déjà été donnée.

Il ressort de cette étude analytique rétrospective que certains facteurs semblent prépondérants pour éviter ces échecs. Le genou doit être stable avec un ligament croisé antérieur présent et une correction de la déformation obtenue sur les clichés dynamiques. Ces clichés dynamiques permettent en outre d'apprécier l'état du compartiment opposé. Le bilan pré-opératoire radiographique doit également inclure une télémétrie du bassin et des membres inferieurs en appui bipodal et unipodal. Cette télémétrie permet d'étudier la déformation qui ne doit pas être corrigée dans l'articulation, l'implant n'étant là uniquement que pour combler le vide laissé par le cartilage disparu. L'hypercorrection survenant par le mécanisme du distracteur de Méary inversé doit absolument être évitée en laissant persister une franche hypocorrection après remplacement externe et une légère hypocorrection après remplacement externe et une légère hypocorrection après remplacement interne. Il faut également veiller dans le diagnostic pré-opératoire à éliminer toute pathologie inflammatoire ou rhumatoïde qui peut en particulier être une cause de dégradation rapide du résultat par atteinte, par exemple, de l'articulation fémoropatellaire.

Le problème de l'usure peut être résolu, soit en utilisant un polyéthylène plat d'épaisseur suffisante, c'est-à-dire supérieure ou égale à 8 mm, soit idéalement un polyéthylène congruent qui doit alors être mobile pour ne pas restreindre les mouvements de l'articulation [4].

Enfin, le positionnement des implants doit reproduire l'axe mécanique souhaité et être obtenu à l'aide d'ancillaires de coupe précis.

Conclusion

En conclusion, lorsque ces principes sont respectés, l'arthroplastie unicompartimentale reste une solution de choix dans les lésions limitées et dont les résultats peuvent être maintenus dans le temps. C'est en outre une intervention permettant un grand respect de la mobilité, une récupération rapide de la fonction et diminuant les coûts d'hospitalisation par diminution du prix de l'implant et diminution du temps d'hospitalisation. Une nouvelle étude à moyen ou long terme est maintenant nécessaire pour analyser les résultats d'arthroplastie unicompartimentale moderne qui respecte les principes techniques et d'indications abordés dans ce travail, de manière à préciser la place de cette chirurgie prothétique compartimentale par rapport à l'arthroplastie totale du genou.

References

1. Schai PA, Sut JT, Thornhill TS, Scott RD (1998) Unicompartmental knee arthroplasty in middle age patients. A 2 to 6 year follow-up evaluation. J Arthroplasty 13(4):365-372
2. Argenson JN, Aubaniac JM, Chevrol-Benkeddache Y (1996) Unicompartmental Knee Arthroplasty: A two to seventeen year follow-up study. Proceedings of the 63rd Annual meeting of the American Academy of Orthopaedic Surgeons, Atlanta
3. Goodfellow JW, O'Connor JJ (1986) Clinical results of the Oxford knee: surface arthroplasty of the tibiofemoral joint with a meniscal bearing prosthesis. Clin Orthop 205:21-42
4. Argenson JN, O'Connor JJ (1992) Polyethylene wear in meniscal knee replacement. A one to nine year retrieval analysis of the Oxford knee. J Bone Joint Surg [Br] 74-B, No 2:228-232

Mittelfristige Resultate nach Implantation der unikompartimentalen Knieprothese Typ „Allegretto" (Sulzer Medica)

PH. MEYER und A. BURCKHARDT

Zielsetzung

Zur Überprüfung der Indikation und Ermittlung mittelfristiger Resultate wurden die von 1991 bis 1995 im Kantonsspital Olten implantierten Kniehemiprothesen prospektiv klinisch und radiologisch nachkontrolliert.

Implantat und Funktion

Bei den Implantaten handelt es sich um einen zementierten Chromkobaltschlitten sowie eine zementierte Tibia-Polyethylen-Komponente mit einem Sulmèche-Titanmetalback. Das Funktionsprinzip des Implantates ist die Wiederherstellung der Knieachsen sowie der ligamentären Bandbalance über einen Oberflächenersatz mit anatomischer Passform.

Patientengut

Zwischen 1991 und 1995 wurden 62 Hemiprothesen bei 55 Patienten implantiert. Es konnten klinisch und radiologisch 50 Patienten nachkontrolliert werden, 4 Patienten wurden telefonisch befragt, und nur eine Patientin war zwischenzeitlich verstorben. Der durchschnittliche Follow-up beträgt somit gut 5 Jahre (2,7–7,3 Jahre). Es sind vorwiegend Frauen (47 Frauen, 15 Männer) im untersuchten Krankengut, das Durchschnittsalter beträgt knapp 73 Jahre. Dabei handelte es sich überwiegend um primäre Gonarthrosen (45), sowie Osteonekrosen (10). Voroperiert waren 17 Patienten (28%), vorwiegend Teilmeniskektomien (13) aber auch Achskorrekturen (6), und in einem Fall wurde zuvor auswärts schon eine Patellektomie durchgeführt.

Methodik

Die klinische Evaluation erfolgte nach dem Knee Society Rating System, nach welchem der Knee & Function Score bestimmt wurden. Die radiologische Auswertung erfolgte anhand konventioneller Röntgenbilder. Damit

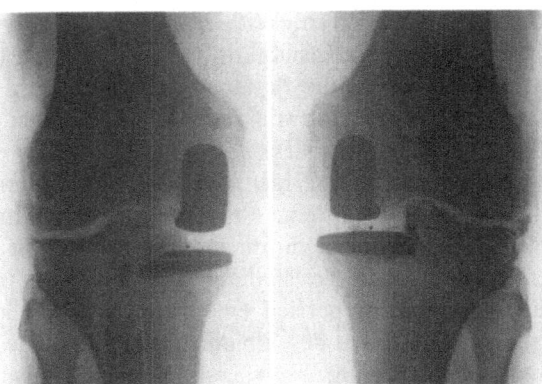

Abb. 1. Gutes Resultat 6 Jahre nach beidseitigem Ersatz des medialen Kompartimentes bei Varusgonarthrose

wurden die Arthrosestadien festgehalten nach der Klassifikation von Tapper und Hoover und die Knieachsen bzw. der Korrekturverlust registriert. Speziell gesucht wurde auch das Auftreten von vermehrter Röntgentransparenz um die Implantate herum.

Resultate

Es konnte durchschnittlich beim Follow-up ein Knie-Score von 80,4 (präoperativ 41,8) bzw. ein Funktions-Score von 81 (präoperativ 56,5) registriert werden. Die subjektive Patienten-Zufriedenheit ist in 27 Fällen sehr gut, 20 gut, 8 befriedigend und nur 6 Fällen unbefriedigend. Vor allem die Belastungsschmerzen waren postoperativ deutlich geringer, wodurch die Gehstre-

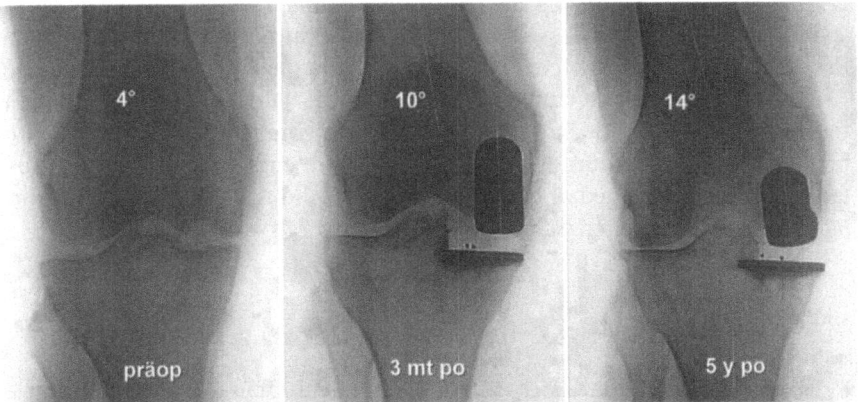

Abb. 2. Überkorrektur mit konsekutiver lateraler Überlastung und vorzeitiger lateraler Degeneration

cke wie auch die Fähigkeit Treppen zu steigen deutlich verbessert wurden. Die mediolaterale Instabilität war erwartungsgemäß postoperativ geringer; allerdings konnte die Beweglichkeit nur wenig verbessert werden, was für die maximale Flexion wie auch das Extensionsdefizit gilt. Sowohl beim medialen wie lateralen Ersatz konnte eine Achskorrektur von rund 5° erzielt werden, bei einem Verlust in der Größenordnung von 1° nach 5 Jahren.

Die durchschnittliche Progredienz der Arthrose in den nicht ersetzten Kompartimenten ist minimal und umfasst nur rund eine halbe Kategorie. Interessant ist die Feststellung, dass immerhin bei einem Drittel (36%) aller Fälle mindestens partiell eine vermehrte Röntgentransparenz zu verzeichnen ist im Bereich des Tibiaplateaus, dies ohne klinische Hinweise für eine Implantatlockerung.

Komplikationen

4 Hämatome traten unmittelbar in der perioperativen Phase auf und mussten offen oder geschlossen revidiert werden. 6 Monate postoperativ musste eine Wechseloperation auf eine PFC-Knietotalprothese vorgenommen werden ohne zusätzlichen Knochenaufbau, bei primär eindeutiger Fehlimplantation; hier war es zu einem Impingement des Femurschlittens mit der Eminentia intercondylaris gekommen.

Eine weitere Patientin benötigte 7 Monate postoperativ eine Narbenrevision, wonach sie aber weiter über mediale Schmerzen klagte trotz radiologisch korrekter Implantatlage. Die gleiche Patientin wurde 1,8 Jahre postoperativ in einer auswärtigen Klinik reoperiert mit Wechsel auf eine LCS-Knietotalprothese mit Knochenaufbau. Diese Patientin litt vor der Erstimplantation bereits unter den Residuen eines posttraumatischen Hemisyndromes mit einer Quadrizepsparese. Dadurch konnte sie ihr Bein nur dank einem Genu recurvatum stabilisieren. Zudem hatte man anlässlich der Primäroperation zwar eine chronische vordere Kreuzbandinsuffizienz gefunden, aber dennoch nur das mediale Kompartiment ersetzt. Es muss retrospektiv gesagt werden, dass diese Indikation wohl nicht richtig gestellt war. Es fanden sich 2 aseptische Lockerungen, mit je einem Wechsel auf ein PFC-Knie ohne Knochenaufbau nach 3, 4 und 5 Jahren. 3 Jahre postoperativ musste bei einer medial ersetzten Patientin eine laterale Teilmeniskektomie arthroskopisch durchgeführt werden und eine progressive Arthrose fand sich bei einer medial ersetzten Patientin, die nach 4 Jahren zusätzlich lateral mit einer zweiten Schlittenprothese versorgt wurde.

Schlussfolgerung

89% der Patienten sind nach 5 Jahren mit dem Operationsresultat zufrieden. Nur 8% der Implantate haben innerhalb von 6 Jahren versagt und mussten gewechselt werden. In diesen Fällen war der Wechsel auf eine

Knietotalprothese jeweils unproblematisch. Bei einem Drittel aller Fälle findet sich partiell unter der Tibiakomponente vermehrte Röntgentransparenz, ohne dass diese einer Lockerung zugeschrieben werden kann. Es fanden sich keine Implantat-Ermüdungsbrüche. Die Indikation ist gegeben bei Patienten um 70 Jahre, mit suffizienten Kreuz- und Seitenbändern sowie vorwiegend monokompartimentalem Befall. Die Operationstechnik, insbesondere das Platzieren der Implantate in kongruenter Weise zur Wiederherstellung der Belastungsachse und der Bandbalance ist anspruchsvoll. Eine Überkorrektur sollte unbedingt vermieden werden.

Zusammenfassung

62 „Allegretto"-Kniehemiprothesen sind bei 55 Patienten (Durchschnittsalter 73 Jahre) zwischen 1991 und 1995 implantiert worden. Nach durchschnittlich 5 Jahren (2,7-7,3 Jahre) war eine Patientin zwischenzeitlich verstorben, 4 Patienten konnten telefonisch befragt werden, die restlichen 50 Patienten wurden klinisch und radiologisch nachuntersucht. Beim Follow-up sind 89% der Patienten subjektiv mit dem Operationsresultat zufrieden. Der durchschnittliche Knie-Score beträgt 80,4 (präop. 41,8), der Funktions-Score 81 (präop. 56,5). Radiologisch findet sich keine wesentliche Arthroseprogredienz in den nicht ersetzten Kompartimenten, in einem Drittel aller Fälle zeigt sich partiell vermehrte Röntgentransparenz um die Tibiakomponente ohne klinische Hinweise für eine Lockerung. Wechseloperationen auf eine Knietotalprothese waren erfolgt wegen einer Fehlimplantation, einer Fehlindikation, einer Überkorrektur, sowie zwei aseptischen Lockerungen.

Summary

62 unicompartmental knee prostheses Allegretto have been implanted in 55 patients (mean age: 73 years) between 1991 and 1995. After an average of 5 years (2.7-7.3 years), one patient had died, 4 were interviewed by telephone and 50 patients were examined clinically and radiographically. At follow-up, 89% of the patients were subjectively satisfied with the result of the surgery. The mean Knee Score was 80.4 (preoperatively 41.8), the Function Score 81 (preoperatively 56.5). On the radiographs, no significant progression of the arthrosis in the nontreated compartments is observed; in one third of the cases a partially increased radiolucency around the tibial component can be seen, however, without any clinical indication of loosening. Revision surgeries with subsequent implantation of a total knee prosthesis were due to one faulty implantation, one wrong indication, one over- correction as well as two aseptic loosenings.

Die Unikompartiment-Schlittenprothese nach Wessinghage

10-Jahres-Ergebnisse bei medialer Gonarthrose im Vergleich mit Vorgängermodellen

E. Kisslinger und D. Wessinghage

Einleitung

Auf der Basis langer Erfahrungen mit Unikompartiment-Kniegelenksschlittenprothesen (UCS) hat Wessinghage eine neue zementierbare UCS entwickelt, die ab 1987 zur Implantation freigegeben wurde. Die UCS nach Wessinghage (Fa. Sulzer Orthopedics (AlloPro), Gelsenkirchen, Abb. 1) zeichnet sich durch einen optimalen Knochen-Zement-Implantat-Verbund aus, was durch Zementtaschen auf der Implantat-Innenseite erreicht wird und umlaufende Schneidekanten zur Entfernung überschüssigen Zements. Die Femurkufe aus Protasul-1® ist in vier, das Plateau aus Sulene® in drei Größen und vier Höhen (6, 8, 10, 12 mm) verfügbar. Gerade Kantenführungen im dorsalen Kufenbereich erleichtern die Implantation. Ziel dieser Arbeit wahr es, Langzeitergebnisse (>5 Jahre) mit dieser UCS bei der typischen Indikation (Destruktion des medialen Kompartiments) zu evaluieren und mit denen von vor 1987 implantierten UCS anderer Hersteller zu vergleichen.

Material und Methode

Von 1987 bis 1993 wurden 193 UCS nach Wessinghage (UCS Wes) bei Destruktion des medialen Kompartiments implantiert, davor von 1977 bis 1987 bei der selben Indikation 171 Vorgängermodelle (Vorg.modelle) – UCS St. Georg, Tönnis und Endo. Die insgesamt 364 UCS wurden bei 323 Patienten (266 Frauen, 57 Männer) eingesetzt. Während bei den Vorg.modellen als Grunderkrankung die Gonarthrose (OA) mit 92 UCS (53,8%) gegen 79 UCS (46,2%) bei chronisch-rheumatischen Polyarthritiden (cPn) nur gering überwog, wurde die UCS Wes nur anfangs noch bei sekundärarthrotischen Veränderungen der cPn implantiert: 169 (87,6%) bei OA, nur 24 (12,4%) bei cPn. Das Operationsalter lag bei der UCS Wes mit 68,7 (47–84) Jahren signifikant (p<0,05) höher als bei den Vorgängermodellen mit 64,9 (27–80) Jahren, unterschied sich aber kaum in Bezug auf die Diagnosen: 62,3 gegen 60,2 Jahre bei OA und 69,7 gegen 69,1 Jahre bei cPn. Das Seitenverhältnis betrug rechts:links 195:169 UCS (53,6%:46,4%).

Mit strukturierten Fragebögen und in klinischen Kontrollen konnten zum Studienzeitpunkt 358 (98,4%) der 364 UCS erfasst werden. Nur 6 Pa-

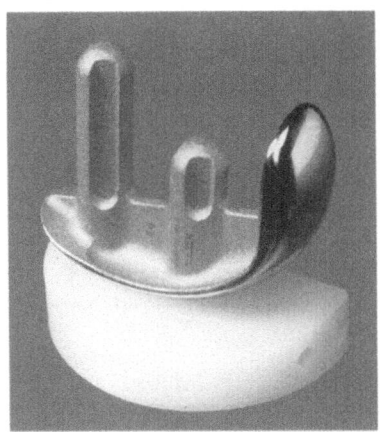

Abb. 1. Die zementierbare Unicompartiment-Schlittenprothese nach Wessinghage

Tabelle 1. Kenndaten der Nachuntersuchung

	UCS Wes		Vorg. modelle	
UCS erfasst	192	99,5%	166	97,1%
in situ	150		53	
Pat. verstorben	23		72	
Fehlschlag	19		41	
Nicht erfasst	1	0,5%	5	2,9%
Nachuntersuchungsintervall (Jahre)	8,3 (5–11)		14,6 (10–20)	

tienten mit 6 UCS (1,6%) konnten nicht mehr erreicht werden („losses to follow up"). Das durchschnittliche Nachuntersuchungsintervall betrug 10,0 (5–20) Jahre, für die UCS Wes 8,3 (5–11), für die Vorg.modelle 14,6 (10–20) Jahre (Tabelle 1).

Ergebnisse

96 Patienten mit 106 UCS waren bei bekanntem Verlauf zwischenzeitlich verstorben. 60 UCS sind gewechselt bzw. explantiert worden. Aktuelle subjektiv funktionelle Angaben der Patienten waren daher für 203 intakte UCS vorhanden (Tabelle 1).

In beiden Gruppen bedingte die wesentliche und anhaltende Schmerzreduktion auch eine hohe Akzeptanz für den Eingriff (Tabelle 2). Eine Verbesserung der Gehleistung und von Alltagsfunktionen wurde in einem etwas geringeren Anteil erreicht. Dies beruht aber zumeist auf Destruktionen anderer Gelenke oder einer Reduktion des Allgemeinzustands. Die Punkt-

Tabelle 2. Subjektive Bewertungen (%) von UCS in situ (UCS Wes: n = 150; Vorg. modelle: n = 53)

		UCS Wes	Vorg. modelle
Schmerzen	(viel) besser	90,4	87,2
	gleich	4,1	4,3
	schlechter	5,5	8,5
Gehleistung	(viel) besser	84,4	80,8
	gleich	7,5	4,3
	schlechter	8,1	14,9
Alltagsfunktionen	(viel) besser	80,0	66,7
	gleich	13,1	18,7
	schlechter	6,9	14,6
(sehr) zufrieden		89,2	83,0
weniger/nicht zufrieden		10,8	17,0

Tabelle 3. Modifizierter Knee Soc.-Score. Funktion gebildet aus Gehleistung (max. 50 Pkte.) plus Treppensteigen (max. 50 Pkte.) minus Punkte für Gehhilfen (max. 20)

	UCS Wes	Vorg.-modelle
Schmerz (50 Punkte)		
– präoperativ	20,0	19,8
– Nachuntersuchung	43,2	41,4
Funktion (100 Punkte)		
– prä-perativ	42,1	42,0
– Nachuntersuchung	67,1	60,6

werte des Knee Soc. Scores lagen bei der Nachuntersuchung signifikant höher als präoperativ (p<0,01, t-Test, Tabelle 3). Rheumatiker hatten dabei wie zu erwarten einen geringeren Funktionswert bei der Nachuntersuchung (62,4 Pkt.) als Arthrotiker (66,1 Pkt.). Aber alle diese subjektiven Parameter und Scorewerte wiesen dabei keine statistisch signifikanten Differenzen bzgl. Vorg.modelle und UCS Wes bzw. cPn und OA auf (p>0,05 im Chi^2-Test und t-Test). Die Hälfte (n=30) der 60 notwendigen Wechseloperationen musste wegen Destruktion des nicht ersetzten Kompartiments bzw. massiver Instabilitäten vorgenommen werden, dagegen waren primäre Implantatlockerungen eher selten (n=8). Andere Ursachen waren Plateau-Einbrüche (n=7), je einmal eine Tibiakopffraktur bzw. ein Materialbruch eines Prototyps, zehnmal konnte bei auswärts durchgeführter Wechseloperation die Ursache nicht eindeutig geklärt werden. Dagegen traten nur drei (0,8%) tiefe Infekte auf. Die Fehlschlagsquote für die UCS Wes betrug insgesamt 9,8% (19/193), bei cPn 20,8% (5/24), bei OA 8,3% (14/169) – für die Vorg.modelle 24,0% (41/171), bei cPn 34,1% (27/79), bei OA 15,3% (14/92).

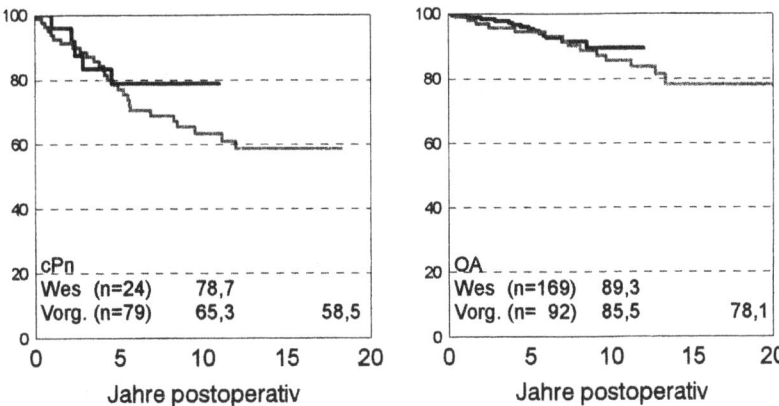

Abb. 2. Überlebenswahrscheinlichkeiten nach Kaplan u. Meier (in %) mit Wechsel oder Explantation als Endpunkt. cPn: chronische Polyarthritiden, OA: Gonarthrose. Angegeben sind auch die Implantationszahlen der jeweiligen Gruppe

Die Überlebensanalyse nach Kaplan u. Meier berücksichtigt die verschiedenen Beobachtungszeiten. Die UCS Wes weist mit 88,0% nach max. 11 Jahren eine signifikant höhere ($p<0{,}01$, Logrank-test) Überlebenswahrscheinlichkeit auf als die Vorgänger (76,3%), die nach 20 Jahren 69,3% erreichen. Für die UCS bei OA beträgt die Rate nach 20 Jahren 79,6%, für cPn nur 61,2%. Dennoch liefert die UCS Wes auch bei Adjustierung an die Grunderkrankung bessere Werte (nicht signifikant, Abb. 2).

Diskussion

Unikompartiment-Schlittenprothesen haben sich langfristig bewährt mit Überlebensraten von mehr als 85% nach 10 Jahren [3, 8, 11, 13, 17, 19, 22, 25]. Gute Langzeitresultate hängen aber stark von der Indikationsstellung ab: ideal ist die als eigenständiges Krankheitsbild zu betrachtende [15, 21] isolierte Arthrose des medialen Kompartments mit allenfalls mäßiger retropatellarer Arthrose. Das Gelenk muss hinreichend stabil sein (vorderes Kreuzband!), Achsabweichungen und Bewegungsdefizite sollten kleiner als 20° sein. Zur Dokumentation empfehlen wir Röntgenaufnahmen im Stand mit Vollbelastung [1, 4, 23, 24]. Annähernd normale biomechanische Verhältnisse können aufgrund der minimalen Größe der UCS in ihrer individuellen Ausprägung erhalten bzw. verbessert werden. Dadurch kann ein größerer Bewegungsumfang als mit anderen Prothesen erreicht werden und die Patienten berichten über ein besseres „Gelenkfeeling" wegen der größtenteils erhaltenen physiologischen Strukturen [1, 6, 12, 14, 15, 25]. Newman et al. [16] belegen dies in einer methodisch exakten, randomisiert prospektiven Studie im Vergleich mit bikondylären Prothesen.

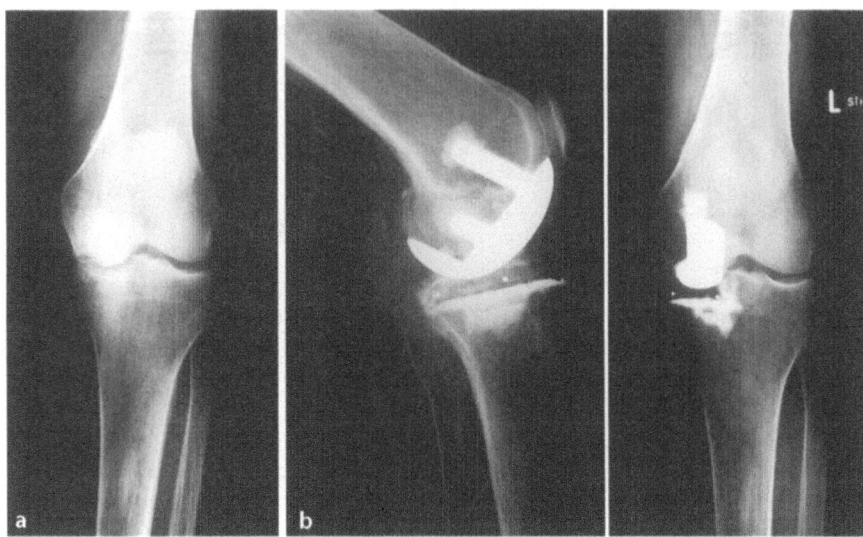

Abb. 3. 75jährige Patientin mit medialer Gonarthrose links. **a** Präoperatives Röntgenbild; **b** 7 Jahre postoperativ korrekter Sitz der UCS Wessinghage, unveränderter Befund des lateralen Komparti ments

Die Vorgängermodelle [2, 20] haben wir insbesondere bei jüngeren Rheumatikern implantiert, um die damals als Alternative möglichen Stiel-Vollprothesen wie die GSB zu umgehen. Wegen der Progredienz der systemischen Erkrankung insbesondere mit Schwächung des Bandapparats und resultierender Instabilität versagten diese UCS langfristig, so dass wir heute bei rheumatischen Erkrankungen keine Indikation für die UCS mehr sehen.

Wir konnten auch nachweisen, dass die Infektionsraten bei UCS geringer und die Sanierung einfacher sind als bei anderen Modellen [5, 7].

In der Überlebensanalyse (Abb. 2) schnitt die UCS Wes bei homologen Gruppen besser ab als die Vorg.modelle. Bessere Resultate für zementierbare UCS ähnlich der UCS Wes gegenüber anderen Konzeptionen finden sich auch im Schwedischen Knie-Endoprothesen-Register [9]. Die UCS Wes [21-23] zeichnet sich dabei durch einen optimierten Knochen-Zement-Implantat-Verbund aus, der durch Zement- aufnehmende Rückflächen und Schneidekanten erreicht wird (Abb. 1). Weiterentwickelt ist die UCS Wes-Basis der zementierbaren unikondylären Variante der Alloflex®-Kniefamilie (Fa. Sulzer Orthopedics, CH Baar), für die insbesondere ein universales, exaktes Implantationsinstrumentarium zur Verfügung steht.

Zusammenfassung

Die Unikompartiment-Schlittenprothese nach Wessinghage (UCS Wes) wurde 1987 eingeführt. Sie zeichnet sich durch einen optimierten Knochen-Zement-Implantat-Verbund und eine einfache Implantationstechnik aus. Die bis 1993 bei Destruktion des medialen Kompartiments eingesetzten 193 UCS Wes konnten mit einer hohen Erfassungsquote (99,5%) nach 8,3 (5-11) Jahren evaluiert werden. 18 UCS (9,3%) mussten wegen Destruktion des nicht ersetzten Kompartiments oder Lockerung gewechselt werden, nur eine (0,5%) wegen tiefen Infekts. Die Patienten berichten über eine hohe Akzeptanz für den Eingriff mit anhaltender Funktionsverbesserung im Knee Soc.-Score. Die Überlebensanalyse ergab nach 11 Jahren für Osteoarthrose (OA, n=169) eine Rate von 89,3%, für die wenigen (n=24) anfangs bei chronischen Polyarthritiden (cPn) implantierten UCS von 78,7%. Die zu 97,1% erfassten 171 Vorgänger-UCS (St. Georg, Tönnis, Endo, 1977-1987) wiesen dagegen bei OA nach 11 Jahren eine Rate von 85,5% auf, nach 20 Jahren von 78,1%. Diese Vorg.-UCS versagten aber bei der damals weitgefassten Indikation cPn mit 65,3% nach 11, bzw. 58,6% nach 20 Jahren. Die Überlebensraten für die UCS Wes sind für den vergleichbaren Zeitraum von 11 Jahren daher deutlich besser (aber nicht signifikant, p>0,05 im Logrank-Test).

UCS haben sich also auch langfristig bewährt. Voraussetzung ist eine strenge Indikationsstellung, subtile Operationstechnik und ein Implantat mit optimalen konstruktiven Eigenschaften.

Summary

The unicompartmental sledge endoprosthesis of Wessinghage (UCS Wes) was introduced in 1987. This UCS stands out by an optimized bone-cement-implant compound and a simple surgical technique. Between 1987 and 1993 193 UCS Wes were implanted in case of destruction of the medial compartment. They could be traced in 99.5% with follow-up time of 8.3 (5-11) years. 18 UCS (9.3%) had to be replaced because of destruction of the non-replaced compartment or loosening, only one (0.5%) because of deep infection. Patients were very content and showed a long lasting improvement of function in Knee Soc. Score. Survival rate after 11 years was 89.3% in osteoarthritis (OA, n=169) and 78.7% in rheumatoid arthritis (RA, only 24 cases in the beginning): The preceding 171 UCS (St. Georg, Tönnis, Endo, 1977-1987) could be traced in 97.5%. In OA they showed a survival rate of 85.5% after 11, of 78.1% after 20 years. But these UCS failed in RA, with a wide sided indication in former years: 65.3% after 11 and 58.5% after 20 years. Hence survival rate is higher for the UCS Wes in comparable period of 11 years (no significance, p>0.05, logrank test).

So UCS shows good long-term results on the premises of strict indicaation, excellent surgical technique and an optimal design of the UCS.

Résumé

On commença avec la prothése unicompartimentale de Wessinghage (PUC WES) en 1987. Elle se distingue par un composé optimisé de os-ciment-prothèse et par une technique chirurgicalement simple. Les 193 PUC WES implantées pour les cas de l'arthrose fémorotibiale médiale ont pu être évaluées sur une période d'observation de 8,3 (5-11) années à 99,5%. 18 PUC (9,3%) ont dû être remplacées pour cause de destruction du compartiment non remplacé ou de descellement aseptique, seulement une (0,5%) pour cause d'infection profonde.

Les patients nous ont fait part une très haute acceptance de l'intervention avec une amélioration durable de la fonction (Knee Soc. Score).

Le taux de survie se monte à 89,3% après 11 ans pour les cas de l'arthrose et les quelques peu qui souffraient initialement du polyarthride rhumatoide (P. rhum.) un taux de 78,7%. Les 171 modèles précédés du PUC (St. Georg, Tönnis, Endo, 1977-1987) qui ont été recensé à 97,1% montre contre cela pour les cas de l'arthrose un quota de 85,5% après 11 ans et un quota de 78,1% après 20 ans. Mais ces modèles précédés n'ont pas fonctionné avec l'indication vaste (P. rhum.) de 65,3% après 11 ans et de 58,6% après 20 ans. Alors le taux de survie pour les PUC WES est évident meilleur dans une période comparable (mais non significatif, p>0,05 logrank test).

Donc à condition d'une indication stricte, d'une technique chirurgicale subtile et d'une prothèse optimalisée concernant sa qualité constructive les PUC firent aussi des preuves à long terme.

Literatur

1. Carr A, Keyes G, Miller R, O'Connor J, Goodfellow J (1993) Medial unicompartmental arthroplasty. A survival study of the Oxford meniscal knee. Clin Orthop 295:205-213
2. Engelbrecht E (1971) Die Schlittenprothese - eine Teilprothese bei Zerstörung im Kniegelenk. Chirurg 42:510-514
3. Insall J, Aglietti P (1980) A five- to seven year follow-up of unicondylar arthroplasty. J Bone Joint Surg 62-A:1329-1337
4. Jüsten H-P (1997) Differentialindikation zum Kniegelenksersatz. Praktische Orthopädie 27:195-208
5. Kißlinger E, Wessinghage D, Zacher J (1988) Knee arthroplasty with GSB and Engelbrecht's and Tönnis' sledge prosthesis in rheumatoid arthritis and osteoarthritis. In: Müller W, Hackenbroch W (eds.): Surgery and arthroscopy of the knee. Springer, Berlin, 626-639
6. Kißlinger E, Stucki L, Wessinghage D (1998) Sind Scores geeignet zur Messung funktioneller Ergebnisse nach Kniegelenk-Schlittenprothesen? Orthop. Praxis 34:331-334
7. Kißlinger E, Wessinghage D (1998) Infektionsraten bei Knie-Endoprothesen unterschiedlicher Größe - Vorteile der Unicompartiment-Schlittenprothese (1977-1996). In :Rabenseifer L (Hrsg): Knieendoprothetik - Komplikation, Revision, Problemlösung. Steinkopff, Darmstadt, 131-141

8. Kißlinger E, Wessinghage D (1997) Langzeitergebnisse von 501 Unicompartimentellen Schlittenprothesen des Kniegelenks. Orthop Praxis 33:152–157
9. Knutson K, Lewold St, Robertsson O, Lidgren L (1994) The Swedish knee arthroplasty register. A nation-wide study of 30,003 knees 1976–1992. Acta Orthop Scand 65:375–386
10. Kozinn St, Scott RD (1989) Current concepts review. Unicondylar knee arthroplasty. J Bone Joint Surg 71-A:145–149
11. Kunas R, Wiedmer U (1995) Schlittenprothesen bei Gonarthrose, Osteonekrose und posttraumatischer Läsion. Akt Rheumatol 20:124–130
12. Laurencin CT, Zelicof SB, Scott RD, Ewald FC (1991) Unicompartmental versus total knee arthroplasty in the same patient. Clin Orthop Rel Res 273:151–156
13. Marmor L (1988) Unicompartmental arthroplasty: ten to 13-year follow-up study. Clin Orthop 226:14–20
14. Meyer M, Pap G, Neumann W (1999) Ist die unicondyläre Knieendoprothese noch indiziert? Ein Ergebnisvergleich nach uni- und bicondylären Knie-TEP. Z Orthop 137, suppl 1:A 55
15. Mullaji AB, Heywood-Waddington MB, Adhikari A (1994) The unreplaced compartments after unicondylar knee replacement: a 5-year mean follow up of 33 knees. J Orthop Rheumatol 7:93–98
16. Newman HJ, Acroyd CE, Shah NA (1998) Unicompartmental or total knee replacement? J Bone Joint Surg 80-B:862–865
17. Ottersbach A, Breitenfelder J, Eghbal A (1996) Mittelfristige Ergebnisse der Knieendoprothetik bei der monokompartimentären Gonarthrose. Orthop Praxis 32: 320–322
18. Röttger J, Heinert K (1984) Die Knieendoprothesensysteme St. Georg (Schlitten- und Scharnier-Prinzip). Z Orthop 122:818–826
19. Scott RD, Cobb AG, McQueary FG, Thornhill TS (1991) Unicompartmental knee arthroplasty. Clin Orthop 271:96–100
20. Tönnis D (1979) Eine abgeänderte Schlittenprothese für den Aufsitz auf Kortikalisfläche. Z Orthop 117:833–836
21. Weale AE, Murray DW, Crawford R, Psychoyios V, Bonomo A, Howell G, O'Connor J, Goodfellow JW (1999) Does arthritis progress in the retained compartments after "Oxford" medial unicompartmental arthroplasty? J Bone Joint Surg 81-B: 783–789
22. Weller S, Ode A (1986) Die unilaterale Knieendoprothese zur Behandlung der Varus- oder Valgusgonarthrose (Indikation – Technik – Spätergebnisse). Z Orthop 124:655–661
23. Wessinghage D (1990) Der Gelenkflächen-Teilersatz des Kniegelenks durch eine verbesserte Schlittenprothese nach Wessinghage. I. Teil. Akt Rheumatol 15:190–194
24. Wessinghage D (1991) Der Gelenkflächen-Teilersatz des Kniegelenks durch eine verbesserte Schlittenprothese nach Wessinghage. II. Teil. Akt Rheumatol 16:73–77
25. Wessinghage D, Kißlinger E, Stucki L (1996) Erfahrungen mit der Unicompartiment-Schlitten-Prothese nach Wessinghage. In: Stuhler Th (Hrsg): Gonarthrosen. Thieme, Stuttgart, 134–145

10 Jahre Erfahrung mit der LCS-unikondylären Kniegelenkprothese

M. DE BONT

Einleitung

Die unikondyläre oder sogenannte Schlittenprothese war bis Ende der 89er Jahre eine der häufigst eingesetzten Endoprothesen im Kniegelenkbereich. Die überzeugenden Erfolge der bikondylären Oberflächenersatzprothese und die beschränkte Indikation für den unikondylären Ersatz haben dazu beigetragen, dass die Schlittenprothese z. Zt. nur ein Nischendasein fristet. Verbesserungen des Prothesendesigns, aber auch der Operationstechnik, lassen erwarten, dass die unikondyläre Prothese in der Zukunft eine größere Rolle bei der Versorgung mäßiger Gonarthrosen spielen könnte. Um dieser Vermutung eine Grundlage zu geben, wurden die ab Ende der 80er Jahren zementfrei implantierten unikondylären Prothesen nachuntersucht. Bei der LCS-unikondylären Prothese handelt es sich um eine Schlittenprothese, die zementfrei eingesetzt wird. Die knochennahe Oberfläche der Prothese ist mit Porocoat beschichtet. Die Prothese besteht aus drei Teilen, einem femoralen Teil, einem tibialen Teil und einer Polyethyleneinlage zwischen diesen beiden Metallteilen. Die Polyethyleneinlage bewegt sich bei Beugung/Streckung in einer Gleitrinne im ventralen Teil von ventral nach dorsal. Dies vergrößert die Kontaktfläche mit dem femoralen Teil und verringert den Polyethylenabrieb.

Methode und Material

In der orthopädischen Klinik des St. Josef-Stiftes wurden in den Jahren 1987–1997 147 unikondyläre Prothesen eingesetzt, davon 102 vom Typ zementfreie LCS-Prothesen. Die zementfreien LCS-unikondylären Prothesen wurden alle von dem gleichen Operateur operiert. Die unikondylären Prothesen machten in dieser Zeit nur 7% der Knieimplantate aus. Sogar die Zahl der kniegelenksnahen Osteotomien, für die manchmal eine ähnliche Indikation wie für eine Schlittenprothese gestellt wurde, war mit 218 Eingriffen fast zweimal so hoch (Tabelle 1).

Die Indikation zur unikondylären Knieprothese wurde bei unikondylärem Knorpelschaden gestellt, wobei die Bandführung stabil war, das vordere Kreuzband intakt und nur eine geringe Fehlstellung bestand. Weiter

Tabelle 1. Endoprothesen und Osteotomien (St. Josef-Stift 1987–1997)

Teilgekoppelt	12
Achsengeführt	37
Unikondylär	147
Osteotomie	318
Oberflächenersatz	1822

musste das Kniegelenk gut beweglich sein und kaum eine Femoropatellararthrose röntgenologisch oder klinisch bestehen. Des Weiteren musste das laterale Kompartiment intakt sein. Bei der Wahl zwischen einer valgisierenden Tibiakopfumstellungsosteotomie und einer Schlittenprothese wurde bei einer kontrakten Varusstellung eher eine Umstellung gemacht, bei lockerem medialen Kapselbandapparat eher eine Schlittenprothese. Bei einem Knorpelabrieb, der vor allem in der Hauptbelastungszone dorsal gelegen war, wurde die Indikation für eine Umstellung gestellt, bei einer vollständigen Knorpelglatze des gesamten medialen Femurkondylus mit Randosteophyten die Indikation zur medialen Schlittenprothese. Bei einer deutlichen Femoropatellararthrose mit insuffizientem vorderen Kreuzband wurde keine Indikation zur Schlittenprothese gestellt.

Die zementfreie LCS-Schlittenprothese wurde 102 mal implantiert, bei 24 Männern mit einem Durchschnittsalter von 66 Jahren und 67 Frauen mit einem Durchschnittsalter von 67 Jahren. 91 mal war die präoperative Diagnose primäre Gonarthrose, 9 mal bestand eine posttraumatische Gonarthrose und 2 mal lag ein Morbus Ahlbäck vor (Tabelle 2).

Das Patientenkollektiv wurde vom gleichen Operateur voruntersucht, klassifiziert, operiert und nachuntersucht. Die Komplikationen und evtl. Nachoperationen wurden erfasst. Die klinische Situation der nachuntersuchten Patienten wurde mittels des Knie-Score der American Knee-Society gewertet. Die nachoperierten Patienten sind in diesem Score nicht vertreten, weil in allen Fällen die unikondyläre Prothese durch eine bikondyläre Prothese ersetzt wurde. Die maßgebliche Nachuntersuchung lag zwischen 3 und 11 Jahren.

Tabelle 2. Diagnose bei unikondylären Knieprothesen (n = 102)

Primäre Gonarthrose	91
Posttraumatische Arthrose	9
Morbus Ahlbäck	2

Ergebnisse

Von den zwischen 1987 und 1998 eingesetzten 102 zementfreien unikondylären Knieprothesen konnten 98 erfasst werden. Es mussten 6 Revisionsoperationen durchgeführt werden. In 5 Fällen wurde die unicondyläre Prothese durch eine bikondyläre Prothese ersetzt. Die mittlere Verweildauer dieser gewechselten Prothesen betrug 6 Jahre. 2 mal war die aseptische Lockerung der Prothese Grund für den Wechsel, 1 mal musste wegen einer massiven Chondrolyse im lateralen Kompartiment, möglicherweise verursacht durch eine Überkorrektur, schon nach kurzer Zeit ein Wechsel durchgeführt werden. In 2 Fällen musste die unikondyläre Prothese wegen einer fortschreitenden Arthrose im lateralen Kompartiment gewechselt werden. 1 mal musste wegen eines massiven Traumas mit anschließender Sepsis eine Arthrodese durchgeführt werden (Tabelle 3).

Die Patienten mit der nicht gewechselten unicondylären Prothese waren im Allgemeinen sehr gut mit dem Ergebnis zufrieden. Auf dem AKS-Score erreichen diese Patienten einen Mittelwert von 98 Punkten. Dies sind deutlich bessere Werte als in einer Gruppe von 100 bikondylären zementfreien Prothesen, die im gleichen Zeitraum vom gleichen Operateur eingesetzt und nachuntersucht wurden (Tabelle 4).

Auch zeigt diese Tabelle, dass die unikondyläre Prothese wirtschaftlicher ist als die bikondyläre Prothese.

Tabelle 3. Revision bei unikondylären Knieprothesen 1987–1997

Aseptische Lockerung	2
Chondrolyse	1
Progressive Arthrose	2
Trauma	1

Tabelle 4

OP-Zeit (1995–1996) unikondyläre Prothese	1 Std. 17 Min.
OP-Zeit (1995–1996) Vollprothese	1 Std. 50 Min.
Implantatkosten LCS unikondyläre Prothese	2 065 DM
Implantatkosten LCS Vollprothese (zementfrei)	4 780 DM
AK-Score LCS unikondyläre Prothese (1986–1997)	98 Pkt.
AK-Score LCS Vollprothese (1986–1987)	90 Pkt.

Diskussion

Bei einer strengeren Indikationsstellung wären die mittelfristigen Ergebnisse möglicherweise noch besser gewesen. Es bleibt aber schwierig, die Risiken einer Weiterentwickelung der Arthrose im nicht operierten Gelenkabschnitt einzuschätzen. Andererseits sind die mittelfristigen Ergebnisse durchaus akzeptabel und die Belastung für Patient und Budget im Vergleich zu einer bikondylären Prothese deutlich geringer. Durch die Weiterentwicklung des Instrumentariums und größerer Erfahrung des Operateurs ist es inzwischen möglich, in bestimmten Fällen die Implantation der unikondylären Prothese als minimalen invasiven Eingriff durchzuführen, was weitere Vorteile mit sich bringt.

Zusammenfassung

Zwischen 1987 und 1997 wurden 102 zementfreie unikondyläre Prothesen vom Typ LCS implantiert. Die Indikation zur unikondylären Prothese wurde nach strengen Kriterien und hauptsächlich bei primären Gonarthrosen gestellt. Postoperative Komplikationen traten nicht auf, aber 7 Prothesen wurden im angegebenen Zeitraum gewechselt. Im Vergleich zu der bikondylären Prothese des gleichen Typs war die OP-Zeit kürzer, die Implantatkosten geringer und der Knie-Score der American Knee-Society deutlich besser. Der Hauptgrund zur notwendigen Revision der unikondylären Prothese war eine fortschreitende Arthrose im lateralen Gelenkabschnitt. Es bleibt schwierig, präoperativ die Weiterentwicklung dieser Arthrose abzuschätzen.

Abstract

Between 1987 and 1997, 102 cementless unicondylar kneeprostheses were implanted. The indication for an unicondylar replacement was strictly defined and made mainly for primary osteoarthritis. 7 unicondylar replacements were revised, mainly for a progressive osteoarthritis of the contralateral side.

In comparison to a bicondylar replacement, the unicondylar replacement required a shorter operation time, was cheaper and had a better score. It remains however difficult to estimate the progression of the osteoarthritis after an unicondylar replacement.

Literatur

1. Pascal A, Schai et al (1998) Unicompartmental knee arthroplasty in middle-aged patients. The Journal of Arthroplasty 13,4:365–372
2. Bent JM (1990) 10-year survivorship of metal backed unicompartemental arthroplasty. T J o A 13,8:901–995
3. Bartley RE, Stulberg SD et al (1994) Polyethylene wear in unicompartmental kniee arthroplasty. Clin Orthop 299:18–24
4. Scott RD et al (1991) Unicompartmental knee arthroplasty: eight- to 12-year follow-up evaluation with survivorship analysis. Clin Orthop 271:96–100

Der Stellenwert der Rotations-Knieendoprothese in der Versorgung der schweren Varusgonarthrose

R. SELLCKAU, D. KLÜBER und G. v. FOERSTER

Von der Chirurgengruppe der ENDO-Klinik Hamburg ist bereits in den sechziger Jahren die Implantation von Schlittenprothesen und dann von Scharnier-Knieendoprothesen (Modell St. Georg) erfolgt [2, 5]. Hierbei handelt es sich um zwei gegensätzliche Prothesentypen, einerseits den nichtstabilisierenden Teilersatz („unconstrained") und andererseits den maximal stabilisierenden Totalersatz („fullconstrained"). Aufgrund einer daraus entstehenden Therapielücke ist 1979 die Rotations-Knieendoprothese, ENDO-Modell (Abb. 1), entwickelt worden [6, 7]. Diese kann als eine sogenannte „Stabilizing-Semiconstrained-Prothese" bezeichnet werden. Die Prothese ist in drei Standardgrößen erhältlich, jeweils mit und ohne Patellaschild. Für Sonderanfertigungen stehen in Modularbauweise unterschiedliche Stiellängen und Stieldurchmesser zur Verfügung. Das Hauptprinzip dieser Prothese ist eine Querachse in der femoralen Komponente mit einer nach distal weisenden, Polyäthylen- ausgekleideten Buchse zur Aufnahme eines Zapfens aus der tibialen Komponente. Dadurch ist in Beugestellung eine begrenzte Rotation möglich, in Streckstellung wiederum ist die Rotation der beiden Komponenten gegeneinander nicht möglich. Dadurch wird die physiologische Beweglichkeit des natürlichen Kniegelenkes imitiert. Aufgrund anfänglicher Materialprobleme, insbesondere der Buchse, ist die Prothese modifiziert worden. Durch Einführung dieser Prothese in der ENDO-Klinik ist es letzten Endes zu einem Rückgang der bis dahin ausschließlich implantierten Schlitten- und Scharnierprothesen gekommen [11]. Der Vorteil dieses Modells ist die relativ einfache Implantation, für den geübten Operateur reichen lediglich zwei Zielgeräte. Dabei sichern die Prothesenstiele mit ihren drei unterschiedlichen Zentriersternen eine achsengerechte intramedulläre Verankerung der Komponenten im Knochen, wodurch die physiologische Beinachse in geringer Valgusstellung erreicht wird. Das Hauptindikationsgebiet dieser Rotations-Knieendoprothese ist die Varusgonarthrose bis zu einer Fehlstellung von ca. 25 Grad, weitere Indikationen sind die Valgusgonarthrose bis 15 Grad sowie eine Instabilität der medialen und lateralen Kollateralbänder, welche muskulär nicht kompensiert werden können.

Eine Beugekontraktur von 20 bis 25 Grad sollte dabei nicht überschritten werden. In diesen Fällen wird eine achsgeführte Prothese verwendet, um eine in den Anfängen häufiger aufgetretene Luxation zu vermeiden. Diese ist meist durch eine bei starker Beugekontraktur notwendige aus-

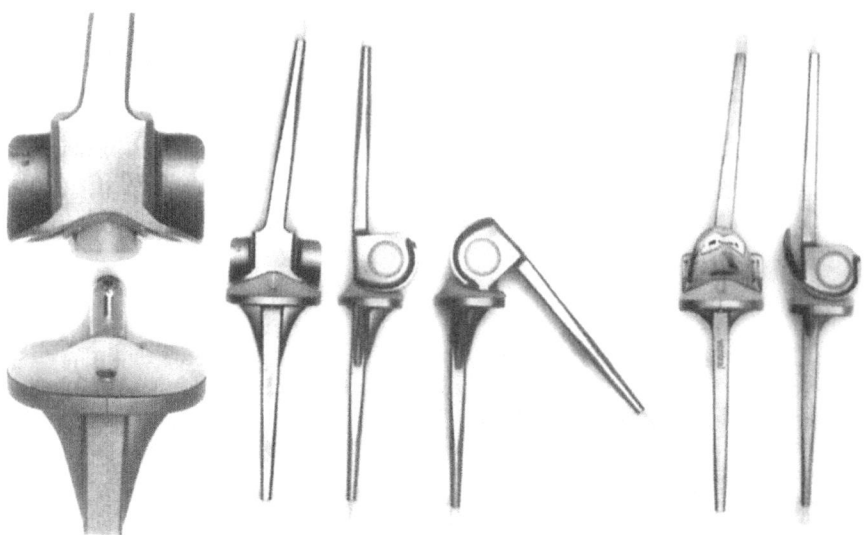

Abb. 1. Rotationsknieendoprothese ENDO-Modell®

gedehnte tibiale Resektion entstanden. Das Patellaschild in der femoralen Komponente wird nur bei schweren Veränderungen des Patellagleitweges verwendet. In unserer Klinik wird im Bereich der Patella ein „Patella-Shaving" mit Zirkumzision der Patella zur Denervierung durchgeführt. Ein Ersatz der retropatellaren Gelenkfläche wird nicht vorgenommen.

Material und Methode

In der Zeit von 1980 bis 1999 sind in der ENDO-Klinik Hamburg 5146 Rotations-Knieendoprothesen implantiert worden. 30% dieser Patienten konnten anhand einer eigenen klinischen Untersuchung mit Röntgenbildern nachuntersucht werden. Bei 48% konnte ein Fremdbefund mit einem vom Nuffield-Center entwickelten Fragebogen ergänzt werden. 9% inzwischen verstorbene und 13% nicht mehr kontaktierte Patienten sind aufgrund der langen Verlaufszeit auch auf das hohe Lebensalter zurückzuführen. Die mittlere Nachuntersuchungszeit betrug 64 Monate (1 bis 226 Monate). Ein Viertel aller Fälle hatte ein Follow-up von mindestens 95 Monaten. 71 der Patienten waren weiblich und 29 männlichen Geschlechts. Bei der Verteilung der Diagnosen, die zur Erstimplantation führten, überwog die primäre Gonarthrose mit 79% (hier insbesondere die Varusgonarthrose). Bei 11% lag eine rheumatische Arthritis, bei 7% eine posttraumatische Gonarthrose vor. Sonstige Diagnosen mit 3% waren unter anderem: Morbus Bechterew, Arthropathie nach Hämophilie und postinfektiöse Gonarthrose (Abb. 2). Das Gros der Patienten stellten die 61- bis 80-jährigen Patienten mit insgesamt 70,8% (Abb. 3).

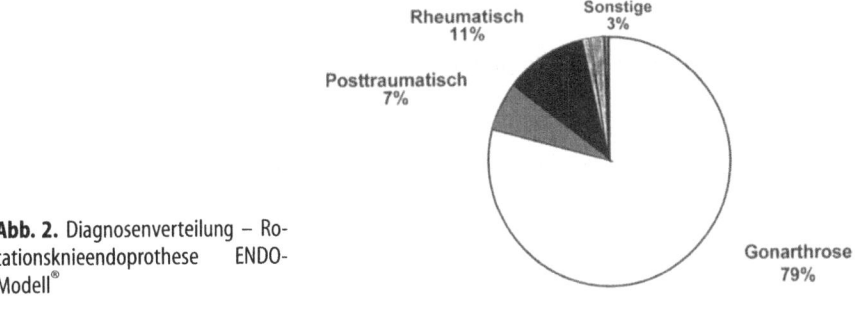

Abb. 2. Diagnosenverteilung – Rotationsknieendoprothese ENDO-Modell®

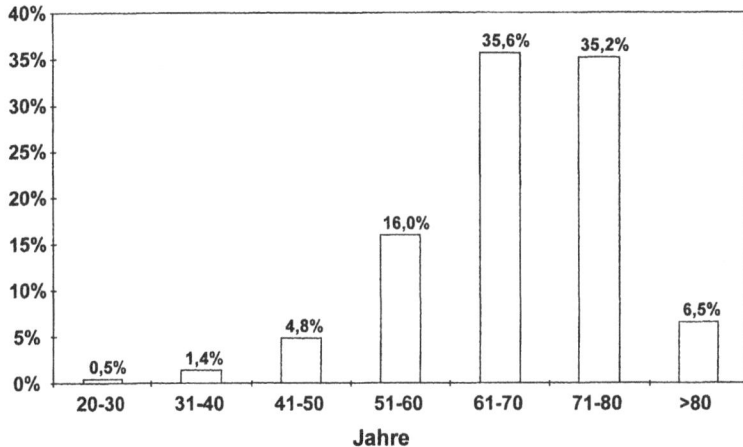

Abb. 3. Altersverteilung – Rotations-Knieendoprothese ENDO-Modell®

Die Auswertung der erhobenen Daten erfolgte mit Hilfe eines Statistikprogramms (SAS-Statistical Analysis System), zusätzlich wurde ein Tabellenkalkulationsprogramm (MS Excel) verwendet. Für das Erstellen von Überlebenskurven war dabei entscheidend entweder der „Erfolg" einer Prothese oder der Zeitpunkt ihres Versagens. Dabei entspricht das Versagen einer Prothese dem Auswechseln der Komponenten oder dem Festlegen der Indikation zu einer notwendigen Wechseloperation. Bei den Überlebenskurven wird dabei das Datum der letzten Beobachtung zusammen mit der Definition von Erfolg oder Fehler in Relation zum Operationsdatum gesetzt. Letzten Endes bestimmt damit das Datum der Revision bzw. die Indikation zur Revision die Verlaufszeit einer Prothese.

Auch der Tod des Patienten bestimmt die Verlaufszeit. Durch die Erstellung von derartigen Überlebensdatenanalysen nach Kaplan-Maier lassen sich verschiedene Einflussfaktoren wie zum Beispiel Alter, Geschlecht oder Primärindikation als Einflussfaktoren auf die Haltbarkeit darstellen.

Ergebnisse

Die Überlebensraten der nachuntersuchten Rotations-Knieendoprothesen betrugen nach zehn Jahren 91% und nach einer maximalen Verlaufszeit von 15 Jahren immerhin noch 83%. Hierbei zeigt sich, dass insbesondere die Varusgonarthrose das beste Ergebnis aufweist. Hier zeigt sich eine Zehn-Jahres-Überlebensrate von 93% (Abb. 4). Bei Valgusgonarthrosen, insbesondere bei der posttraumatischen Gonarthrose, waren die Ergebnisse schlechter (Abb. 5). Diese Tatsache war bereits bei früheren Untersuchungen erkennbar und hat dazu geführt, dass bei der Indikation für eine Valgusgonarthrose eher die Implantation einer achsgeführten Prothese („fullconstrained") in Betracht kommt.

Deutliche Unterschiede ergaben sich auch in den Überlebensraten in Abhängigkeit vom Patientenalter. Dabei zeigten sich die besseren Ergebnisse

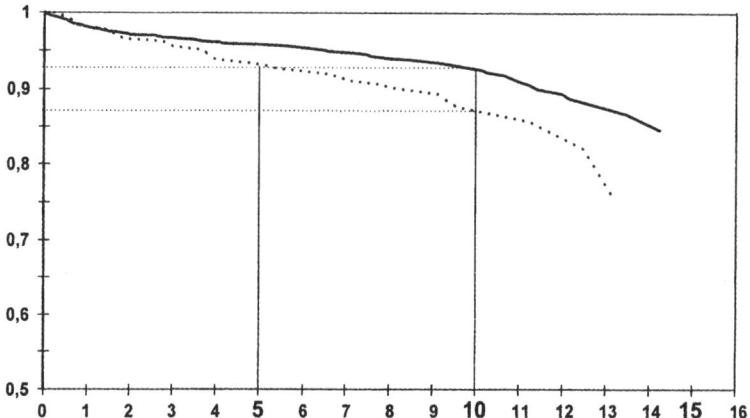

Abb. 4. Survival primäre ROKNEP 1980–1999. Varusgonarthrose (–), Valgus-Gonarthrose (........)

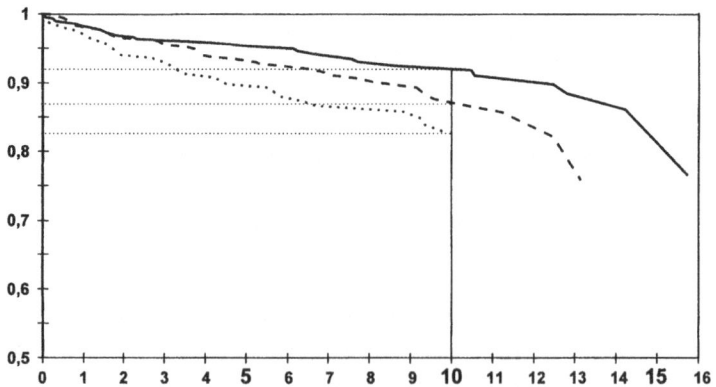

Abb. 5. Survival primäre ROKNEP 1980–1999, Rheumatische Arthritis (–), Posttraumatische Arthrose (........), sonstige Gonarthrosen (- - - -)

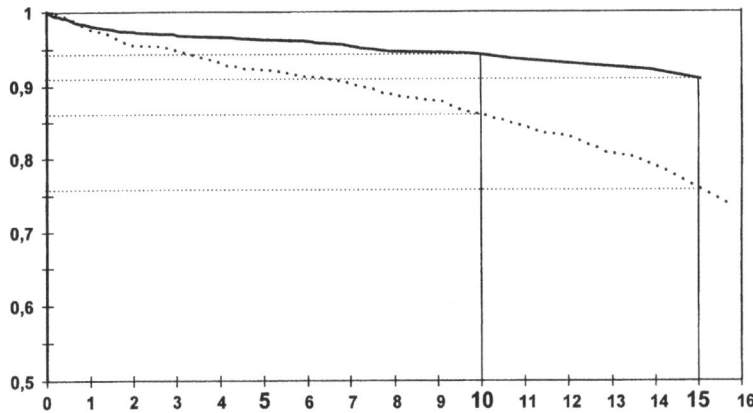

Abb. 6. Survival primäre ROKNEP 1980–1999, bis 65 Jahre (.........), ab 66 Jahre (–)

bei Patienten über 66 Jahre (Zehn-Jahres-Überlebensrate 94%). Jüngere Patienten bis 65 Jahre zeigten eine verminderte Überlebensrate von 86% nach zehn Jahren. Noch deutlicher wird der Unterschied bei der Fünfzehn-Jahres-Überlebensrate mit 91% bei den Patienten über 66 Jahren und 76% unter 66 Jahren (Abb. 6).

Die aufgetretenen aseptischen Komplikationen waren im Wesentlichen: Lockerung der Prothese in 1% der Fälle, ein insbesondere in der ersten Generation aufgetretener Material- und Buchsenschaden mit 1,7%, die Femurfraktur mit 0,2%, Luxationen mit 0,8%, die Fehlstellung mit 0,1% und eine Nervenalteration mit 0,8% (Ramus infrapatellaris N. sapheni).

Die Häufigkeit von Material- und Buchsenschaden konnte im Verlaufe durch Änderungen in der Konstruktion reduziert werden. Auch der Anteil der Luxationen war in den Anfangsjahren durch eine ausgeweitete Indikation zur Rotations-Knieendoprothese, insbesondere bei starken Beugekontrakturen, deutlich erhöht. Durch Begrenzung der Indikation und zuletzt auch durch Einführung einer Luxationssicherung konnte diese Komplikation noch weiter minimiert werden.

Schmerzen im Femoropatellargelenk traten in 3,9% der Fälle auf. Insgesamt musste bei 1,4% der Patienten eine operative Therapie der Restbeschwerden erfolgen. Dieses waren die Hemipatellektomie (0,6%) und Patellektomie (0,8%).

Tiefe periprothetische Infektionen sind in 1,6% aller Fälle aufgetreten. Die Therapie erfolgte dabei grundsätzlich operativ in Form einer Saug-Spül-Drainage (0,3%) bei aufgetretenen Frühinfektionen (d.h. bis zu der 4. postoperativen Woche), in allen anderen Fällen wurde im Falle einer Infektion eine einzeitige Austauschoperation durchgeführt (1,3%).

Intraoperative Komplikationen waren: Femurperforation (n=7), Kondylenfraktur (n=7), Tibiafraktur (n=4), Tibiaperforation (n=2), Gefäßverletzung (n=2) und sonstige Diagnosen (n=11).

Die Ergebnisse der Fragebogenaktion zeigen, dass 87% der Patienten nach Implantation einer Rotations-Knieendoprothese das Ergebnis mit sehr gut bzw. gut bewerteten, 7,5% hielten es für ausreichend und insgesamt 7% für schlecht. 2% machten zur Beurteilung des Gesamtergebnisses keine Aussage. Dabei korrelierten die funktionellen Ergebnisse mit der Zufriedenheit der Patienten. Es konnten insgesamt 92% das Bein voll strecken, und 83% erreichten mindestens eine Beugung von 90 Grad.

Bisher sind bei 5,4% der bisher implantierten Rotations-Knieendoprothesen Wechseloperationen vorgenommen worden. Hauptgründe waren dabei, wie bereits oben aufgeführt, die periprothetischen Infektionen in ca. einem Drittel der Fälle, ein weiteres Drittel musste wegen sekundärer Instabilität bzw. Materialversagen gewechselt werden. In jedem zehnten Wechselfall lag eine Lockerung mindestens einer Prothesenkomponente vor. Fast ebenso viele Wechseloperationen, insbesondere der femoralen Komponente zu einem Modell mit Gleitlagerersatz, mussten bei starken Patella-bedingten Schmerzen in Kombination mit oben aufgeführter Hemipatellektomie oder Patellektomie vorgenommen werden.

Diskussion

Die Varusgonarthrose ist nach unserem Dafürhalten die erfolgversprechendste Indikation zur Implantation einer Rotations-Knieendoprothese.

Dieses gilt insbesondere für die Fälle, in denen eine Instabilität der medialen und/oder der lateralen Stabilisatoren gegeben ist. Die Rotations-Knieendoprothese ist das in unserem Hause meist verwendete Modell. Dies ist natürlich auch dadurch bedingt, dass die Varusgonarthrose einer der häufigsten Indikationen zur Knieendoprothese darstellt. Hauptkritikpunkt derer, die eher einen Oberflächenersatz favorisieren, sind die langen Stiele, welche häufiger zu einer Infektion führen sollen, und der scharniergeführte Streck- bzw. Beugemechanismus. Die Untersuchungen auch anderer Autoren haben gezeigt, dass die Stiele nicht unbedingt ein erhöhtes Infektionsrisiko darstellen. Voruntersuchungen aus dem eigenen Hause haben gezeigt, dass die Infektionsrate nach der Rotations-Knieendoprothese im Vergleich zur Scharnier-Knieendoprothese gesenkt werden konnte, wobei die Länge der Stiele dieser beiden Modelle identisch ist [8]. Hinzu kommt, dass bezüglich der Knochenresektion die Rotations-Knieendoprothese ohne Patellaschild eine geringere Resektion erfordert als die meisten Oberflächenersatzprothesen, obwohl das postoperative Röntgenbild projektionsbedingt einen anderen Eindruck hinterlässt. Auch die intramedulläre Verankerung des Stieles führt zu keiner zusätzlichen Knochenschädigung, insbesondere weil keine Resektion der Spongiosa erfolgt, sondern eine Kompression.

Die Ergebnisse der Rotations-Knieendoprothese lassen sich mit den Resultaten der Oberflächenersatzprothesen vergleichen [1, 3, 4, 8–10, 12]. Die Rotations-Knieendoprothese ist eine vorteilhafte Alternative zu ungekoppelten

Oberflächenersatzprothesen, insbesondere bei der Varusgonarthrose. Sie ist ein bewährtes und immer wieder verbessertes Modell, welches leicht zu implantieren ist (wenig Instrumentarium). Der Anteil der zufriedenen Patienten ist hoch. Von immenser Bedeutung ist aber sicherlich eine differenzierte Therapie in der primären Kniegelenks-Allo-/Arthroplastik unter Verwendung der unterschiedlich stabilisierenden Knieendoprothesen [11, 13].

Literatur

1. Blauth W, Hasenpflug J (1991) Scharnierendoprothesen des Kniegelenkes. Orthopäde 20:206-217
2. Buchholz HW, Engelbrecht E (1973) Die intrakondyläre totale Kniegelenksendoprothese Modell St. Georg. Chirurg 44:373
3. Buechel FF (1997) New Jersey low contact stress knee replacement system. 7 to 15-year clinical and survivorship outcomes. In: Niwa S et al (eds) Reconstruction of the Knee Joint. Springer, pp 176-185
4. Cloutier JM (1991) Long-term results after non-constrained total knee arthroplasty. Clin Orthop 273:63-65
5. Engelbrecht E (1971) Die Schlittenprothese, eine Teilprothese bei Zerstörung des Kniegelenkes. Chirurg 42:510
6. Engelbrecht E (1984) Die Rotationsendoprothese des Kniegelenkes. Springer, p 3 ff
7. Engelbrecht E, Nieder E, Strickle E, Keller A (1981) Intrakondyläre Kniegelenksendoprothese mit Rotationsmöglichkeit ENDO-Modell. Chirurg 52:368
8. Engelbrecht E, Nieder E, Klüber D (1997) Ten to twenty years of knee arthroplasty at the ENDO-clinic: A report on the long-term follow-up of the St. Georg Hinge and the medium-term follow-up of the Rotating Knee ENDO-Model. In: Niwa S, et al (eds) Reconstruction of the Knee Joint. Springer, pp 186-199
9. Hasenpflug J, Blauth W (1987) Langzeitergebnisse mit der Blauth-Knieprothese. In: Endo-Klinik (Hrsg) Primär- und Revisionsalloarthroplastik. Knie- und Hüftgelenk. Springer
10. Knutson K, Lindstrand K, Lidgren L (1986) Survival of knee arthroplasties. J Bone Joint Surg [Br] 68-B:795-803
11. Nieder E (1991) Schlittenprothese, Rotationsknie, Scharnierknieprothese Modell St. Georg und ENDO-Modell. Differentialtherapie in der primären Kniegelenksalloarthroplastik. Orthopäde 20:170-180
12. Ranawat CS, Flynn WF, Saddler S, Hansraj KK, Maynard MJ (1993) Long-term results of the condylar knee arthroplasty. Clin Orthop 286:94-102
13. Zinck M, Sellckau R (2000) Rotationsknieprothese ENDO-Modell: Geführter Oberflächenersatz mit Sti(e)l. Orthopäde, Bd 29, Supp 1, 29:38-42

Die operative Versorgung hochgradiger Varus- und Valgusgonarthrosen mit einer zementfreien ungekoppelten Knietotalendoprothese

C. Perka und K. Labs

Einleitung

Die Wiederherstellung der korrekten anatomischen und mechanischen Achse sowie der Balance der umgebenden Weichteile sind entscheidend für die Langzeitergebnisse nach endoprothetischem Ersatz des Kniegelenkes, insbesondere bei hochgradigen präoperativen Achsfehlstellungen [2, 7]. Ziel der vorliegenden Arbeit war die Bewertung der mittelfristigen Ergebnisse nach operativer Versorgung schwerer Valgus- und Varusgonarthrosen.

Material und Methode

62 schwere Valgus- bzw. Varusgonarthrosen mit einer präoperativen Achsabweichung von 15 Grad oder mehr wurden bei 56 Patienten endoprothetisch zementfrei mit dem Natural Knee I (Intermedics-Orthopaedics Inc., Austin, Texas) versorgt. Es wurde ausschließlich ein ungekoppeltes, das hintere Kreuzband erhaltendes Design verwendet. In 60 von 62 Fällen wurde die Patellarückfläche ersetzt. Das Durchschnittsalter der 16 männlichen und 40 weiblichen Patienten betrug 64,1 Jahre. Es wurden 35 linke und 27 rechte Kniegelenke operiert. In 40 Fällen wurde eine Varusgonarthrose, in 22 Fällen eine Valgusgonarthrose operiert. Diagnosen waren Osteoarthrosen in 49, Rheumatoidarthritiden in 9 und posttraumatische Arthrosen in 4 Fällen. Der Aufbau von Knochendefekten erfolgte ausschließlich durch die Verwendung von spongiösen bzw. soweit vorhanden von kortikospongiösen Transplantaten aus den resezierten Gelenkflächenanteilen. Die Defekte wurden 13-mal an der lateralen Tibia, 34-mal an der medialen Tibia, 5-mal am lateralen Femur und 4-mal am medialen Femur rekonstruiert (Abb. 1). Metallischen Wedges wurden in dieser Serie nicht verwandt.

57 der 62 Kniegelenke konnten nach durchschnittlich 5,8 Jahren (Bereich 4–8,5 Jahre) nachuntersucht werden. Die Erfassung der klinischen Daten erfolgte unter Verwendung des Knee-Society-Scores. Dabei wurden jeweils 100 Punkte für das Kniegelenk (Knee-Score) und 100 Punkte für die Funktion (Function-Score) vergeben. Die klinische Stabilität in der Frontalebene wurde bei 30 Grad gebeugtem Knie getestet. Die radiologischen Untersuchungen führten wir mit a.p.- und seitlichen Langaufnahmen im Stand

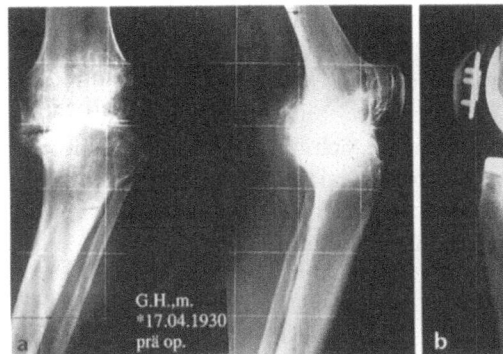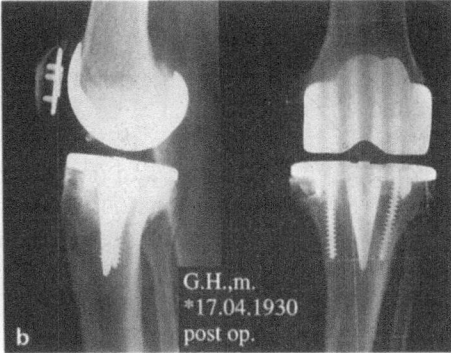

Abb. 1 a, b. Implantation des Natural-Knee bei schwerer rechtsseitiger Varusfehlstellung bei einem 62-jährigen Patienten. Aufbau des tibial-medialen knöchernen Substanzdefektes durch strukturierten autologen Knochen

sowie axialen Aufnahmen der Patella durch. Zur zonalen Auswertung wurde die Methode nach Hofmann verwendet [1].

Die mechanische Beinachse wurde in den Röntgen-Langaufnahmen durch die Messung des Winkels zwischen der Verbindungslinie von Hüftkopfmittelpunkt und Kniegelenksmittelpunkt und der Linie, welche durch den Kniegelenksmittelpunkt und den Mittelpunkt des Sprunggelenks zieht, bestimmt.

Operatives Vorgehen

Zugang: Der operative Zugang wurde so gewählt, dass ein notwendiges Weichteilrelease mit guter Übersicht vollständig ausgeführt werden konnte. Für die Varusgonarthrose erfolgte daher ein Subvastus- oder Midvastus-Zugang. Der mediale parapatelläre Zugang wurde nicht verwendet, da eine Einschränkung der Blutversorgung der Patella, insbesondere bei zusätzlichem lateralen Release und eine Schwächung des M. quadriceps resultieren. Bei der Valgusgonarthrose wurde dagegen ein lateraler Zugang oft mit Ablösung der Tuberositas tibiae bevorzugt. Neben der guten Übersicht war der operative Zugang dann gleichzeitig Teil des Weichteilreleases.

Das ligamentäre Release wurde in ausgedehntem Umfang vor Beginn der Knochenresektion oder nach dem initialen tibialen Sägeschnitt zur regulären Beurteilung der Flexions-/Extensionslücke durchgeführt, um eine Veränderung der Rotationsstellung der Femurkomponente zu berücksichtigen bzw. eine geringere Resektion („underresection") bei der Femurbearbeitung planen zu können.

Technik bei der Varusgonarthrose: Nach der subperiostalen Darstellung des medialen Tibiakopfes bis an das mediale Seitenband heran erfolgte die Resektion Osteophyten der Tibia und des Femurs, da diese die Deformität fixieren können. Danach zusätzliches subperiostales Release des medialen Seitenbandes, wenn keine ausreichende Achskorrektur erreicht wurde. Anschließend wurden die Sägeschnitte mit einer Außenrotationsstellung der Femurkomponente von 3 Grad durchgeführt. Nachfolgendes schrittweises subperiostales Abschieben der Pes anserinus-Sehnen sowie Präparation des medialen Femurkondylus und der posteromedialen Gelenkkapsel, wenn keine gleich weite Extensions-/Flexionslücke vorhanden war. In Einzelfällen war zusätzlich die Ablösung des M. semimembranosus notwendig.

Technik bei der Valgusgonarthrose: Neben der Valgusfehlstellung lag nahezu immer eine fixierte Beugekontraktur mit Außenrotationsfehlstellung vor. Besondere operative Risiken sind die Peronaeusschädigung durch Überdehnung des Nerven bei der Achskorrektur und das postoperative Verbleiben einer medialen Laxizität.

Nach dem Zugang erfolgte zunächst die Osteophytenresektion und anschließend das Release, beginnend am Tibiakopf mit dem subperiostalen Abschieben des lateralen Seitenbandes und der lateralen Kapsel. Der Tractus iliotibialis wurde durch eine Z-Plastik verlängert. Wenn notwendig, erfolgte dann das Release am lateralen Femur in 90 Grad Flexion mit einer posterolateralen Kapsulotomie und einem Release des Arcuatumkomplexes und der Popliteussehne. Bei noch nicht ausreichendem lateralen Gelenkspalt, wurde das Release auf das distale meta-diaphysäre Femur ausgedehnt. In Abhängigkeit von der Spannung des N. peronaeus wurde abschließend die Notwendigkeit der Resektion des Fibulaköpfchens geprüft.

Dorsales Release: Das dorsale Release wurde zwischen den Schritten des lateralen oder medialen Releases durchgeführt. Zunächst wurde bei nahezu allen Beugekontrakturen von mehr als 15 Grad das hintere Kreuzband reseziert. In den sonstigen Fällen wurden zuerst die dorsalen Osteophyten abgetragen. Anschließend erfolgte die dorsale Kapsulotomie durch ein schrittweises Abschieben mit dem Raspatorium am lateralsten oder medialsten Punkt beginnend (Schutz der Fossastrukturen durch Gastroknemiusköpfe).

Resultate

Intraoperative Komplikationen wurden nicht erfasst. Postoperativ wurden in 4 Fällen Wundheilungsstörungen, 2 Peronaeusparesen (nach Versorgung von Valgusgonarthrosen), 2 punktionsnotwendige Hämatome und die zweimalige Dislokation einer intraoperativ abgelösten Tuberositas tibiae bei einer Patientin. In keinem Fall kam es zu einer tiefen Wundinfektion. Notwendige Revisionsoperationen waren 2 Wunddebridements, die zweimalige Refixation der Tuberositas tibiae, sowie die chirurgische Revision des N. peronaeus in einem Fall. In beiden Fällen lockerte sich ein ungestieltes Tibiaimplantat.

Zum Zeitpunkt der Nachuntersuchung war der Knee-Score von präoperativ 41 Punkte auf durchschnittlich 81 Punkte, der Function-Score von 37 Punkten auf 71 Punkte angestiegen. Die postoperative Verbesserung des Bewegungsausmaßes war mit durchschnittlich 25 Grad moderat. Die klinische Beurteilung der ligamentären Instabilität zeigte eine leichte Instabilität in 15 Fällen, eine mittlere in 5 und eine hochgradige Aufklappbarkeit (>10 Grad) in 2 Fällen. Zwei Tibiakomponenten waren gelockert und zum Zeitpunkt der Nachuntersuchung bereits gewechselt, bei 3 weiteren war eine nicht progrediente Radiolucent line der Tibiakomponente in den Zonen 25, 27, 28 und 29 in der a.p.-Ebene sichtbar.

Das radiologisch erfasste axiale Alignement war unmittelbar postoperativ in allen Fällen korrekt (Abweichung von der mechanischen Achse ± 3 Grad). Bei der Nachuntersuchung war ein Verlust des korrekten axialen Alignements in 8 Fällen (7 Valgusgonarthrosen, 1 Varusgonarthrose) aufgetreten, dabei immer in die Richtung der präoperativ bestehenden Fehlstellung.

Diskussion

Der Einsatz eines ungekoppelten zementfreien Oberflächenersatzes ist bei Durchführung eines entsprechenden operativen Vorgehens für die Therapie schwerer Achsfehlstellungen des Kniegelenkes erfolgversprechend [5]. Ziel der Operation ist die Korrektur der Beinachse durch ein Release der Weichteile der kontrakten Seite sowie meistens der posterioren Kapsel, das soweit durchgeführt wird, bis ein gleich weiter Gelenkspalt in Extension und Flexion erreicht ist. Die Mindestinlaydicke zur Stabilisierung des Gelenkes sollte 8 mm betragen, da wir entsprechend den Ergebnissen anderer Autoren, eine hohe Versagerquote bei Knieendoprothesen mit einer Inlaydicke < 6 mm beobachtet haben [4].

Demgegenüber ist aufgrund der Ergebnisse früherer Studien, die Durchführung bandverkürzender Operationen der elongierten Seite, nicht zu empfehlen. In den seltenen Fällen mit zusätzlicher Elongation des lateralen Seitenbandes bei Varusgonarthrosen bzw. des medialen Seitenbandes bei Valgusgonarthrosen ist die Indikation für einen ungekoppelten Oberflächenersatz nicht mehr gegeben. Insbesondere eine verbleibende mediale Laxizität bei Valgusgonarthrosen führt zu einem Korrekturverlust, ligamentärer Instabilität und schlechtem funktionellen Ergebnis und ist daher eine Kontraindikation für einen ungekoppelten Gelenkersatz.

Es ist an dieser Stelle festzustellen, dass extraartikuläre Fehlstellungen auch durch ein ausgedehntes Release nicht korrigiert werden können und der Revision am Ort der Fehlstellung bedürfen (Abb. 2).

Ein weiterer wesentlicher Punkt für ein optimales funktionelles Ergebnis ist die Wiederherstellung der korrekten Gelenklinie [3]. Eine Versetzung der Gelenklinie führt im mittleren Beugebereich auch bei regulär gleich weiter Extensions-/Flexionslücke zur Instabilität.

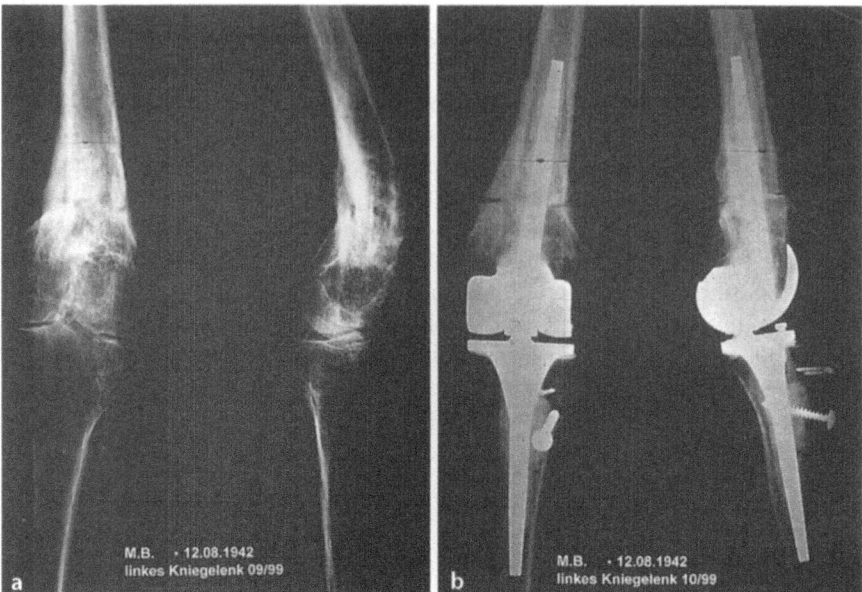

Abb. 2a, b. Zustand nach in Fehlstellung konsolidierter suprakondylärer Fraktur und mehrfacher Osteosynthese. Versorgung mit einem Rotationsknie nach simultaner femoraler Korrekturosteotomie

Eine dorsale Kapsulotomie sollte in allen Fällen einer präoperativ bestehenden Beugekontraktur durchgeführt werden. Bei Beugekontrakturen größer als 15 Grad, ist das hintere Kreuzband zu resezieren. In den Fällen, in denen wir darauf verzichteten, ist neben dem schlechteren Bewegungsumfang auch ein Persistieren der Restkontraktur zu beobachten. Die dorsale Kapsulotomie ist jedoch als Ausgleich eines technischen Fehlers bei inkorrekter Knochenresektion nicht indiziert. Beugekontrakturen über 30 Grad sollten nur bei speziellen Indikationen mit einer ungekoppelten Kniegelenksendoprothese versorgt werden. Für den Defektaufbau wurde ausschließlich resezierter autologer Knochen verwendet. Dieser erwies sich bis auf zwei Fälle als adäquate Methode für den Aufbau knöcherner Substanzdefekte. Aufgrund des Nachuntersuchungsintervalls ist jedoch eine Wertung gegenüber den metallischen Spacern bisher nicht möglich. In jedem Fall sollte bei einem Defektaufbau mit autologem Knochen ein gestieltes Tibiaimplantat verwandt werden, da damit eine zusätzliche Protektion des knöchern rekonstruierten Defektes in der Umbauphase zu erreichen ist. Die Lockerungsrate ist mit ca. 4% gering, lässt jedoch aufgrund des nur mittelfristigen Nachuntersuchungszeitraumes keine weiteren Aussagen zu.

Zum Zeitpunkt der Nachuntersuchung zeigten 8 Fälle (14%) einen axialen Korrekturverlust von mehr als 5 Grad. 7 dieser Fälle waren Zustände nach operativer Behandlung einer Valgusgonarthrose. Wir schlussfolgerten daher, dass die hochgradige Valgusgonarthrose eines ausgedehnten Weichteileingriffes bedarf, der bei diesen Fehlstellungen mindestens ein Release des lateralen Seitenbandes, des Tractus iliotibialis, der dorsalen Kapsel und des M. popliteus umfassen sollte. Darüber hinaus ist die subperiostale Freilegung des distalen Femurs (Ablösung des lateralen Kopfes des M. gastrocnemius) in Abhängigkeit vom Grad der Fehlstellung durchzuführen. Die Verwendung des lateralen Zuganges hat dabei den Vorteil, dass der operative Zugang zugleich Teil des Weichteilreleases ist. Auch in der Literatur wird nur über 75% vollkommen korrigierter Valgusfehlstellungen nach totalendoprothetischem Ersatz mit einer kondylären Prothese berichtet [6]. Demgegenüber trat eine laterale Instabilität als Folge eines zu ausgedehnten Releases in keinem Fall auf.

Bei einem adäquaten operativen Vorgehen erscheint aus unserer Sicht auch bei massiven Achsfehlstellungen unter Beachtung der Indikationsgrenzen (Osteopenie, Beugekontraktur >30 Grad, deutliche Überdehnung des elongierten Seitenbandes) der Einsatz eines ungekoppelten Oberflächenersatzes möglich. Dabei ist jedoch eine erhebliche Lernkurve zu verzeichnen, mit der Schlussfolgerung, dass eine solche Versorgung eines erfahrenen Operateurs bedarf.

Zusammenfassung

In einer konsekutiven, retrospektiven Studie wurden die mittelfristigen Ergebnisse nach Implantation einer zementfreien ungekoppelten Knietotalendoprothese bei 62 Patienten mit einer präoperativen Achsfehlstellung von 15 Grad oder mehr gegenüber der mechanischen Normalachse (40 Varus-, 22 Valgusfehlstellungen) erfasst. Das durchschnittliche Follow-up betrug 5,8 Jahre (Bereich 4–8,5 Jahre). Intraoperativ wurde in mehr als 90% der Fälle ein ausgedehntes Weichteilrelease durchgeführt. Die Rekonstruktion der Knochendefekte erfolgte immer mit autologen spongiösen oder kortikospongiösen Transplantaten. Postoperative Komplikationen waren Wundheilungsstörungen in 4 Fällen, 2 Hämatome, 2 Peronaeusparesen und 2 Abrisse der Tuberositas tibiae. Primär wurde in allen Fällen ein korrektes axiales Alignement erreicht. Zum Zeitpunkt der Nachuntersuchung waren 2 Tibiateile gelockert bzw. bereits revidiert worden. Radiologisch zeigten 8 Patienten (14%) eine Achsabweichung >5°. Dieser Korrekturverlust ging mit einer mittel- bis hochgradigen Instabilität bei 7 Patienten einher und war Folge eines ungenügenden intraoperativen Weichteilreleases. Ein Zusammenhang mit der subjektiven Zufriedenheit fand sich jedoch nicht. In allen Fällen trat der Korrekturverlust in der Richtung der präoperativen Fehlstellung ein. Wir schlussfolgern, dass die Beherrschung der Weichteilsituation das zentrale Problem bei der operativen Behandlung hochgradiger Fehlstellungen mit einem ungekoppelten Oberflächenersatz ist, da intraoperativ das Implantat in allen Fällen korrekt positioniert war. Ein ausreichendes Weichteilrelease der verkürzten Seite führt langfristig zu guten klinischen Ergebnissen bei Verwendung eines ungekoppelten Oberflächenersatzes bei schweren Achsfehlstellungen des Kniegelenkes.

Abstract

A series of 62 total knee arthroplasties using the unconstrained Natural-Knee I system was followed for 5.8 years (range 4–8.5 years). The operation was for 40 varus and 22 valgus deformities with an axial deformity greater than 15 degrees. In over 90% of operations an expanded lateral (valgus deformities) or medial release (varus deformities) were performed. Postoperative complications were wound healing impairment in 4 cases, 2 dislocations of the tibial tuberosity after intraoperative relief in one patient and two peroneal nerve palsies. There were two revisions for aseptic loosening of tibial components. After the operation all knees were stable in flexion and extension and had a correct axial alignement with a maximal deviation of 3 degrees. The radiographic outcome at a mean of 5.8 years showed the recurrence of axial deformity in 8 cases (14%). The deviation of axis in all cases was observed to the direction of preoperative axial deformity. The cause of this should be a not sufficient intraoperative soft tissue release. An unconstrained cementless knee endoprosthesis can give good overall results in severely deformed joints, but no so consistently as in slightly deformed knees. We concluded, that also in cases of severe axial deformity and instability an unconstrained knee is to prefer because of a slighter bone resection. Otherwise a greater operative experience is necessary.

Literatur

1. Hofmann AA, Murdock LE, Wyatt RW, Alpert JP (1991) Total knee arthroplasty. Two- to four-year experience using an asymmetric tibial tray and a deep trochlear-grooved femoral component. Clin Orthop 269:78–88
2. Krackow HA, Holtgrewe JL (1990) Experience with a new technique for managing severely overcorrected valgus high tibial osteotomy at total knee arthroplasty. Clin Orthop 258:213–224
3. Martin JW, Whiteside LA (1990) The influence of joint line position on knee stability after condylar knee arthroplasty. Clin Orthop 259:146–156
4. Martin SD, Scott RD, Thornhill TS (1998) Current concepts of total knee arthroplasty. J Orthop Sports Phys Ther 28:252–61
5. Ranawat CS, Boachie-Adjei O (1988) Survivorship analysis and results of total condylar knee arthroplasty: 8-11 year follow up period. Clin Orthop 226:6–13
6. Stern SH, Moeckel BH, Insall JN (1988) Total knee arthroplasty in valgus knees. Clin Orthop 226:6–13
7. Tew W, Waugh W (1985) Tibiofemoral alignment and the results of knee replacement. J Bone Joint Surg 67-B:551–556

Primärversorgung der schweren Valgusgonarthrose – Scharnierendoprothese ENDO-Modell –

J. Plutat und G. W. Baars

Die totalendoprothetische Versorgung des Kniegelenkes ist zu einer bewährten Standardmethode geworden. Neben den gekoppelten Scharnierendoprothesen finden in der Primärversorgung in aller erster Linie ungekoppelte, kraftschlüssige Prothesen Einsatz. Die Indikation für die ungekoppelten Prothesen wird zunehmend weiter gefasst, um die Implantation einer Scharnierendoprothese zu umgehen. Verantwortlich für den schlechten Ruf der Scharnierendoprothese sind die Probleme aus der Pionierzeit, welche der Prothese bis heute angelastet werden. Hierzu zählt vor allem das ursprünglich große intrakondyläre Resektat, mit daraus resultierenden verringerten Rückzugsmöglichkeiten, sowie die höhere Infektionsrate. Durch eine konsequente Weiterentwicklung der Prothesenmodelle konnte ein großer Teil der erwähnten Probleme beseitigt werden.

In der ENDO-Klinik wurden in den letzten 20 Jahren insgesamt 5700 Scharnierendoprothesen zur Primärversorgung des Kniegelenkes eingesetzt. Entgegen dem allgemeinen Trend steigt der Anteil der Scharnierendoprothesen in unserem Patientengut sogar an. Während der Anteil primär implantierter Scharnierendoprothesen 1992 rund 10% betrug, stieg dieser 1998 auf nahezu 40%. Dabei ist hervorzuheben, dass dieser Prothesentyp in unserer heutigen Planung differenzierten Indikationen vorbehalten bleibt. Hierzu gehören ausgeprägte Formen der Rheumatischen Arthritis, das Genu laxum, muskuläre Insuffizienzen, sowie extreme Achsfehlstellungen insbesondere bei der Valgusgonarthrose.

Material und Methode

Buchholz und Engelbrecht konstruierten 1970 den Prototyp der intrakondylären Scharnierendoprothese, mit low-friction Prinzip und Erhalt des femoro-patellaren Gleitlagers. Abriebprobleme mit deletären Knochensubstanzverlusten traten nicht auf. Eine verblockte Achse steuert allein den monozentrischen Bewegungsablauf und überträgt alle Kräfte und Momente. Die intramedulläre Verankerung der Prothese erfolgt mit Zement.

Die ursprünglichen Modelle dieses maximal stabilisierten Prothesentyps wurden 1989 zur Scharnierendoprothese ENDO-Modell modifiziert, welches 1991 die Vorgängermodelle abgelöst hat (Abb. 1).

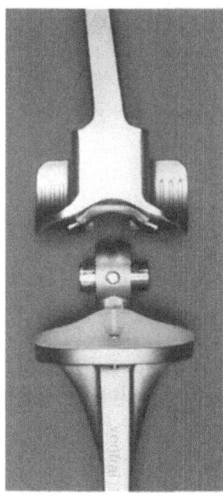

Abb. 1. Scharnierendoprothese ENDO-Modell

In diesem Modell wurde die Achsrelation dem physiologischen Drehpunkt genähert, indem sie nach dorsal verlagert wurde. Das intrakondyläre Resektat wurde verkleinert. Hinsichtlich der Dimensionierung des Prothesenkörpers entspricht das Scharnier der von Engelbrecht, Nieder, Keller und Strickle 1979 entwickelten Rotationsendoprothese.

Die Implantation der Prothese ist aufgrund der intramedullären Zielmöglichkeiten einfach. Die Gelenkachse wird von medial eingebracht. Die Sicherungsschraube der Achse wird ihrerseits mit Zement gesichert, um ein Auswandern derselben mit konsekutiver Achsdislokation zu vermeiden (Abb. 2). Das patellare Gleitlager wird in aller Regel erhalten, ein Patellarückflächenersatz wird nicht eingesetzt.

Wir führen neben einer konsequenten peripatellaren Denervierung, eine Glättung der Rückfläche bis hin zum Remodelling der Patella durch.

Für ausgeprägte Defekte im patellaren Gleitweg steht eine Version mit Patellaschild zur Verfügung.

Entgegen der verbreiteten Auffassung lassen sich gestielte, zementierte Scharnierendoprothesen mehrfach wechseln. Jedoch sollte dieser Eingriff dem erfahrenen Operateur vorbehalten bleiben. Hierbei ist die Kenntnis von modellspezifischen Besonderheiten durchaus hilfreich. Die Gelenkachse wird beim Blauth-Knie beispielsweise von medial und lateral eingebracht. Beim ENDO-Modell hingegen, wie oben beschrieben, von medial. Bei der GSB-Prothese ist die Achse Bestandteil der tibialen Komponente, die sich bei maximaler Flexion luxieren lässt. Die Entfernung des mitunter festsitzenden Zementes, wie zum Beispiel im Falle periprothetischer Infektionen kann hohe Anforderungen an das Instrumentarium und das operative Geschick des Operateurs stellen. Die operationstechnische Schwächung des Implantatlagers sollte vermieden werden. Verglichen mit zementfreien Verankerungsformen gestielter Implantate der ersten Generation ist die Aus-

Primärversorgung der schweren Valgusgonarthrose – Scharnierendoprothese ENDO-Modell –   91

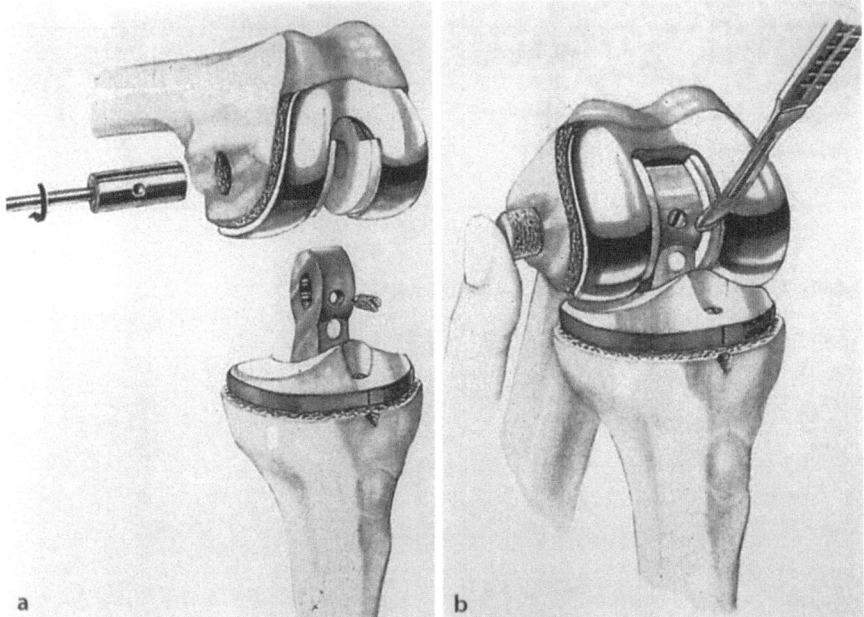

Abb. 2. Operationstechnik

tauschoperation unter obigen Voraussetzungen in der Regel vergleichsweise einfach.

In retrolektiven Verlaufskontrollstudien wurden die Ergebnisse der verschiedenen Generationen der Scharnierendoprothesen untersucht. 1152 Patienten, die mit dem Modell St. Georg I. und II. Generation versorgt worden waren, wurden klinisch und radiologisch nachuntersucht.

Die Analyse der Überlebensraten erfolgte nach der Methode von Kaplan-Meier.

Eine weitere Studie analysiert die Ergebnisse der Scharnierendoprothese ENDO-Modell, welches durch die Veränderungen der Achsrelation und Verkleinerung des intrakondylären Resektates und der Prothesenstiele variiert wurde und seit 1991 im Einsatz ist.

230 Patienten wurden in den Jahren 1991 und 1992 konsekutiv mit diesem Modell versorgt.

Das Durchschnittsalter in dieser Gruppe betrug 62,1 Jahre. 9 Patienten waren zum Zeitpunkt der Untersuchung verstorben, 12 waren nicht erreichbar. 91% der Patienten wurden klinisch und radiologisch nachuntersucht.

Die Valgusgonarthrose dominierte in der Indikationsstellung. So war diese in fast 40% der Fälle die zum Eingriff führende Grunddiagnose (Tabelle 1).

Ließ sich bei der schweren Valgusgonarthrose das Malalignment der Patella auch nach ausgedehntem lateralem Release nicht beheben oder persis-

Tabelle 1. Diagnosen (n = 230)

Valgusgonarthrose	38,2%
Rheumatische Arthritis	20,5%
Posttraumatische Arthrose	15,4%
Varusgonarthrose	15,4%
Sonstige	5,6%

Tabelle 2. Scharnier St. Georg I und II. Generation (n = 1152)

	Durchschnittliche Verlaufszeit	
	9 Jahre	16 Jahre
Aseptische Lockerung	2,7%	3,1%
Fehlstellungen	0,3%	0,3%
Materialversagen	0,2%	0,4%
Femurfraktur	0,7%	1,2%
Patellektomie	2,8%	2,8%
Nervenschädigung	0,4%	0,4%
Infektion	2,9%	4,0%

tierte eine tibiale Außenrotationstendenz trotz Tractusrelease, implantierten wir eine Scharnierendoprothese. Bandplastische Maßnahmen am erkrankten oder defizienten Bandapparat führten wir nicht durch.

Ergebnisse

Die Langzeitergebnisse nach Implantation der Scharnierendoprothesen Modell St. Georg, I. und II.Generation sind gut. Nach einem Beobachtungszeitraum von 12 Jahren beträgt die Überlebensrate 94%.

Nach 15 Jahren liegt die Überlebensrate noch bei 88%. Die Summe der aseptischen Komplikationen beträgt nach 16 Jahren insgesamt 7,8% (Tabelle 2).

Hierin enthalten sind patellogene Beschwerden, die in 2,8% der Fälle zu einer Revision führten. Nach neun Verlaufsjahren beträgt die Rate der Revisionen wegen periprothetischer Infektionen 2,9%.

Diese Rate steigt nach 16 Verlaufsjahren auf 3,8% an, weil alle Spätinfektionen miterfasst werden.

Die Nachuntersuchung der Scharnierendoprothese ENDO-Modell zeigt analoge Ergebnisse (Tabelle 3).

Der Anteil an patellogenen Komplikationen ist jedoch wesentlich geringer. So wurden Patellarevisionen nur in 1,7% der Fälle erforderlich. Der Anteil an patellaabhängigen Restbeschwerden liegt mit 8,9% ebenfalls deutlich niedriger als bei den Modellen St. Georg, I. und II. Generation (Tabelle 4).

Tabelle 3. ENDO-Model® (n = 230; Verlaufszeit: 7–8 Jahre)

Aseptische Lockerung	2,6%
Fehlstellungen	0,4%
Materialversagen	–
Femurfraktur	–
Patellektomie	1,7%
Nervenschädigung	0,4%
Infektion	2,6%

Tabelle 4. Patellabeschwerden

	Scharnier St. Georg		ENDO-Modell®
	I. Gen n = 237	II. Gen n = 917	n = 230
Patellektomie	5,0%	1,9%	1,7%
Patellogene Beschwerden	24,0%	18,0%	8,9%

Schlussfolgerung

Die Scharnierendoprothese ist unumstritten fester Betandteil der Revisionschirurgie am Kniegelenk.

Bei speziellen Indikationen ist sie jedoch auch Bestandteil der Primärversorgung, wenn die Ausgangssituation Prothesenimplantate hoher Stabilität erfordert, die nur durch Kopplung erreicht werden kann. Die Defektsituation des defekten Kapselbandapparates begrenzt hier die Möglichkeiten der ungekoppelten Prothesensysteme.

Bei guten Langzeitergebnissen und geringer Komplikationsdichte bietet die Scharnierendoprothese hier geeignete Lösungswege. Die auftretenden Komplikationen, wie Femurfrakturen oder periprothetische Infektionen, können jedoch zum Teil schwerwiegend sein, so dass die Indikation auf oben beschriebene Gruppen begrenzt werden sollte.

Zusammenfassung

Die Misserfolge der Pionierphase der Scharnierendoprothese werden bis heute diesem Prothesensystem angelastet.

Dabei wird auf den Umfang der primären Knochenresektion, daraus resultierende verringerte Rückzugsmöglichkeiten, sowie eine hohe Infektionsrate hingewiesen.

Doch auch diese Prothesenmodelle haben eine Weiterentwicklung erfahren. In der Scharnierendoprothese Modell St. Georg wurde bereits 1970 das Low-friction-Prinzip umgesetzt. Abriebprobleme mit deletären Knochensubstanzverlusten traten nicht auf. Eine nochmalige Weiterentwicklung, führte durch Verkleinerung des intrakondylären Resektates, Veränderung der Achsrelation und der Prothesenstiele zur Scharnierendoprothese ENDO-Modell, welches 1991 die Vorgängermodelle abgelöst hat.

In Langzeitstudien werden gute Ergebnisse sowie eine geringe Komplikationsdichte nachgewiesen.

Nach einer Standzeit von 12 Jahren beträgt die Überlebensrate 94%

Die Rate der periprothetischen Infektionen beträgt nach neun Jahren 2,9%.

Die Scharnierendoprothese ist unumstritten fester Bestandteil der Revisionschirurgie am Kniegelenk.

Bei speziellen Indikationen, wie der extremen Valgusgonarthrose, ist die Scharnierendoprothese jedoch auch Bestandteil der Primärversorgung, wenn die Ausgangssituation Prothesenimplantate hoher Stabilität fordert, die nur durch Kopplung erreicht werden kann. Die Defektsituation des Kapselbandapparates begrenzt hier die Möglichkeiten der ungekoppelten Prothesentypen.

Summary

The Hinge prosthesis is still overshadowed by the failures of this system during its pioneer phase. Its critics point to the large amount of bone which had to be resected at primary implantation and the resulting limitation of alternative measures plus a high rate of infection.

In the meantime these prosthesis models have been developed further. As early as 1970 the Hinge prosthesis Modell St. Georg was already designed according to the Low-Friction-Principle. Wear problems with severe loss of bone stock did not occur. Continued development work produced the Hinge prosthesis ENDO-Modell which replaced the previous models in 1991. This design has modified axes and stems and the amount of intracondylar bone resected during implantation has been reduced.

Long-term studies have produced evidence of good results and a low rate of complications.

The survival rate after twelve years is 94%.

The rate of periprosthetic infection is 2.9% after nine years.

The Hinge prosthesis is an undisputed element in revision arthroplasty at the knee. It also has an important role in special indications at primary arthroplasty, for example severe valgus deformity, when the condition of the joint requires an implant with greater stability. This can only be provided by a linked system. In cases such as these deficiency of the ligamentous apparatus restricts the possibilities for implantation of an unlinked prosthesis.

Literatur

1. Blauth W, Hassenflug J (1990) Are unconstrained components essential in total knee arthroplasty? Long-term results of the Blauth knee prosthesis. Clin Orthop 258:86
2. Buchholz HW, Engelbrecht E (1973) Die intracondyläre totale Kniegelenksendoprothese Modell „St. Georg". Chirurg 42:510
3. Engelbrecht E, Heinert K (1988) Experience with a surface and total knee replacement: further developements of the model St. Georg. In: Niwa. Paul, Yamamoto (eds) Total knee replacement. Springer, Berlin Heidelberg New York, p 257
4. Engelbrecht E, Nieder E, Klüber D (1997) Ten to Twenty Years of Knee Arthroplasty at the Endo-Klinik: A Report on Long-term Follow-up of the St. Georg Hinge and the Medium-term Follow-up of the Rotating Knee ENDO-Model. In: Niwa, Yoshino, Kurosaka, Shino, Yamamoto (eds). Reconstruction of the knee joint. Springer, Tokyo, p 186
5. Heinert K, Engelbrecht E (1988) Langzeitvergleich der Knieendoprothesensysteme „St. Georg". 10-Jahres-Überlebensraten von 2236 Schlitten- und Scharnierendoprothesen. Chirurg 59:755
6. Hungerford DS, Lennox DW (1984) Management of fixed deformity at total knee arthroplasty. Fixed valgus deformity. In: Hungerford DS, Krackow KA, Kenna RV (eds) Total knee arthroplasty. A comprehensive approach. Williams & Wilkins. Baltimore London, p 163
7. Ivosevic D, Gschwend N, Scheier H, Munzinger U (1989) Überlebenskurven von GSB-Knieprothesen. In: Chapchal G (Hrsg) Das Kniegelenk. Thieme Stuttgart, S 79
8. Krackow KA (1984) Management of fixed deformity at total knee arthroplasty. General principles. In: Hungerford DS, Krackow DA, Kenna RV (eds) Total knee arthroplasty. A comprehensive approach. Williams & Wilkins. Baltimore London, p 163
9. Krackow KA (1984) Management of fixed deformity at total knee arthroplasty. Fixed flexion deformity. In: Hungerford DS, Krackow KA, Kenna RV (eds) Total knee arthroplasty. A comprehensive approach. Williams & Wilkins. Baltimore London, p 193
10. Laskin RS (1984) Management of fixed deformity at total knee arthroplasty. Fixed varus deformity. In: Hungerford DS, Krackow KA, Kenna RV (eds) Total knee arthroplasty. A comprehensive approach. Williams & Wilkins. Baltimore London, p 179
11. Röttger J, Heinert K (1983) Die Knieendoprothesensysteme „St. Georg". Beobachtungen und Ergebnisse nach 10 Jahren Erfahrung mit über 3700 Operationen. Z Orthop 122:818
12. Fuchs S, Gierse H, Maaz B (1993) Ist die GSB-Knieprothesenimplantation aufgrund der Patellaproblematik noch vertretbar? Z Orthop 131:425–430. F Enke Verlag Stuttgart
13. Hassenpflug J, Harten K, Hahne HJ, Hobeck K, Holland C, Maronna U (1988) Ist die Implantation von Kniegelenkscharnierendoprothesen heute noch vertretbar? Z Orthop 126:398–407. F Enke Verlag Stuttgart
14. Blauth W, Hassenpflug J (1991) Scharnierendoprothesen des Kniegelenks. Langzeiterfahrungen am Beispiel der Blauth-Prothese. Orthopäde 20:206–215. Springer-Verlag
15. Dederich R, Wolf L (1982) Kniegelenkendoprothesen. Nachuntersuchungsergebnisse. Unfallheilkunde 85:359–368. Springer-Verlag
16. Plitz W (1991) Endoprothetik am Kniegelenk, Bestandsaufnahme und Perspektiven. Orthopäde 20:164–169. Springer-Verlag

Die beidseitige Knie-TEP in einer Narkose bei fortgeschrittener Gonarthrose

F. Reichel

Seit 7 Jahren implantieren wir in der Orthopädischen Klinik Erlabrunn Knie-TEP beidseits in einer Narkose. Wir implantierten bisher in dieser Weise über 630 Knie-TEP.

Über diese operationstechnische Variante sind seit 20 Jahren, besonders im nordamerikanischen Schrifttum, reichlich Mitteilungen zu finden [1, 2, 5-10, 12-14].

Im europäischen Raum setzt sich dieses Verfahren nur sehr zögerlich durch [3, 4, 11].

Jede dritte Gonarthrose ist eine beidseitige. Dementsprechend implantieren wir seit 1994 gut ein Drittel aller Knie-TEP einzeitig beidseits. In den letzten Jahren pendelte sich bei uns die Zahl der beidseits Implantierten auf etwa 120 Knie-TEP pro Jahr ein.

Wir setzen dabei keine Altersgrenze. Nahezu jeder zweite Operierte war 70 Jahre und älter. 88% der Operierten waren über 60 Jahre alt.

Das beidseits schwer betroffene Kniegelenk ist die Voraussetzung zur Operation. Patienten mit beidseitigen Beugekontrakturen und/oder mit beidseitigen schweren Fehlstellungen sind besonders dankbar für diese operationstechnische Möglichkeit. Unser operatives Verfahren beginnt mit Hautdesinfektion und Abdecken beidseits. Die Blutleere, wenn überhaupt benutzt, wird nur am zuerst zu operierenden Knie angelegt. Die Operationen laufen nacheinander ab, wobei mit der klinisch schlechteren Seite begonnen wird. Ein Team mit einem Operateur und mit einem Instrumentarium operiert die Knie nacheinander. Dieses Vorgehen lässt die mit dem Patienten vorbesprochene Möglichkeit offen, nach der ersten Operation abzubrechen, wenn irreguläre Verhältnisse (Blutverlust, technische Probleme ...) auftreten. In der Literatur wird auch die Variante, dass zwei Teams simultan implantieren, erwähnt [4, 12, 13].

Zu 90% verwenden wir den bikondyläre Oberflächenersatz meist als Hybridversorgung mit dem zementierten Tibiaplateau und oft mit Patellaersatz.

Bei beidseits sehr schwer ausgeprägten Instabilitäten, knöchernen Defekten oder groben Fehlstellungen setzen wir auch das achsgeführte Revisionsknie (Dual-articular) einzeitig auf beiden Seiten ein (Abb. 1). Dies führten wir bei 17 Patienten durch. In seltenen Einzelfällen kombinierten wir auch den Oberflächenersatz auf der einen Seite mit dem Revisionsknie auf der anderen (Abb. 2).

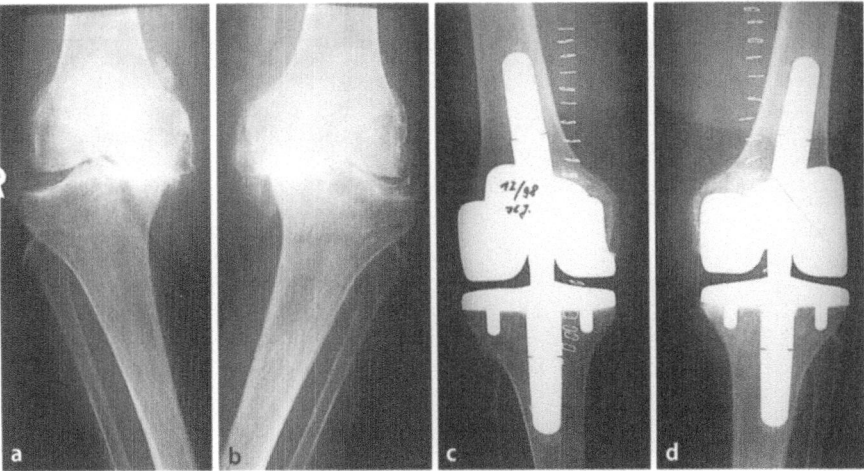

Abb. 1. a, b 76-jährige Patientin mit ausgeprägter Varusfehlstellung, schwerer Instabilität und knöchernen Defekten medial beidseits. **c, d** Versorgung mit dem achsgeführten Revisionsknie Dual-articular beidseits in einer Narkose, Achskorrektur

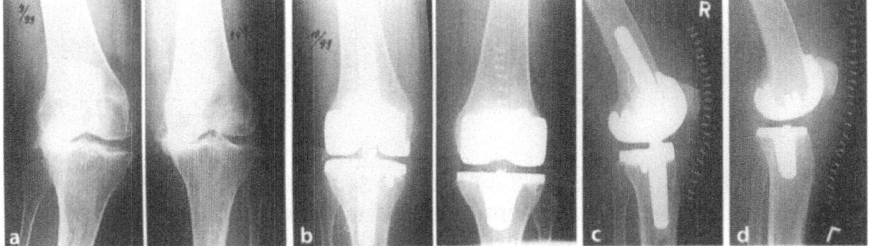

Abb. 2. a 64-jährige Patientin mit instabiler Valgusgonarthrose rechts und Varusgonarthrose III. Grades links. **b** Versorgung mit dem achsgeführten Dual-articular-Knie rechts und einem Foundation-Oberflächenersatz links, Achskorrektur. **c, d** Seitaufnahme der beidseits versorgten Kniegelenke, rechts Revisionsknie, links Oberflächenersatz

Neben den üblichen Prophylaktika verabreichen wir seit 1995 bei allen TEP-Implantationen Aprotinin nach der in Tabelle 1 aufgelisteten Dosierung. Damit reduzieren sich die Blutverluste deutlich. Dies erscheint uns für den Erfolg der beidseitigen Operation außerordentlich wichtig.

Zügiges, atraumatisches Operieren begrenzt den Blutverlust zusätzlich. Unsere durchschnittliche Operationszeit bei 630 beidseits eingesetzten Knie-TEP liegt bei 55 Minuten für eine Operation. 65% der Operationen in den ersten Jahren bis 1995 wurden innerhalb 2 Stunden beendet. Mit zunehmender Routine und Erfahrung stieg diese Zahl in den Jahren von 1996 bis 1999 auf 80%.

Nur 20% der beidseits operierten Patienten benötigten in den vergangenen drei Jahren Fremdblut. Die Eigenblutspende spielt aufgrund des durch-

Tabelle 1. Aprotingabe (Trasylol, Antagosan, Contrykal) alle TEP

Körpergewicht > 60 kg:
- präop. 1 Mill. IE Kurzinfusion
- intraop. 1. Mill. IE Kurzinfusion
- postop. 1 Mill. IE Kurzinfusion

Körpergewicht < 60 kg:
- präop. 1 Mill. IE Kurzinfusion
- intraop. 500000 IE Kurzinfusion
- postop. 1 Mill. IE Kurzinfusion

immer 1ml Aprotinin i.v. als Testdosis!

Tabelle 2. Frühpostoperative Komplikationen (n = 556; KTEP bds.)

	93	94	95	96	97	98	%
Tödliche Thromboembolie	–	+	+	–	–	–	0,4 (2)
Thrombose/Embolie	+	+	–	–	+	++	0,9 (5)
Tiefe periprothet. Infektion	–	++	–	–	–	–	0,4 (2)
Oberflächl. Wundheilungsst.	+	–	–	–	–	+	0,4 (2)
Tempor. Fibularisparese	–	+	++	–	+	–	0,7 (4)
Dekubitus/Fersenulkus	+++	+++	+	–	+	++	1,8 (10)

schnittlich hohen Lebensalters und der oft spontanen Entscheidung zum beidseitigen Vorgehen kaum eine Rolle. Die Autotransfusion des Drainageblutes ist bei uns Routine. Die postoperative Nachbehandlung unterscheidet sich nicht mehr von der der einseitig Operierten. Die Nachbehandlung setzt am ersten Tag mit Motorschiene, Kryotherapie und Atem-/Stoffwechselgymnastik ein. Sie wird am zweiten Tag mit Aufstand, Umlagerungen, Reizstrom erweitert und am dritten bis vierten Tag mit Gangschule und Spannungsübungen fortgesetzt. Die durchschnittliche Hospitalisierungszeit betrug 23 Tage mit abnehmender Tendenz in den letzten Jahren. Zur Entlassung sind die Operierten sicher gehfähig an zwei Gehhilfen, mitunter schon an einer und steigen selbständig Treppen.

Die prospektiv erhobene Statistik der frühpostoperativen Komplikationen zeigt mit zunehmender Erfahrung rückläufige Tendenz (Tabelle 2). Die beiden tiefen periprothetischen Frühinfektionen wechselten wir erfolgreich primär in einer Sitzung. Der Vergleich der Komplikationen zwischen doppel- und einseitig Operierten fällt in unserem Krankengut zugunsten der doppelseitig Operierten aus (Tabelle 3).

Unsere Ergebnisse unterstreichen die durchweg positiven Mitteilungen aus der Literatur. Es werden im Vergleich der Ergebnisse und Komplikationen zu den einseitig implantierten Knie-TEP von den Autoren und von uns

Tabelle 3. Frühpostoperative Komplikationen [%]

	n: 1700 KTEP	
	Einseitig	Beidseitig
Tödliche Thromboembolie	0,2 (2)	0,4 (2)
Thrombose/Embolie	0,7 (8)	0,9 (5)
Tiefe periprothet. Infektion	0,3 (4)	0,4 (2)
Oberflächl. Wundheilungsst.	1,7 (19)	0,4 (2)
Tempor. Fibularisparese	0,3 (4)	0,7 (4)
Dekubitus/Fersenulkus	2,3 (26)	1,8 (10)
Gesamt	5,5% n: 1144	4,5% n: 556

keine nennenswerten Unterschiede gesehen. Die Methode der bilateral simultan eingesetzten Knie-TEP wird für sicherer, zeit- und kosteneffektiver als das schrittweise Vorgehen in zwei Einzelschritten gehalten. Als größten Vorteil sehen wir die symmetrisch an beiden achskorrigierten Knien einsetzbare Nachbehandlung an. Für den Patienten besteht nur ein Narkose- und ein OP-Risiko. Die psychisch belastende zweite Operation entfällt.

Zusammenfassung

Beidseitiger Ersatz der Kniegelenke kann sowohl schrittweise Seite für Seite als auch in einem Schritt gleichzeitig in einer Narkose vorgenommen werden. Vergleichende Arbeiten zum ein- oder zweischrittigen Vorgehen bei dem totalen Kniegelenksersatz zeigten übereinstimmende Resultate und statistisch gleiche Komplikationsraten [3, 5, 7–16].

Der beidseitige gleichzeitige Kniegelenksersatz erwies sich als sicherer und effektiver als das schrittweise Vorgehen mit zwei Operationen nacheinander [3, 9, 10, 12, 15, 16].

Summary

Bilateral total knee arthroplasties may be performed as a one-stage operation or as separately staged procedures. Studies comparing one-stage and two-stage bilateral total knee arthroplasty have shown comparable results an statistically similar complication rates [3, 5, 7–16].

Simultaneous bilateral total knee replacement is saver and more cost-effective than for staged TKR [3, 9, 10, 12, 15].

Literatur

1. Berman AT, Zarro VJ, Bosacco SJ, Iraelite C (1987) Quantitative gait analysis after unilateral or bilateral total knee replacement. J Bone Joint Surg 69A:1340–1345
2. Brotherton S, Roberson J, De Andrade R, Fleming L (1986) Staged versus simultaneous bilateral total knee replacement. J Arthroplasty 1:221–228
3. Funke E, Munzinger U, Drobny T (1995) Doppelseitige KTEP – einzeitig vs. zweizeitig. Efort München Vortrag 227:7
4. Gächter A persönliche Mitteilung, St. Gallen
5. Goldstein WM, Comisar BR, Raab DJ, Jimenez ML (1997) Unilateral versus bilateral total knee arthroplasty in patient age 75 and older. AAOS New Orleans
6. Gradillas EL, Volz RG (1979) Bilateral total knee replacement under one anesthetic. Clin Orthop 140:153
7. Hardaker WT, Ogden WS, Musgrave RE, Goldner JL (1978) Simultaneons and staged bilateral total knee arthroplasty. J Bone Joint Surg 60A:247
8. Jankiewicz JJ, Scuico TP, Ranawat CS, Behr C, Tarrention S (1994) One-stage versus two-stage bilateral total knee arthroplasty. Clin Orthop 309:94–101
9. Kolettis GT, Wixson RL, Peruzzi WT, Blake MJ, Wardell S, Stulberg SD (1994) Safety of one-stage bilateral total knee arthroplasty. Clin Orthop 309:102–109
10. Lux PS, Whiteside LA, Martin JW (1995) Vergleich beidseitiger KTEP-Implantationen in einer einzeitigen (simultanen) vs. zweizeitigen (zeitlich versetzten) Operation. Efort München Vortrag 226:7
11. Lynch MN, Trousdale RT, Ilstrup DM (1996) Complications following simultaneous bilateral total knee arthroplasty performed in the elderly patient. Proceedings of 1996 AAOS, Atlanta, Georgia. February 1996
12. McLardy-Smith P (1993) Bilateral osteoarthritis of the knee, simultaneous staged operation. Orthopaedic dilemmas and answers, Marbel I a, November 1993
13. McLaughlin T, Fisher R (1985) Bilateral total knee arthroplasties-comparison of simultaneous (two-team), sequential, and staged knee replacement. Clin Orthop 199:220–225
14. Morrey B, Adams R, Ilstrup D, Bryan R (1987) Complications and mortality of associated with bilateral or unilateral total knee arthroplasty. J Bone Joint Surg 69A:484–488
15. Soudry M, Binazzi R, Insall J, Nordstrom T, Pellicci P, Goulet J (1985) Successive bilateral total knee replacement. J Bone Joint Surg 67A:573–576
16. Worland RL (1992) Simultaneous bilateral total knee replacement versus unilateral replacement. A Review Meeting, Antwerpen November 1992

Mittelfristige Ergebnisse nach bikondylärem Oberflächenersatz am Knie bei Rheumatikern jünger als 50 Jahre

KATJA SCHENK, KERSTIN ROHKOHL und H. W. NEUMANN

Einleitung

Die operative Behandlung rheumatischer Kniegelenke bei jungen Patienten weist einige gelenkspezifische Besonderheiten auf. Zum Einen ist hier die schlechte Knochenqualität zu nennen, die bedingt ist durch Zystenbildung, durch den destruierenden Effekt von Prostaglandinen und Zytokinen sowie durch die katabole Wirkung von Steroiden im Rahmen der Rheumatherapie.

Des weiteren finden sich unter den Rheumatikern häufig jüngere Patienten zur Knie-TEP, womit natürlich das Risiko für Spätkomplikationen wie Infektionen und Lockerungen deutlich ansteigt. Erschwerend wirken natürlich auch muskuläre Athrophien sowie extreme Valgus- und Außenrotationsfehlstellungen. Dies stellt wiederum auch spezifische Anforderungen an die OP-Technik.

So ist bei ausgedehnten Zysten häufig eine Spongiosaplastik notwendig, ebenso wie eine sehr sorgfältige Weichteilbalance zur Vermeidung von Instabilitäten. Soweit dies möglich ist, sollten zur Entlastung der TEP-Knochenverbindung ungekoppelte Prothesen zur Anwendung kommen. Den Vorteil einer zementlosen Verankerung sehen wir in einer Schonung des vorhandenen Knochens sowie in einer besseren Rückzugsmöglichkeit bei eventuell auftretender Lockerung.

Material und Methode

In den letzten 12 Jahren wurden in unserer Klinik insgesamt 109 Knie-Prothesen bei Rheumatikern unter 50 Jahren implantiert. Während wir bis 1990 fast ausschließlich achsgeführte zementierte Prothesen eingesetzt haben, werden seitdem fast ausschließlich bikondyläre Oberflächenersatzprothesen implantiert.

Von den 74 zementlos implantierten Knie-Prothesen konnten 41 Patienten mit 63 Prothesen und einer Mindeststandzeit von 3 Jahren nach durchschnittlich 6,1 Jahren nachuntersucht werden. Das Durchschnittsalter der 41 operierten Patienten betrug 39 Jahre. 22 Patienten wurden beidseits endoprothetisch versorgt. Die prospektive Studie beinhaltet eine ausführliche

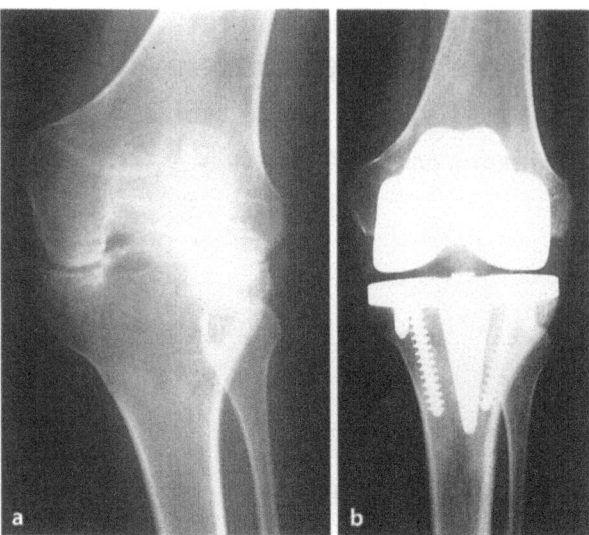

Abb. 1. a 22-jährige Patientin mit Rheumatoidarthritis und ausgeprägter Valgus-Gonarthrose rechts. **b** Gleiche Patientin, 7 Jahre nach Implantation einer zementlosen Knie-TEP (Natural-knee)

Anamnese, insbesondere auch hinsichtlich der medikamentösen Basistherapie und der durchgeführten Voroperationen.

Auch paraklinische Daten, wie Entzündungsparameter und histologische Aktivitätsbestimmungen, wurden erfasst.

Die klinische Untersuchung erfolgte nach den Kriterien für den Score der amerikanischen Knee-Society (Insall 1989) sowie einer Schmerzbeurteilung nach der visuellen Analogskala.

Die röntgenologische Untersuchung dient der präoperativen Larsen-Klassifikation sowie der Beinachsenbestimmung. Postoperativ wurden insbesondere Lysesäume, Beinachse und implantatspezifische Winkel beurteilt.

In der Abbildung 1 ist das Röntgenbild einer unserer jüngsten Patienten mit einer deutlichen Valgusfehlstellung und ausgeprägten Destruktionen dargestellt. Diese 22-jährige Patientin bekam 1992 eine zementlose Knie-TEP (Naturalknee) implantiert und ist seitdem seitens des Kniegelenkes vollständig beschwerdefrei.

Ergebnisse

Bei allen Patienten konnte eine deutliche Reduktion der Schmerzen verzeichnet werden und zwar von 8,6 präoperativ auf 0,9 Punkte postoperativ, gemessen an der visuellen Analogskala. Die durchschnittliche Beweglichkeit (ROM) stieg von 87° präoperativ auf 105° postoperativ. Ebenso konnten deutliche Verbesserungen im Funktions- und Kniescore erzielt werden und zwar von 31 auf 88 Punkte beim Funktionsscore und von 24 auf 92

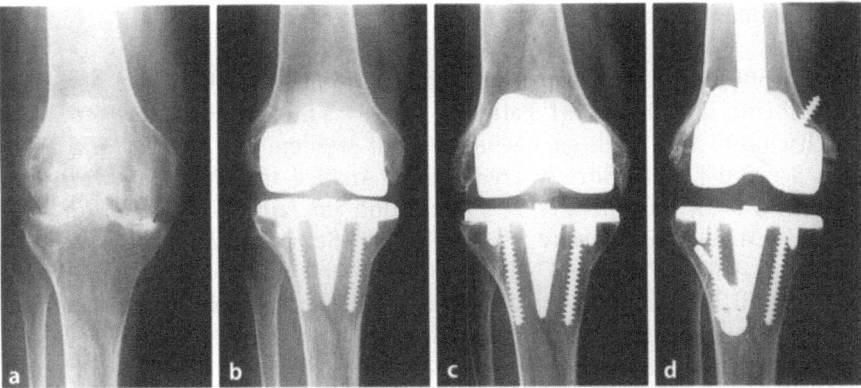

Abb. 2. a Kniegelenk eines 28-jährigen Rheumatikers, präoperativ. **b** Postoperativer Zustand nach Implantation einer zementlosen Knie-TEP (Natural-knee). **c** Gleicher Patient mit gelockertem und eingesunkenem Femurteil, 4 Jahre postoperativ. **d** Zustand nach Wechsel auf ein zementloses Revisionsfemurteil

Punkte beim Kniescore, bei maximal jeweils 100 möglichen Punkten. Zusätzlich konnte postoperativ eine deutliche Beinachsenkorrektur verzeichnet werden. Während präoperativ 38 Kniegelenke eine Valgusfehlstellung von über 10° aufwiesen, waren es postoperativ nur noch 2 Kniegelenke.

An Komplikationen sahen wir 2 oberflächliche Wundheilungsstörungen, die unter konservativer Therapie folgenlos ausheilten. Wegen schmerzhafter Patellaprobleme waren 2 offene Revisionen notwendig. Die radiologische Auswertung hinsichtlich aufgetretener Lysesäume zeigte bei 11% der Kniegelenke Lysesäume über 1 mm, wobei keine Korrelation zu einer klinischen Symptomatik bestand.

Wechseloperationen wegen aufgetretener Prothesenlockerung mussten bisher in 3 Fällen durchgeführt werden. Bei einem Patienten trat im 4. postoperativen Jahr eine Lockerung des Femurteils auf, welches dann in ein ebenfalls zementloses Revisionsfemurteil gewechselt wurde (Abb. 2). Die anderen beiden Lockerungen traten jeweils im 7. postoperativen Jahr auf, wobei einmal das Tibiateil und einmal beide Prothesenanteile betroffen waren.

In der Literatur sind bis jetzt nur sehr wenig Arbeiten über die endoprothetische Versorgung am Knie bei jungen Rheumatikern zu finden. Die meisten Autoren berichten über zementierte Prothesen mit Lockerungs- bzw. Lyseraten zwischen 4 und 47%. Bisher wurden nur zwei Arbeiten mit jeweils 18 bzw. 14 Rheumatikern unter 50 Jahren publiziert (Hungerford 1989 und Bellemans 1997).

Zusammenfassend können wir aus unseren Ergebnissen einschätzen, dass mit zementlosen Knieprothesen bei jungen Rheumatikern mittel- und langfristig gute Ergebnisse zu erzielen sind und diese mit denen nach zementierten Knie-TEP vergleichbar sind. Aufgrund fehlender größerer Studien zur zementlosen Verankerung ist ein diesbezüglicher Vergleich zur Zeit noch nicht möglich.

Zusammenfassung

74 zementlose Knie-TEP wurden 56 Patienten unter 50 Jahren mit Rheumatoidarthritis implantiert. 41 Patienten mit 63 Knieprothesen konnten nach durchschnittlich 6,1 Jahren nachuntersucht werden. Die Auswertung nach dem Score der Knee Society ergab einen Anstieg im Knie-Score von präoperativ 24 auf postoperativ 92 Punkte und im Funktions-Score von präoperativ 31 auf postoperativ 88 Punkte. Die Beweglichkeit (ROM) verbesserte sich von 87° auf 105°. Radiologische Lysesäume über 1 mm waren bei 11% zu beobachten. Auf Grund von Patellaproblemen waren 2 offene Revisionen notwendig. Wechseloperationen nach Prothesenlockerung mussten in 3 Fällen durchgeführt werden. Mit zementlosen Knieprothesen können auch bei jungen Rheumatikern mittel- und langfristig gute Ergebnisse erzielt werden.

Summary

74 cementless total knee arthroplasties were performed for severe rheumatoid arthritis in 56 patients younger than 50 years. 41 patients with 63 prostheses werde available for follow-up evaluation at an average of 6.1 years. According to the Knee-Society scoring system, the knee-score improved from an average of 24 points preoperatively to 92 points at follow up. The average function-score improved from 31 points to 88 points. Average range of motion improved from 87° to 105°. Radiolucencies more than 1 mm thick were observed in 11%. 2 knees were revised for patella problems. 3 prostheses have required revision for loosening. Cementless total knee arthroplasties offer good results in young rheumatoid patients.

Literatur

1. Bellemans J, Victor J, Westhovens R, Dequeker J, Fabry G (1997) Total knee arthroplasty in the young rheumatoid patient. Acta Orthop Belg 63:189-193
2. Dalury DF, Ewald FC, Christie MJ, Scott RD (1995) Total knee arthroplasty in a group of patients less than 45 years of age. J Arthroplasty 10:598-602
3. Ewald FC, Christie MJ (1987) Results of cemented total knee replacement in young patients. Orthop Trans 11:442-443
4. Gill GS, Chan KC, Mills DM (1997) 5- to 18-year follow-up study of cemented total knee arthroplasty for patients 55 years old or younger. J Arthroplasty 12:49-54
5. Hungerford DS, Krackow KA, Kenna RV (1989) Cementless total knee replacement in patients 50 years old and under. Orthop Clin North Am 20:131-145
6. Insall JN, Dorr LD, Scott RD, Scott WN (1989) Rationale of the Knee Society clinical rating system. Clin Orthop 13-14
7. Ranawat CS, Padgett DE, Ohashi Y (1989) Total knee arthroplasty for patients younger than 55 years. Clin Orthop 27-33
8. Rydholm U, Boegard T, Lidgren L (1985) Total knee replacement in juvenile chronic arthritis. Scand J Rheumatol 14:329-335

9. Sarokhan AJ, Scott RD, Thomas WH, Sledge CB, Ewald FC, Cloos DW (1983) Total knee arthroplasty injuvenile rheumatoid arthritis. J Bone Joint Surg [Am.] 65:1071-1080
10. Stuart MJ, Rand JA (1988) Total knee arthroplasty in young adults who have rheumatoid arthritis. J Bone Joint Surg [Am.] 70:84-87

Evaluation de l'etat histologique du ligament croisé postérieur en fonction de l'état macroscopique du ligament croisé antérieur. Intérêt pour l'indication des prothèses conservant le ou les ligaments croisés

J. ALLAIN, D. GOUTALLIER, S. LE MOUËL, et M.C. VOISIN

Il nous est apparu intéressant d'évaluer l'état macroscopique et microscopique des deux ligaments croisés du genou au cours de la gonarthrose, et plus précisément au stade de la réalisation des arthroplasties totales de genou.

En effet, les résultats que nous avons obtenus après implantation des prothèses conservant le seul croisé postérieur, étaient inférieurs à ceux des prothèses conservant les deux ligaments croisés. Ceci aussi bien pour Cloutier dans l'étude de la fonction après PTG que pour notre service dans l'analyse radiographique de nos résultats.

Deux facteurs pouvaient expliquer ces différences entre les prothèses 1 C et les prothèses 2 C: soit un défaut dans le dessin de l'implant tibial 1 C (en effet, celui-ci était presque plat), soit du fait d'une déficience du ligament croisé postérieur dans les prothèses 1 C (qui n'étaient implantées qu'en cas de destruction du ligament croisé antérieur).

Matériel

52 gonarthroses ayant été opérées avec implantation d'une prothèse totale de genou postérostabilisée ont été inclues dans cette étude. L'âge moyen des patients était de 76 ans (de 64 à 84 ans). L'âge élevé de la population s'explique par le fait qu'au-delà de 75 ans, l'utilisation d'une prothèse postéro-stabilisée était systématique, alors que chez les patients de moins de 75 ans, elle n'était utilisée qu'en cas de LCA anormal.

Méthode

Les deux ligaments croisés étaient prélevés systématiquement en per-opératoire avec leurs insertions en monobloc avec les plateaux tibiaux pour étude histologique. D'autre part, l'aspect macroscopique per-opératoire des deux ligaments croisés étudié et noté.

L'aspect macroscopique des deux ligaments croisés était classé en trois stade:

normal,
anormal (diminution d'environ 50% de volume du ligament associée à un aspect scléreux),
détruit (disparition du ligament ou persistance de quelques fibres).

L'état histologique des deux ligaments croisés a été classé en fonction des lésions dégénératives du collagène évaluées sur des coupes longitudinales. Il a été démontré que ces lésions dégénératives aboutissent à une diminution des qualités mécaniques des ligaments atteints. La classification est donc: stade 0, ligament normal; stade 1, lésion sur moins d'un tiers d'épaisseur du ligament; stade 2, lésion entre un tiers et deux tiers d'épaisseur du ligament et enfin stade 3, lésion sur plus de deux tiers d'épaisseur du ligament.

Résultats

L'aspect macroscopique du ligament croisé antérieur était normal 17 fois, anormal 14 fois et détruit 21 fois. L'aspect macroscopique du ligament croisé postérieur état normal 45 fois, anormal 7 fois et détruit dans aucun cas. Les résultat de l'étude histologique des ligaments croisés était le suivant: 12 fois le LCA était de stade 0, 5 fois de stade 1, 7 fois de stade 2 et 21 fois de stade 3. 27 fois le LCP était de stade 0, 13 fois de stade 1, 1 fois de stade 2 et 2 fois de stade 3.

Analyse des Résultats:
Nous avons recherché l'existence ou non de corrélations entre l'aspect macroscopique et histologique des ligaments. Lorsque le ligament croisé antérieur état macroscopiquement normal, il état histologiquement sain dans 80% des cas. Dans les 20% restants, il présentait des lésions mineures de stade 1. Un LCA macroscopiquement normal est donc presque toujours microscopiquement normal.

Lorsque le LCP était macroscopiquement normal, dans seulement 40% des cas il était histologiquement sain. Dans les 60% restants, il présentait des lésions histologiques de stade 1 ou 2. Un LCP macroscopiquement normal est donc le plus souvent microscopiquement anormal.

Nous avons enfin comparé résultat de l'analyse macroscopique des ligaments croisés antérieurs avec le résultat histologique des ligaments croisés postérieurs. Dans les 17 cas de LCA macroscopiquement normaux, l'état histologique du LCP était 13 fois normal et 4 fois anormal, présentant des lésions mineures de stade 1. Parmi les 14 LCA macroscopiquement anormoux, seulement 5 fois le LCP était histologiquement normal, alors qu'il était anormal 7 fois présentant 3 fois des lésions de stade 1 et 4 fois des lésions de stade 2 (LCP: résultat incertain 2 fois). Parmi les 21 LCA macroscopiquement détruits, seulement 3 LCP étaient histologiquement sains pour 14 ligaments anormoux: 5 lésions de stade 1, 7 lésions de stade 2 et 2 lésions de stade 3 (4 résultats histologiques incertains pour le LCP).

Devant un LCA macroscopiquement normal, un LCP a donc 80% de chances d'être histologiquement sain. Dans les 20% restants, il n'est jamais atteint sévèrement.

Devant un LCA macroscopiquement anormal ou détruit, un LCP a 80% de risques de présenter des lésions histologiques qui sont sévères dans 60% des cas.

Néanmoins, les résultats de cette étude sont à corréler avec ceux des prothèses totales de genou conservant le seul ligament croisé postérieur. En effet, ce type de prothèse donne couramment de bons résultats dans les séries rapportées dans la littérature.

Notre expérience décevante des prothèses 1C peut être expliquée par le fait qu'elle correspond à une utilisation particulière de ces implants. En effect, au vu des résultats de cette étude, on peut rétrospectivement affirmer que presque toutes nos prothèses 1C ont été implantées sur des genoux dont le ligament croisé postérieur était histologiquement pathologique, puisque utilisées uniquement lorsque le ligament croisé antérieur était absent (lorsqui'il était présent, une prothèse conservant les deux ligaments croisés était toujours choisie).

Conclusion

En conclusion, à la lueur de ces résultats, si l'aspect macroscopique peropératoire du LCA est anormal, le ligament croisé postérieur est le plus souvent microscopiquement pathologique et l'implantation d'une prothèse totale de genou conservant le LCP histologiquement illogique. Il apparaît donc théoriquement nécessaire de réserver l'indication des prothèses totales de genou 1C au genou avec un ligament croisé antérieur macroscopiquement normal. L'atteinte macroscopique de ce ligament doit théoriquement amener à poser l'indication d'une prothèse totale de genou postéro-stabilisée.

Mise en place des protheses totales du genou assistee par ordinateur: comparaison avec la technique conventionnelle

D. Saragaglia, F. Picard, C. Chaussard, E. Montbarbon, F. Leitner, et P. Cinquin

La mise en place des prothèses totales du genou nécessite un ancillaire relativement sophistiqué pour permettre, entre autres, de positionner l'implant perpendiculaire à l'axe mécanique du membre inférieur. Ce positionnement plus ou moins difficile à obtenir en fonction de la déformation initiale en valgus ou en varus, de la forme du fémur (fémur courbe congénital et coxa vara), cal vicieux du fémur ou du tibia, conditionne la longévité de la prothèse et diminue les risques de descellement et d'usures précoces des implants (Aglietti [1], Bargren [2], Ecker [3], Hood [4], Hsu [5], Insall [6], Jeffrey [7], Laskin [8], Locke [9], Peterson et Engh [10], Ranawat [11], Tew et Waugh [12]).

Les ancillaires actuels comportent soit une visée centro-médullaire ce qui est quasiment la règle pour le fémur, soit une visée extra-médullaire, le plus souvent utilisée au niveau du tibia, soit une visée intra-médullaire combinée à une visée extra-médullaire (tibia).

Ces ancillaires, aussi sophistiqués soient-ils ne sont pas d'une fiabilité absolue et il n'est pas rare de voir, même entre des mains expérimentées des prothèses positionnées avec trop de valgus ou de varus (plus de 5°), trop de pente tibiale postérieure ou antérieure.

A partir de ces constatations, nous avons essayé de concevoir un système assisté par ordinateur permettant d'éliminer ces visées en supprimant les guides centro et extra-médullaires. Ce système a été mis au point en 1996 après trois années de recherche et validé sur le cadavre en 1997 (Picard [13], Leitner [14])). L'objectif de ce travail était de comparer les résultats du positionnement des prothèses mises en place par une technique assistée par ordinateur avec celles mises en place par une technique classique.

Materiel et Methodes

Materiel: De janvier 1998 à avril 1999, nous avons opéré dans le cadre d'une étude prospective randomisée 25 patients par chirurgie conventionnelle (groupe A) et 25 autres par chirurgie assistée par ordinateur (groupe B). Tous étaient volontaires et avaient signé une fiche de consentement éclairé. Il s'agissait de 35 hommes et 15 femmes âgés en moyenne de

69,5 ans (47–85). Les deux groupes étaient comparables en ce qui concerne l'âge, le sexe, la taille, le poids, les antécédents orthopédiques, l'étiologie et la mobilité préopératoire.

L'angle fémoro-tibial préopératoire (HKA) était également comparable dans les deux groupes avec un angle moyen de 175° (soit 5° de varus) avec des extrêmes de 162° (18° de varus) et 210° (30° de valgus). A signaler par ailleurs, 80% de genu varum et 16% de genu valgum dans le groupe A contre 76% et 24% dans le groupe B.

Methodes

Méthodologie de l'étude: Tous les genoux ont été opérés par le même opérateur (DS) et la prothèse Search® (Aesculap AG, Tuttlingen) a été utilisée dans tous les cas. Les objectifs de l'intervention étaient de positionner la prothèse avec un angle HKA de 180°, un angle fémoral de 90° (par rapport à l'axe mécanique), un angle tibial de 90° et une pente tibiale postérieure à 0° (plateau positionné à 90° par rapport à l'axe tibial de profil). Le protocole radiologique préopératoire et post-opératoire (dans les six mois qui suivaient l'intervention) devait comporter une pangonométrie de face (protocole de Ramadier [15]) et de profil. tous les dossiers ont été revus par deux chirurgiens indépendants de l'opérateur et des concepteurs du système assisté par ordinateur.

L'étude statistique a été faite sur le logiciel Statview 5 PC. La comparaison des différents critères de jugement entre les groupes a été menée par un test t de comparaison des moyennes lorsque les conditions de validité étaient respectées (normalité et homoscédasticité des variables).

La technique assistée par ordinateur

Le matériel: Il est composé d'une station de navigation (Fig. 1) permettant le repérage spatial en temps réel de marqueurs, ainsi que d'un ancillaire adapté à cette navigation. La station de navigation comporte un ordinateur de type PC (système d'exploitation Windows NT 4.0), un localisateur infra rouge Polaris (Northerm Digital Inc), et une pédale à double commande (Aesculap AG, Tuttlingen). Le déroulement du protocole opératoire est défini dans le logiciel et le chirurgien assure son contrôle via la pédale et une interface graphique dédiée.

Cette station de navigation comprend en outre les pièces d'ancillaires que sont les marqueurs et leur système de fixation. Un marqueur, appelé aussi «rigid body» (Fig. 2) est constitué d'un ensemble de diodes infra-rouges reliées de façon rigide. La position de chacune de ces diodes est connue du localisateur, et par suite l'attitude (position et orientation) du marqueur proprement dit. Ces marqueurs peuvent être fixés sur tous les objets dont on souhaite suivre le déplacement. En particulier, il est possible de désigner des points dans l'espace grâce à un palpeur constitué d'une

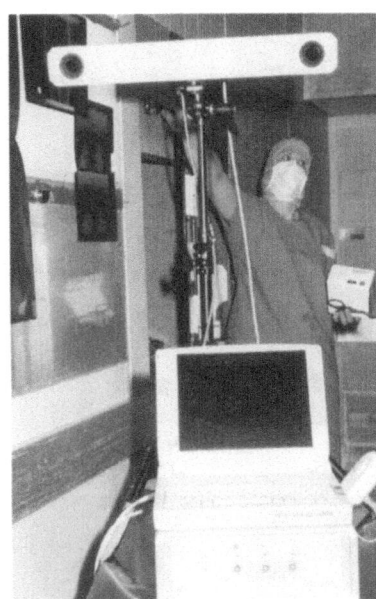

Fig. 1. Console informatique avec localisateur 3D et unité de travail avec écran de contrôle

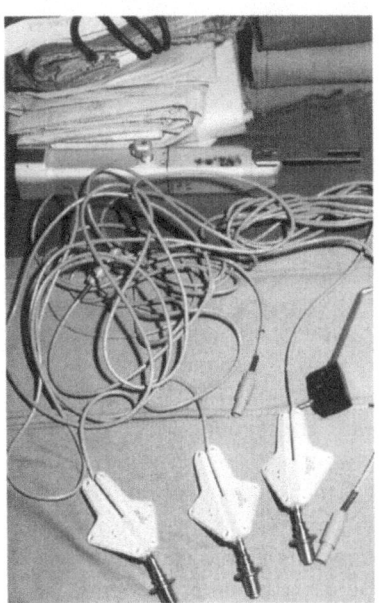

Fig. 2. Photo de 3 «rigid bodies»

pointe reliée à un marqueur (Fig. 3), et dont on connaît précisément les coordonnées de l'extrémité. La fixation sur l'os des marqueurs s'effectue au moyen de vis bicorticales spéciales.

L'ancillaire utilisé est dérivé de l'ancillaire conventionnel de la prothèse Search® (Aesculap AG, Tuttlingen), sur lequel nous avons fait adjoindre

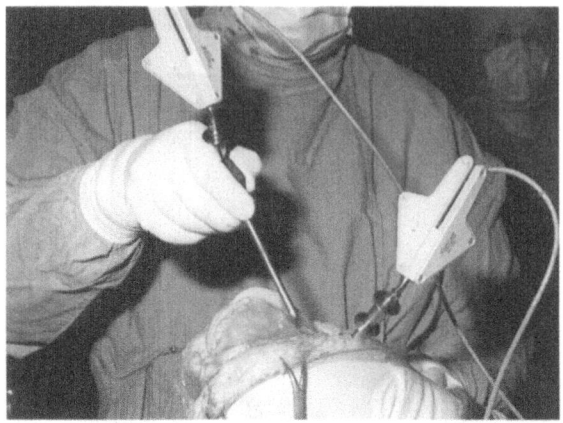

Fig. 3. Rigid body fixé sur un palpeur

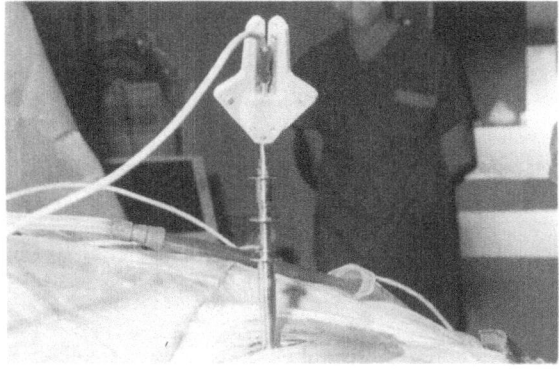

Fig. 4. Rigid body implanté sur l'épine iliaque antéro-supérieure par l'intermédiaire d'une vis corticale de 4,5 mm

pour chacun des guides de coupe une interface de fixation pour les marqueurs. Nous avons en effet tenu à ce que, à tout moment, en cas de faillite du système informatique nous puissions repasser à un système classique sans conséquence sur la mise en place optimale de la prothèse.

La technique proprement dite: *Le «calibrage» du membre inférieur.* L'axe mécanique du membre inférieur est défini par 3 points: le centre de la tête fémorale (H) le centre du genou (K) et le centre de la cheville (A); ces trois points sont alignés quand le membre est en extension. La calibrage du membre consiste à rechercher ces trois points dont la particularité est qu'il s'agit de points cinématiques. Ils sont donc recherchés par des mouvements appropriés de la hanche, du genou et de la cheville.

Le repérage du centre de la tête fémorale nécessite de placer un rigid body sur l'épine iliaque antéro-supérieure (Fig. 4) et un autre sur l'extrémité inférieure du fémur par la même incision qui permet la mise en place de la prothèse. On réalise ensuite des mouvements de circumduction et de

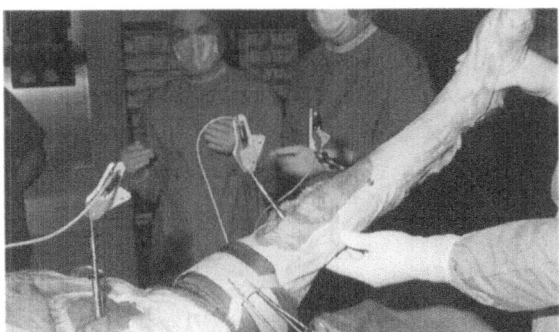

Fig. 5. Calibrage du centre de la tête fémorale par des mouvements de circumduction. 3 rigid bodies sont en place: 1 sur la crête iliaque, l'autre au niveau de l'extrémité inférieure du fémur et le dernier sur l'extrémité supérieure du tibia

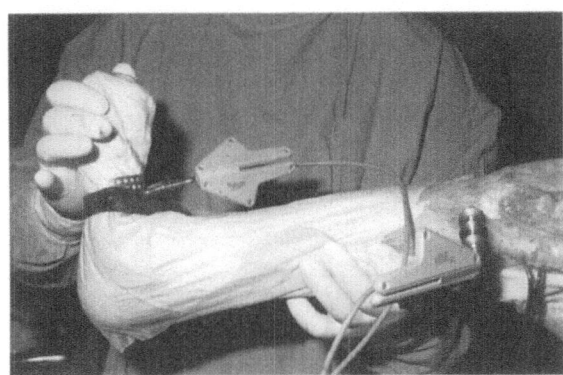

Fig. 6. Calibrage du centre de la cheville

flexion-extension, ce qui permet au localisateur et aux diodes infra rouges de repérer le centre de la tête fémorale (Fig. 5).

Le repérage du centre de la cheville est plus complexe que celui de la hanche puisqu'il ne possède qu'un seul degré de liberté, ce qui n'autorise que la recherche d'un axe de rotation. Cependant, quand le pied est en extension on peut obtenir quelques mouvements latéraux ce qui suffit à acquérir le centre de la cheville. Pour cela, il faut placer un rigid body au niveau de l'extrémité proximale du tibia (par la voie d'abord de la prothèse) et un autre au niveau du col de l'astragale par l'intermédiaire d'une plaque métallique et d'une sangle élastique ce qui évite une incision sur le cou de pied (Fig. 6). Les mouvements de flexion-extension et de varus-valgus permettent grâce au localisateur et aux diodes infrarouges de repérer le centre de la tibio-tarsienne.

Le repérage du centre du genou est également relativement complexe puisque c'est un centre instantané de rotation et qu'il se déplace au cours de la rotation. Quoi qu'il en soit, il faut malgré tout déterminer un centre pour définir l'axe mécanique du membre inférieur. Une possibilité consiste à palper un point anatomique au niveau du fémur et du tibia pendant que

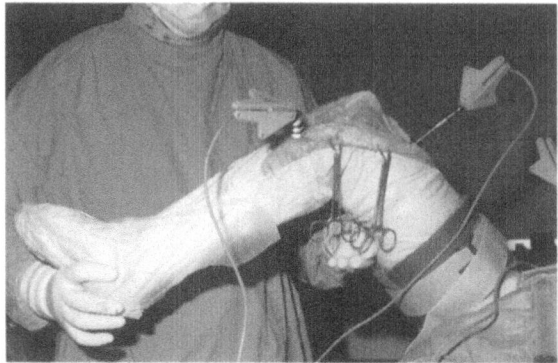

Fig. 7. Calibrage du centre du genou: la main gauche soutient le fémur pour ne pas entraîner de translation antérieure du tibia en cas de rupture du L.C.A.

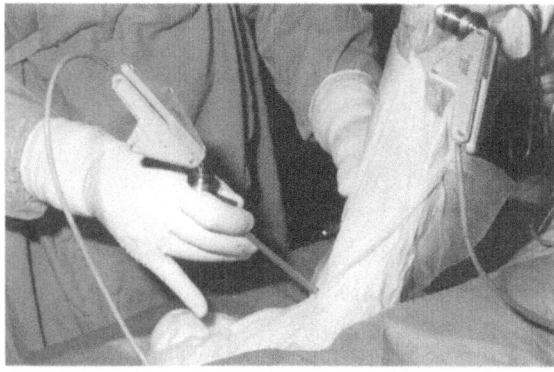

Fig. 8. Palpation du centre de l'articulation tibio-tarsienne

le genou est ouvert. Une autre possibilité est de déterminer un centroïde de rotation en cherchant le point du fémur le plus équidistant, au sens des moindres carrés, d'un point situé sur le tibia. Les mouvements de flexion-extension donnent dans un premier temps l'axe de flexion-extension; les mouvements de rotation axiale du tibia, lorsque le genou est fléchi à 90° donnent un autre axe; l'intersection de ces deux axes donne le centre de rotation du genou. Pour obtenir ce centre de rotation on utilise les rigid bodies mis en place initialement sur l'extrémité inférieure du fémur et sur l'extrémité supérieure du tibia. Les mouvements de flexion-extension du genou et de rotation à 90° de flexion permettent grâce au localisateur et aux diodes infrarouges de repérer le centre du genou (Fig. 7).

Etapes de palpation: La palpation du plateau tibial sain va déterminer la hauteur de coupe. A l'aide du palpeur sur lequel est fixé le rigid body mobile (celui utilisé pour la crête iliaque et pour la cheville) on palpe le plateau sain le plus en arrière possible pour que la hauteur de coupe intègre la pente tibiale postérieure éventuelle et prenne en considération l'espace réséqué au niveau du ligament croisé postérieur et non pas en avant ce qui est un piège classique en chirurgie conventionnelle.

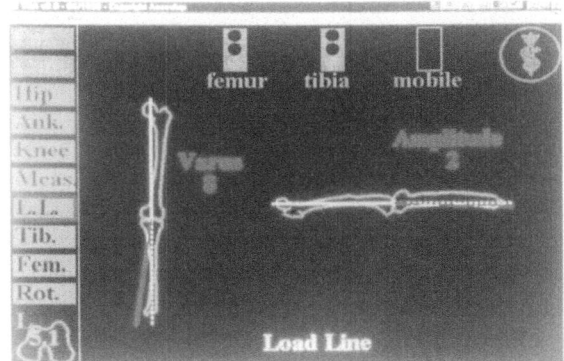

Fig. 9. Axe mécanique du membre inférieur affiché en temps réel sur l'écran: dans ce cas 8° de varus avec un flexum de 2°

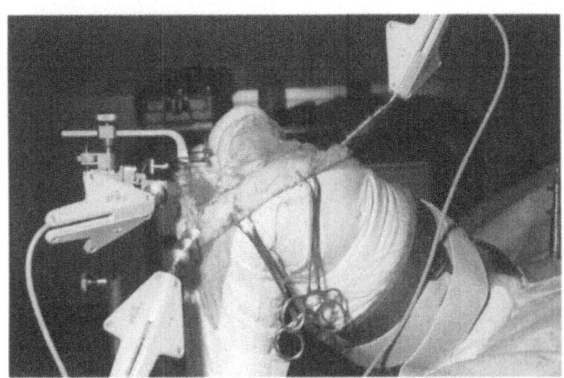

Fig. 10. Guide de coupe tibial équipé de son rigid body

La palpation du fémur (condyle médial, condyle latéral et cortical antérieure) va déterminer la taille de la prothèse, et garantir le centre articulaire du fémur. La palpation de la cheville (Fig. 8) permet d'intégrer son centre, ce qui conforte les acquisitions obtenues au moment du calibrage cinématique. Il faut palper la pointe de la malléole interne, la pointe de la malléole externe et le milieu de l'articulation tibio-tarsienne.

A ce stade de l'intervention, les points H, K, A ont été trouvés et leurs coordonnées sont connues dans le système de référence des rigid bodies du tibia et du fémur. L'axe mécanique du membre inférieur est ainsi déterminé (Fig. 9) et peut être comparé à la pangonométrie préopératoire. La taille de la prothèse est également connue et s'affiche sur l'écran de l'ordinateur.

Mise en place des guides de coupe: Le guide de coupe tibiale est monté sur un support qui permet de régler le valgus-varus, la hauteur de coupe et la pente tibiale postérieure. Celui-ci est positionné devant le tibia avec son rigid body (Fig. 10) et il est fixé à l'os par 4 broches filetées dès que les réglages corrects s'affichent sur l'écran, à savoir pour cette étude un valgus-

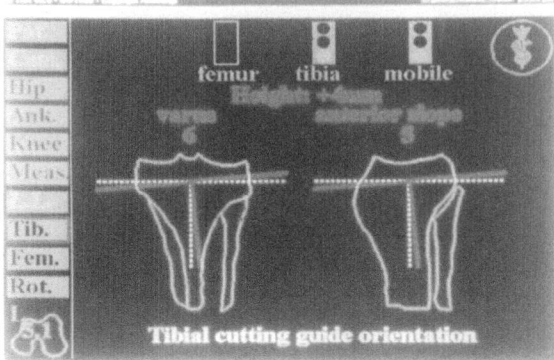

Fig. 11. Contrôle du positionnement du guide de coupe tibial sur l'ordinateur: affichage sur l'écran d'un varus de 6° et d'une pente ascendante de 5°. Les molettes de réglages de l'ancillaire permettent de corriger ce mauvais positionnement

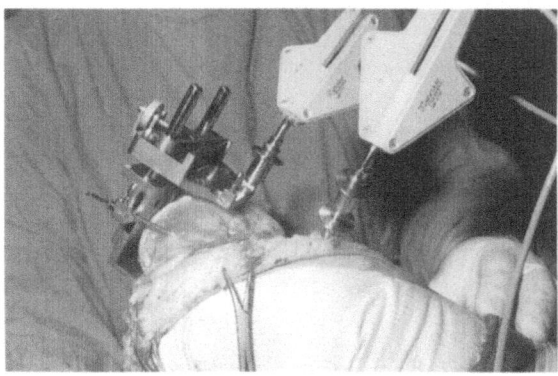

Fig. 12. Guide de coupe fémoral équipé de son rigid body

varus à 0°, une pente tibiale postérieure à 0° et une hauteur de coupe à 8 ou 10 mm correspondant à l'épaisseur du plateau tibial de la prothèse (Fig. 11). Une fois le guide de coupe fixé le support est retiré et on réalise la coupe à la scie oscillante.

Le guide de coupe fémorale monté de son rigid body est ensuite plaqué contre l'extrémité distale du fémur genou fléchi à 90° (Fig. 12). On règle dans un premier temps sa position dans le plan sagittal sans recurvatum ni flexum (Fig. 13); lorsque le bon positionnement s'affiche sur l'écran le guide est fixé à l'os par 4 broches filetées. La coupe distale et l'alignement dans le plan frontal sont réalisés par l'intermédiaire d'un guide de coupe distale qui se positionne sur le premier par l'intermédiaire de deux colonnes amovibles. Dans cette étude l'implant fémoral a été positionné sans aucun valgus ni varus et lorsque la position idéale s'affiche sur l'écran, le guide de coupe distale est fixé à l'os par l'intermédiaire de 4 broches filetées; le reste de l'ancillaire est retiré et la coupe est effectuée.

A ce stade de l'intervention, l'alignement «osseux» du membre inférieur a été réalisé par l'ordinateur et l'implantation de la prothèse se poursuit avec l'ancillaire classique: coupe des chanfreins, mise en place d'implants

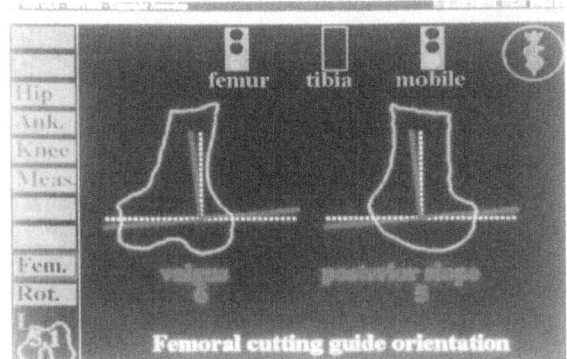

Fig. 13. Contrôle du positionnement du guide de coupe fémoral sur l'ordinateur: affichage sur l'écran d'un valgus de 6° et d'un flexum de 5°

d'essais, réglages de la balance ligamentaire, vérification de la course rotulienne, etc...

Lorsque la prothèse d'essai est mise en place on peut vérifier l'axe du membre inférieur qui s'affiche sur l'écran et celui-ci peut être comparé à l'axe préopératoire.

La technique conventionnelle: Il s'agit de la technique de mise en place des prothèses Search® avec visée centro-médullaire au niveau du fémur et visée extra-médullaire au niveau du tibia. Les coupes sont indépendantes avec coupe tibiale première. Dans aucun des cas, nous n'avons mis de rotation dans la pièce fémorale d'une part parce que l'ancillaire ne nous le permettait pas et d'autre part parce qu'il fallait que le protocole opératoire, hormis la présence de l'ordinateur, soit le même.

Resultats

La durée moyenne de l'intervention a été plus longue dans le groupe B – 102 mn contre 70 mn –, avec des extrêmes de 50 et 100 mn pour le groupe A et, 80 et 130 mn pour le groupe B; la différence est statistiquement significative ($p<0,001$). En ce qui concerne la durée d'acquisition des données informatiques, il a fallu en moyenne 9,5 mn avec des extrêmes de 5 mn et 27 mn (première intervention).

Le saignement post-opératoire a été calculé grâce au recueil du sang drainé par les Redon. Celui-ci était plus important dans le groupe B (480 ml avec des extrêmes de 115 et 790 ml) que dans le groupe A (380 ml avec des extrêmes de 100 et 890 ml), mais la différence n'est pas statistiquement significative ($p=0,06$). Nous avons également vérifié l'hémoglobine post-opératoire: celle-ci était en moyenne de 106,3 mg/l dans le groupe A et de 104,08 g/l dans le groupe B ce qui confirme le caractère très relatif de la différence de saignement.

Nous n'avons jamais eu de complication au niveau de la mise en place du rigid body sur la crête iliaque et la durée d'hospitalisation a été la même pour les deux groupes (13,5 jours avec des extrêmes de 10 et 19 jours).

En ce qui concerne les résultats radiologiques et tout d'abord l'angle fémoro-tibial HKA, celui-ci était de 181,2° (écart type de 2,718) pour le groupe A et de 179,04° (écart type de 2,525) pour le groupe B. Si l'on se donne comme «critères de normalité» une fourchette comprise entre 3° de valgus et 3° de varus, nous avons atteint cet objectif dans 75% des cas du groupe A et 84% du groupe B. La différence est en faveur du groupe B, mais celle-ci n'est pas statistiquement significative ($p=0,35$). Pour ce qui est de l'implantation de la pièce fémorale par rapport l'axe mécanique de face, celle-ci était en moyenne de 91,12° pour le groupe A (extrêmes de 88 et 95°) et de 89,56° (87 à 94°) pour le groupe B. Par ailleurs, la coupe a été réalisée à 90° dans 48% des cas du groupe B et 16,6% des cas du groupe A. La différence est statistiquement significative en faveur du groupe B ($p=0,0048$). Quant à l'implantation de la pièce tibiale, celle-ci a été positionnée en moyenne à 90,2° dans le groupe A (86 à 93°) et à 89,5° (86 à 92°) dans le groupe B; la différence n'est pas statistiquement significative ($p=0,11$) mais on constate une répartition plus homogène autour de 90° dans le groupe B.

Sur l'incidence radiologique de profil, nous avons mesuré le positionnement de l'implant fémoral par rapport à l'axe mécanique de profil ainsi que le positionnement de l'implant tibial (pente postérieure). En ce qui concerne l'implant fémoral nous n'avions malheureusement qu'un faible échantillon de gonométries de profil (12 sur 25) et la comparaison avec le groupe B (21 sur 25) reste délicate. Quoi qu'il en soit, si l'on considère comme étant un bon positionnement une fourchette comprise entre 1° de recurvatum et 1° de flexum 76% des cas du groupe B étaient compris dans cette fourchette contre 41% pour le groupe A (5 sur 12); à signaler également que 42% des implants du groupe B étaient positionnés à 90° contre 16% du groupe A. Pour ce qui est de la pente tibiale postérieure, mesurée par rapport à la corticale postérieure du tibia, l'implant tibial était positionné avec un angle moyen de 90,76% dans le groupe A (86 à 95°) et 89,44° dans le groupe B (86 à 95°); la différence n'est pas statistiquement significative ($p=0,18$). Si l'on mesure cette pente par rapport à l'axe mécanique de profil du tibia, les valeurs sont différentes avec, pour le groupe A, 87,9° (81 à 92°), et pour le groupe B, 86,4° (82 à 92°), en sachant qu'en préopératoire, cet angle était en moyenne de 81,8°; la différence entre les deux groupes n'est cependant pas statistiquement significative ($p=0,017$).

Discussion

La mise en place des prothèses totales du genou assistée par ordinateur (PTGAO) est possible avec une fiabilité tout à fait remarquable puisque dans cette série, la comparaison avec la technique conventionnelle réalisée par un chirurgien expérimenté, montre des résultats souvent en faveur de l'ordinateur bien que cela n'ait pas pu être démontré de manière statistique ($p>0,05$). L'implantation des «rigid bodies» n'entraîne pas de morbidité supplémentaire et l'augmentation de la durée du temps opératoire est tout à fait raisonnable (actuellement de 20 mn).

Nous avons voulu par cette technique supprimer la visée centro-médullaire (fémur et tibia) et la visée extra-médullaire utilisée actuellement, essentiellement au niveau du tibia. Ces objectifs pourraient paraître aux yeux de certains comme futiles ceci compte tenu des ancillaires actuels particulièrement sophistiqués. Cependant, mettre une tige centro-médullaire fémorale, même si les accidents sont exceptionnels, n'est pas un geste anodin, et dans certains cas, son implantation n'est pas facile: erreur d'introduction dans le fémur (trop antérieure ou trop postérieure, trop médiale ou trop latérale), fémur courbe congénital, cal vicieux du fémur, prothèse de hanche sus-jacente à tige longue. La visée tibiale centro-médullaire ou extra-médullaire n'est pas non plus sans inconvénients: coupe en varus pour la visée centro-médullaire ou impossibilité d'introduction de la tige dans un tibia étroit ou valgus, erreur de pente tibiale pour la visée extra-médullaire, etc...

Notre objectif était également d'éviter toute imagerie sophistiquée (scanner 2D ou 3D) particulièrement invasive, alourdissant considérablement la procédure opératoire. La référence permanente à l'axe mécanique et l'acquisition des centres de rotation de la hanche, du genou et de la cheville sont des notions classiques et habituelles pour le chirurgien orthopédiste; le praticien reste maître de son outil et peut à chaque instant vérifier le bon fonctionnement du système par une procédure classique. Un tel système ne dispense certainement pas de la présence d'un opérateur expérimenté. En effet, le choix de la hauteur de coupe tibiale, l'équilibre ligamentaire, la course rotulienne, le resurfaçage ou non de la rotule sont autant de gestes qui ne s'improvisent pas et qui font appel à l'expérience. Pour valider définitivement un tel système il serait probablement intéressant de faire la même étude avec un chirurgien débutant ayant une faible expérience de la chirurgie prothétique du genou. Si celui-ci parvient à un score équivalent à un chirurgien senior, il est évident qu'un tel système deviendra incontournable et fera alors partie des «outils de la qualité».

La mise en place des PTGAO, grâce au principe que nous avons développé basé sur l'axe mécanique instantané obtenu en peropératoire au moment de l'acte chirurgical lui-même, ouvre des horizons nouveaux. En effet, nous pouvons, grâce à ce système, avoir à la fin de l'intervention l'axe mécanique en temps réel sans qu'il soit nécessaire d'avoir une pangonométrie de contrôle. Ceci permet de vérifier si le genou est normo-axé ou non (valgus ou varus résiduel), de quantifier la laxité médiale ou latérale, de vérifier le varus ou le valgus jusqu'à 90 à 100° de flexion, toutes ces mesures étant par les techniques classiques soit approximatives, soit subjectives, soit impossibles à réaliser (mesure du varus ou du valgus en flexion).

Conclusion

La chirurgie assistée par ordinateur ouvre une ère nouvelle et doit faire partie comme dans beaucoup d'autres domaines de l'arsenal technique du chirurgien. L'application à la mise en place des prothèses du genou a permis de valider le système et de sortir de la phase expérimentale. Le développement des gestes assistés par ordinateur apportera dans les années à venir une précision jamais égalée en chirurgie orthopédique permettant une reproductibilité sans faille des gestes techniques les plus difficiles.

Resume

L'objectif de ce travail était de comparer les résultats radiologiques de deux techniques de mise en place des prothèses totales du genou, l'une assistée par ordinateur, l'autre avec une technique conventionnelle.

De janvier 1998 à mars 1999, nous avons opéré dans le cadre d'une étude prospective randomisée 25 patients par chirurgie conventionnelle (groupe A) et 25 autres, par chirurgie assistée par ordinateur (groupe B). Tous étaient volontaires et avaient signé une fiche de consentement éclairé. Il s'agissait de 35 femmes et 15 hommes âgés en moyenne de 69,5 ans (47–85). Les deux groupes étaient comparables en ce qui concerne l'âge, le sexe, la taille, le poids, les antécédents orthopédiques, l'étiologie et l'angle fémoro-tibial préopératoire (HKA).

Tous les dossiers ont été revus par deux chirurgiens indépendants de l'opérateur et des concepteurs du système d'assistance par ordinateur. La durée moyenne de l'intervention a été plus longue dans le groupe B (102 mn contre 70 mn) et la différence est statistiquement significative ($p<0,0001$). L'angle fémoro-tibal (HKA) post-opératoire était compris entre 177° et 183° dans 75% des cas pour le groupe A et dans 84% des cas pour le groupe B. Cependant, la différence n'est pas statistiquement significative ($p=0,35$). L'implantation de la pièce fémorale par rapport à l'axe mécanique était en moyenne de 91,12° dans le groupe A et de 89,56° dans le groupe B [la différence est statistiquement significative ($p=0,0048$)]; celle de la pièce tibiale était en moyenne de 90,2° dans le groupe A et de 89,5° dans le groupe B [la différence n'est pas statistiquement significative ($p=0,11$)].

En conclusion, on peut dire que la mise en place des prothèses du genou assistée par ordinateur est possible avec une fiabilité tout à fait remarquable. Une fois que l'on aura réglé les quelques imperfections dues à la «jeunesse» du matériel, il est vraisemblable que l'on tendra vers la perfection des implantations prothétiques et ceci entre toutes les mains.

References

1. Aglietti P, Buzzi R (1988) Posteriorly stabilized total condylar knee replacement: three to eight years follow up of 85 knees. J Bone Joint Surg 70B:211-216
2. Bargren JH, Blaha JD, Freeman MAR (1983) Alignment in total knee arthroplasty: Correlated biomechanical and clinical observations. Clin Orthop 173:178-183
3. Ecker ML, Lotke PA, Windor RE, Cello JP (1987) Long term results after total condylar knee arthroplasty. Clin Orthop 216:151-158
4. Hood RW, Vanni M, Insall JN (1981) The correction of knee alignment in 225 consecutive total condylar knee replacements. Clin Orthop 160:94-105
5. Hsu H, Garg A, Walker PS, Spector M, Ewald FC (1989) Effect of knee component alignment or tibial load distribution with clinical correlation. Clin Orthop 248:135-144
6. Insall JN, Scott W, Ranawat CS (1979) The total condylar knee prosthesis. A report of two hundred and twenty cases. J Bone Joint Surg 61A:173-180
7. Jeffrey RS, Morris RW, Benham RA (1991) Coronal alignment after total knee replacement. J Bone Joint Surg 73B:709-714
8. Laskin RS (1984) Alignment in total knee replacement. Orthopaedics 7:62-72
9. Lotke PA, Ecker ML (1977) Influence of positionning of prosthesis in total knee replacement. J Bone Joint Surg 59A:77-79
10. Peterson TC, Engh GA (1988) Radiographic assessment of knee alignment after total knee arthroplasty. J Arthroplasty 3:67-72
11. Ranawat CS, Boachie-Adjei O (1988) Survivorship analysis and results of total condylar knee arthroplasty. Clin Orthop 226:6-13
12. Tew M, Waugh W (1985) Tibial-femoral alignment and the results of knee replacement. J Bone Joint Surg 67B:551-556
13. Picard F, Leitner F, Saragaglia D, Cinquin P (1997) Mise en place d'une prothèse totale du genou assistée par ordinateur: A propos de 7 implantations sur cadavre. Rev Chir Orthop 83, Suppl II, page 31
14. Leitner F, Picard F, Minfelde R, Schultz HJ, Cinquin P, Saragaglia D (1997) Computer-assisted knee surgical total replacement. In: "lecture note in computer science": CURMed-MRCAS'97. Springer Verlag, édit, Berlin Heidelberg 629-638
15. Ramadier JO, Buard JE, Lortat Jacob A, Benoit J (1982) Mesure radiologique des déformations frontales du genou. Procédé du profil vrai radiologique. Rev Chir Orthop 68:75-78

Infektionen als Ursache der Knieprothesenlockerung – Analyse von 66 Revisionseingriffen

T. Stock, S. Besier, S. Teske-Kaiser, D. Frank und B. Jansen

Die Primärimplantation von Knieendoprothesen hat in den letzten Jahren hohe Zuwachsraten erfahren. Jeder 10. kniealloplastische Eingriff im deutschsprachigen Bereich ist mittlerweile ein Revisionseingriff [1].

Wir wollten im Rahmen einer prospektiv angelegten Studie untersuchen, ob eine bakterielle Kontamination für einen vorzeitigen Revisionseingriff ursächlich ist und ggf. auch chronische Reizzustände nach Knie-TEP-Implantation beeinflusst.

Anlass unserer Untersuchung war die Studie einer Kölner Arbeitsgruppe um Prof. Peters, die bei aseptischen Hüftgelenksprothesenlockerungen in 76% der Fälle Bakterien von den entfernten Implantaten isolieren konnten [3]. Mit Hilfe molekularbiologischer Untersuchungen gelang es ausserdem in Einzelfällen die langjährige Persistenz der Keime nach weiteren Revisionen zu beweisen.

Im Rahmen unserer Untersuchung wurden seit 1997 insgesamt 66 Revisionsoperationen durchgeführt, wobei 43 Frauen und 23 Männer (Verhältnis ca. 2:1) mit einem Durchschnittsalter von 69 Jahren eingeschlossen wurden.

Die Primärdiagnose bei Erstimplantation war in 64 Fällen eine Osteoarthritis und in 2 Fällen eine chronische Polyarthritis.

Als durchschnittliche Standzeit der Prothesen in diesem heterogenen Patientengut wurden 44 Monate (ca. 3,6 Jahre) ermittelt, die durchschnittliche Beschwerdedauer betrug 18 Monate (1,5 Jahre).

An Implantaten wurden insgesamt 22 Schlittenprothesen (20 med. S./2 lat. S.), 38 Oberflächenprothesen und 4 Totalprothesen (gekoppelt, teilgekoppelt) revidiert. Als Indikation für den geplanten Revisionseingriff wurde in 14 Fällen (21,2%) eine septische Prothesenlockerung, in 47 Fällen (71,2%) eine aseptische Prothesenlockerung, in 3 Fällen eine Patellaproblematik (4,5%) und in 2 Fällen eine chronische Instabilität angenommen.

Ein septischer Prothesenwechsel wurde immer dann als gegeben angesehen, wenn sich anhand der präoperativen Untersuchung (Labor, radiolog. Untersuchungen, Punktionen, Anamnese, körperliche Untersuchung) und den intraoperativ gewonnenen Befunden (Kapsel, Erguss, Synovialis, Prothesenelemente, Grenzschichten, Destruktion, etc.) ein septisches Geschehen nachvollziehen ließ.

Somit wurde in 14 Fällen ein zweizeitiger Prothesenwechsel und in 52 Fällen eine einzeitige Wechseloperation durchgeführt.

Die intraoperativ gewonnenen Abstriche des Gelenkergusses, sämtlicher Implantate sowie der Knochenzementgrenzen und Markräume wurden zusammen mit den ausgewechselten Prothesenelementen nach einem aufwendigen Protokoll mikrobiologisch untersucht und die isolierten Bakterien dann mit Hilfe biochemischer Methoden exakt spezifiziert. Zur Bestimmung der klonalen Identität der Bakterienstämme, z.B. bei Mehrfachrevisionen wurde eine molekularbiologische Differenzierung mittels Pulsfeldgelelektrophorese (PFGE) durchgeführt.

Ergebnisse

In den Untersuchungsmaterialien der 14 als septisch eingestuften Lockerungen konnten in 9 Fällen (56,5%) Bakterien isoliert werden. In 5 Fällen handelte es sich hierbei um eine Mono-, in 4 Fällen um eine Mischinfektion. Das Keimspektrum beinhaltete 7×koagulasenegative Staphylokokken, 4×Staphylococcus aureus, 2×Mikrokokken, 2×Enterokokken und 1×Corynebakterien.

Bei den 52 Patienten, deren Eingriff als aseptisch eingestuft wurde gelang in 18 Fällen ein Keimnachweis (35,6%), in 3 Fällen davon als Mischinfektion. Das Keimspektrum in dieser Gruppe ergab 15×koagulasenegative Staphylokokken, 3×Enterokokken, 3×Corynebakterien, 1×Staphylococcus aureus und 1×vergrünende Streptokokken.

Die Bestimmung der Kolonisationshäufigkeit bei einzelnen Prothesenkomponenten ergab am häufigsten eine Besiedlung der Polyethylenonlays (n=17), insbesondere durch koagulasenegative Staphylokokken (Femur n=11; Tibia n=8, Patella n=6, Abstriche n=2). Auffallend war hierbei, dass von den aus den intraoperativ gewonnenen Abstrichen (Gelenkerguss, Implantatabstriche) nur in 2 Fällen Keime nachgewiesen werden konnten.

Im Hygieneinstitut der Universität Mainz wurde der bakterielle Nachweis fast ausschließlich durch Einlegen der Prothesenelemente in eine Nährbouillon ermöglicht. Hierbei gelingt es dann offenbar in vielen Fällen den von den koagulasenegativen Staphylokokken gebildeten Biofilm aufzubrechen und somit eine Anreicherung zu ermöglichen.

Eine Korrelation des Geschlechts, der demografischen Daten, anamnestischer Risikofaktoren (z.B. chron. Erkrankungen oder Voroperationen im Kniebereich) oder des Implantattyps zu einem positiven Keimnachweis ergab sich in unserer Studie im Rahmen der statistischen Auswertung nicht.

Auffällig war allerdings eine deutlich verkürzte Standzeit der Prothesen, die als septisch gelockert eingestuft wurden. Auffallend war auch, dass in dieser Gruppe lediglich eine durchschnittliche beschwerdefreie Zeit von 1,5 Monaten angegeben wurde. Bei der präoperativ als „aseptisch" eingestuften Prothesengruppe ergab sich bei den Patienten mit positivem Keimnachweis eine anteilmäßig deutlich höhere Anzahl, die postoperativ nie beschwerdefrei waren.

Diskussion

Die Ergebnisse dieser Studie zeigen, dass der Anteil von Knieprothesenlockerungen mit eindeutigem Keimnachweis viel höher ist, als nach den vorliegenden Screeningmethoden anzunehmen ist. Auch eine übliche mikrobiologische Standarduntersuchung reicht offensichtlich zur Ausgrenzung eines septischen Lockerungsgeschehens nicht aus. Insbesondere „schleimbildende" Bakterien [5] wie z. B. koagulasenegative Staphylokokken, entgehen hierbei oftmals dem Nachweis. Dies betrifft in hohem Maße die larvierte nichtfulminante Infektion, bei der die koagulasenegative Staphylokokken nach heutigen Erkenntnissen eine übergeordnete Bedeutung haben.

Die präoperativ durchgeführten Untersuchungen konnten in vielen Fällen keinen Hinweis auf ein infektiöses Geschehen, bzw. eine Keimbesiedlung der Polymere geben, so dass dem Operateur bei der Indikationsstellung zu einem ein- bzw. zweizeitigen Wechsel oftmals nur wenige Entscheidungshilfen zur Verfügung stehen. Neuere Studien zeigen, dass die Untersuchung der Zellzahl im präoperativen Gelenkpunktat oder die Bestimmung polymorphkerniger Leukozyten im intraoperativen Gefrierschnitt gute Anhaltspunkte zur Bestimmung eines Gelenkinfektes geben können [4].

Ein wichtiger klinischer Indikator eines septischen Geschehens ist nach unserer Untersuchung eine sehr kurzfristiges beschwerdefreies Intervall postoperativ.

Ein wesentlicher Faktor bei der Reduzierung der Inzidenzrate von Endoprotheseninfektionen sind sicherlich verbesserte Hygienemaßnahmen [2], da die Mehrzahl der isolierten Erreger auf eine während des Eingriffs entstandene Besiedlung des Implantats hinweisen. Die Entwicklung neuer Antibiotikabeimischungen zum Knochenzement sowie die Verwendung potenter Kombinationspräparate (Chinolonpräparat mit Rifampicin) zur Therapie können möglicherweise auch zu einer Reduzierung der Komplikationsrate führen [6].

Die postoperative engmaschige Kontrolle der Patienten mit einzeitigem Prothesenwechsel und positivem Keimnachweis ist obligat und wird möglicherweise weitere Erkenntnisse über Polymer-assoziierte Infektionen ergeben. Bei weiteren Revisionsoperationen besteht zudem die Möglichkeit mittels molekularbiologischer Untersuchungsmethoden eine Erregerpersistenz und damit die ätiologische Bedeutung aufzuzeigen.

Zusammenfassung

Die aseptische Lockerung gilt als die häufigste Ursache für den Knieprothesenwechsel. Obwohl die präoperativ durchgeführten Untersuchungen und Screeningmethoden keinen Hinweis auf ein infektiöses Geschehen geben, kommt es nicht selten im Rahmen der mikrobiologischen Untersuchungen zu einem Keimnachweis. In unserer Studie konnte in 35% der als aseptisch eingestuften Prothesenlockerungen eine bakterielle Besiedlung nachgewiesen werden. Die bisherigen Untersuchungsergebnisse deuten auf eine Beteiligung der nachgewiesenen Mikroorganismen an der „aseptischen" Prothesenlockerung hin, allerdings sind zur genaueren Abklärung weiterführende molekularbiologische Untersuchungen notwendig.

Summary

Aseptic loosening seems to be the most common reason for revision in total knee arthroplasty. Even if no clinical signs for infection are present, sometimes microorganisms are cultivated from implants or swabs after explantation. In our study, in 35% of so-called "aseptic" loosenings bacteria could be isolated. Our results suggest a contribution of the isolated microorganisms to the loosening process. Further investigations, especially molecular typing of the bacterial strains, are necessary.

Literatur

1. Jerosch J, Fuchs S, Heisel J (1997) Knieendoprothetik – eine Standortbestimmung. In: Knie-TEP Revisionseingriffe. Georg Thieme Verlag
2. Lidwell OM (1988) Clean air at operation and subsequent sepsis in the joint. Clin Orthop 211:91–102
3. Perdreau-Remington F, Stefanik D, Peters G (1996) A four-year prospective study on microbial ecology of explanted prosthetic hips in 52 patients with "aseptic" prosthetic joint loosening. Eur J Clin Microbiol Infect Dis Vol 15:160–165
4. Poss R, Thomhill TS (1984) Factors influencing the incidence and outcome of infection following total joint arthroplasty. Clin Orthop 182:117–126
5. Proctor RA, Kahl B (1998) Staphylococcal small colony variants have novel mechanism for antibiotic resistance. Clin Infect Dis 27 (Supp 1):68–74
6. Zavasky DM, Sande MA (1998) Reconsideration of Rifampin – a unique drug for a unique infection. JAMA Vol 279 No 19:1575

Therapiemanagement bei septischen Knieendoprothesen

M. BÜHLER und B. GILBERGER

Operationstechnische Fortschritte sowie verbesserte Biomechanik der Implantate führten in der Knieendoprothetik zu einem raschen Anwachsen der Operationszahlen. Der größte Teil der Primärversorgung wird durch endoprothetischen Oberflächenersatz realisiert. Die Inszidenz von septischen Komplikationen nach primärer Kniearthroplastik wird in der Literatur mit 1,1 bis 12,4% angegeben.

Die Infektion entsteht durch Prothesenkontamination während der Implantation oder durch hämatogene Keimbesiedelung während einer Bakteriämie zu irgendeinem postoperativen Zeitpunkt. Wir unterscheiden bei unserem therapeutischen Management zwischen Früh- und Spätinfektion. Bei der Frühinfektion erfolgt die Frühintervention mit dem Ziel des Implantaterhaltes. Bei der Spätinfektion ist meist der ein- oder zweizeitige Prothesenwechsel erforderlich oder aber die Arthrodese, Resektionarthroplastik oder Amputation. Das Vorgehen im einzelnen:

Frühinfektion

Die Definition des Frühinfektes ist bislang nicht eindeutig festgelegt, nach unserer Definition beginnt eine Frühinfektion bis zum 30. Tag nach Knieendoprothesenimplantation. Die Grundvoraussetzung jeglicher Infektbehandlung ist die Sicherung oder Erlangung der Vaskularität von Weichteilen und Knochen. Diese Erkenntnis wurde bereits von Allgöwer 1971 beschrieben (Zitat: „Ziel der operativen Infektrevision ist die Entfernung sämtlicher nekrotischer Weichgewebe"). Im Management der Komplikation der Frühinfektion stehen das radikale operative Debridement sowie die adjuvante testgerechte Antibiotikatherapie im Vordergrund der Behandlung.

Das Debridement beinhaltet eine gewebeschonende OP-Technik mit ausgiebigem Spülen des gesamten Operationssitus. Zum Einsatz kommt die pulsierende Jetlavage-Druckspülung mit Flüssigkeitsmengen (NaCl 0,9%) von mindestens 5 Litern. Neben der Keimverdünnung ist die pulsierende mechanische Reinigungswirkung von Bedeutung. Bei korrektem festen Sitz wird die Prothese beim Frühinfekt belassen. Lokale Antibiotikumträger werden angewendet. Dieses operative Vorgehen wird im Abstand von jeweils 7 bis 10 Tagen bis 3mal durchgeführt. Eine Keimbestimmung wird angestrebt. Dazu wird präoperatives Punktat bzw. intraoperativ gewonnene Gewebeprobe der bakteriologischen Aufarbeitung zugeführt.

Liegt bei der Frühinfektion noch kein mikrobiologisches Ergebnis vor, wird eine Kombination von Cefuroxim und Clindamycin als i.v.-Gabe verabreicht. Entsprechende Änderungen des Antibiotikaregimes erfolgt nach vorliegendem Antibiogramm. Der unkritische Einsatz von Vancomycin oder Teicoplanin erfolgt nicht.

Kommt es durch diese Maßnahmen nicht zu einer Infektberuhigung, bestehen nach unseren Erfahrungen keine Chancen auf Therapieerfolg, die Prothesenkomponenten müssen entfernt werden, um eine Infektsanierung zu erreichen.

Die alleinige Antibiotikatherapie ohne operative Behandlung (Arthrotomie, intraartikuläres Debridement, Prothesenausbau), also die konservative Therapie versagt auch bei festem Prothesensitz in ca. 80% der Fälle und kommt bei unserem Patientengut nicht zur Anwendung.

Spätinfektion

Eine Spätinfektion beginnt nach unserer Definition 30 Tage nach Prothesenimplantation. Spätauftretende Infektionen sind in der Regel nicht ohne Entfernung der Prothese zu behandeln. Das Ausmaß der Weichteil- und Knocheninfektion entscheidet, ob in einem OP-Schritt ein Prothesenwechsel erfolgen kann, ob ein zweizeitiger Wechsel bevorzugt werden sollte oder ob die Gelenkversteifung nach Infektberuhigung das für den Patienten geeignete Verfahren darstellt. Erfahrungen über einzeitige septische Knie-TEP-Wechsel liegen uns nicht vor. Die Befürworter für dieses Verfahren beziehen sich auf die von Buchholz begründete OP-Methode, die routinemäßig in der Endoklinik in Hamburg erfolgreich durchgeführt wird. Das zweizeitige Vorgehen erscheint andernorts für Patienten mit Problemkeimen angezeigt und kommt in unserer Klinik ausschließlich zur Anwendung.

Nach Prothesenexplantation erfolgt das Weichteil- und Knochendebridement, die Anwendung der Jetlavage sowie die Implantation lokaler Antibiotikumträger. Mehrere Studien zeigten eindeutigen Hinweis auf intramedulläre Keimbesiedelung bis in die Diaphyse von Femur und Tibia hinein im Sinne eines Markrauminfektes, daher ist die Markraumrevision von Femur und Tibia erforderlich und erfolgt bei uns nach Prothesenexplantation regelmäßig. Septopal wird temporär in die Knochendefekte eingebracht oder es wird nach Ausbau eines Oberflächenersatzes ein Spacer implantiert.

Dazu wird Refobacinpallacos unter zusätzlichem Antibiotikumzusatz verwendet und als Pallacosplombe oder als artikulierender Zweikomponenten-Spacer (der Form eines Oberflächenersatzes nachempfunden) eingebracht.

Eine weitere Methode zur Infektsanierung nach Kniearthroplastik ist die Gelenkversteifung. In der Arthrodese enden nach Literaturangaben 2% der primären und 8% der ausgewechselten Knieendoprothesen.

Die Kniearthrodese gilt derzeit als wichtigste Rückzugsmöglichkeit nach dem Versagen der Alloarthroplastik und steht diesbezüglich lediglich in Konkurrenz zur Resektionsarthroplastik und Oberschenkelamputation. Bei Stellen der Indikation zur Kniearthrodese sind lokale und allgemeine Faktoren zu berücksichtigen: Schlechte Knochenverhältnisse, Insuffizienz von Weichteilen und Muskeln, insbesondere des Streckapparates sowie schwer kontrollierbare Infektionen sprechen gegen die Prothesenreimplantation und für die Durchführung einer Arthrodese.

Ergebnisse

Bei unserer Studie handelt es sich um eine retrospektive Analyse von periprothetischen Infektionen nach Knietotalendoprothese. Im Untersuchungszeitraum von 36 Monaten bestand unser Patientenkollektiv aus 12 Frauen und 16 Männern mit einem Altersdurchschnitt bei Prothesenimplantation von 66 Jahren bei einer Altersspanne von 47 bis 81 Jahren. Die Hälfte der Patienten war an einer Frühinfektion erkrankt, die andere Hälfte an einer Spätinfektion.

Die Zeitdauer vom Auftreten der ersten Infektionszeichen bis zur Durchführung der ersten operativen Revision in unserer Klinik betrug durchschnittlich 107 Tage mit einer Spanne von 3 bis 360 Tagen. Das Keimspektrum war breit gefächert, wobei insbesondere Staphylokokken nachgewiesen werden konnten. 25 Patienten erlitten eine Infektion mit Staphylokokken, 2 davon zeigten eine MRSA-Infektion. 2 Mischinfektionen wurden gefunden. Auffallend war, dass 50% der nachgewiesenen Erreger eine Resistenz auf Gentamycin aufwiesen, ebenfalls 50% der Erreger waren auf das übliche perioperative Antibiotikum Cefuroxim resistent. Eine konservative Therapie, also eine alleinige Antibiotikabehandlung ohne operative Versorgung der Infektion erfolgte bei unserem Patientengut in keinem Fall.

In 8 Fällen wurde ein Prothesenerhaltungsversuch durchgeführt. Von dieser Gruppe konnte bei 4 Patienten die Prothese belassen werden bei beruhigter Infektion. Die Infektdauer dieser Patientengruppe betrug vor der ersten Revision 3 bis 10 Tage, im Durchschnitt 5,7 Tage.

Bei weiteren 4 Patienten wurde die Prothese zunächst belassen, musste jedoch sekundär explantiert werden, die Infektionsdauer betrug bei diesen 4 Patienten im Durchschnitt 30 Tage vor der ersten Revision mit einer Zeitspanne von 11 bis 72 Tagen.

Nach sekundärer Explantation wurde 1 Reimplantation sowie 2 Arthrodesen durchgeführt, eine erneute Infektion trat nicht auf. 1 Patient wurde mit Halbseitenlähmung nach Appoplex verlegt, sein weiteres Schicksal ist nicht bekannt.

In der dritten Gruppe wurden 20 Patienten mit primärer Explantation behandelt, 5 davon bei Frühinfektion, 15 bei Spätinfektion. Die Latenz von anfangs infektfreiem postoperativen Verlauf bis zu einer Manifestation der prothetischen Infektion betrug zwischen 14 und 4200 Tagen, im Durchschnitt 470 Tage. Die Infektzeichen dieser Gruppe bis zur ersten operativen Revision betrugen 5 bis 320 Tage, im Durchschnitt 157 Tage.

Bei der Gruppe der primär Explantierten erfolgte 3mal eine Reimplantation, 16 eine Arthrodese. Die Arthrodese wurde 7mal mit Arthrodesennagel, 8mal mit Fixateur sowie in einem Fall mit Nagel und Fixateur durchgeführt, 1 Patient verstarb unter den Zeichen einer Sepsis bei gleichzeitig bestehendem Hüftgelenkempyem.

Zusammenfassung

Die Infektion der Kniealloarthroplastik ist eine seltene aber schwerwiegende Komplikation. Ein differenziertes und konsequentes Vorgehen zur Behandlung periprothetischer Kniegelenkinfektion ist erforderlich. Das Ziel des Prothesenerhaltes war bei unserem Patientengut nur in wenigen Fällen zu erreichen und das nur dann, wenn bei Frühinfektion eine unverzügliche aggressive chirurgische Behandlung mit adjuvanter antibiotischer Therapie eingeleitet wurde. Die Indikation zum einzeitigen oder auch zweizeitigen Prothesenwechsel ist kritisch zustellen, stellt in Einzelfällen jedoch durchaus eine Option dar, eine Gelenkfunktion mit Infektfreiheit zu erreichen.

In vielen Fällen von langwährendem Infektionsgeschehen ist eine dauerhafte Infektsanierung nach Prothesenexplantation nur durch Kniearthrodese möglich. Die Behandlung infizierter oder infektverdächtiger Knieendoprothesen sollte nach notfallmäßiger Verlegung an einem Zentrum erfolgen. Nur so wird es gelingen, in Zukunft die noch offenen Fragen in der Behandlung infizierter Knieendoprothesen zu beantworten, dies wird dem Patienten zu Gute kommen. Bedenkt man wie aufwendig und wenig erfolgreich die Behandlung infizierter Knieendoprothesen sein kann wird klar, dass das Hauptaugenmerk der Chirurgie auf die Maßnahmen der Infektprävention gerichtet werden muss.

Summary

Infection of knee alloarthroplasty is a rare but serious complication. A specific and consequent treatment of periprosthetic knee joint infection is necessary. In our patients the goal of prosthesis preservation could be achieved only in a few cases. Only in patients with early-onset infection treated immediately with thorough surgical debridement and adjuvant antibiotic therapy the prosthesis could be saved. The indication for a one- and two-stage prosthesis change is critical. However in specific cases it offers an opportunity to maintain joint function with absence of infection. In many cases of lengthy infection a knee arthrodesis is an option for a permanent absence of infection after prosthesis removal. The treatment of proved or suspected infection of knee endoprothesis should be performed in a specialized center after immediate transfer. Considering the costly and often unsatisfactory course of treatment of infected knee endoprothesis it is obvious that the surgeons main emphasis has to be put on measures to prevent infections.

Programmierte Lavage bei infizierter Kniegelenkstotalendoprothese

G. O. HOFMANN

Einleitung

In den vergangenen Jahren hat nicht nur die primäre, sondern auch die Revisionskniegelenksendoprothetik einen gewaltigen Aufschwung erlebt. Vorausgegangen waren Jahrzehnte intensiver Beschäftigung mit Biomechanik und Biomaterialien für den Kniegelenksersatz. Konsequenterweise sind es daher heute auch keine mechanischen oder werkstoffkundlichen Probleme mehr, welche die zunehmend positiven Ergebnisse drücken. Die Infektion der Kniegelenksendoprothese steht ganz klar an erster Stelle der Komplikationen. Für den betroffenen Patienten stellt die Infektion einer Kniegelenksendoprothese stets eine schwerwiegende gesundheitliche Beeinträchtigung dar, weil er bei Nichtbeherrschung der Infektsituation nicht nur die Beweglichkeit im betroffenen Kniegelenk, sondern unter Umständen auch das ganze Bein verlieren kann.

Im Vergleich aller endoprothetisch versorgbaren und versorgten Gelenke wie Hüfte, Knie, Schulter, Ellbogengelenk, Handgelenk, oberes Sprunggelenk, Fingergelenke scheint die Problematik des Infektes nach Literaturangaben bei der Kniegelenksendoprothetik am gravierendsten zu sein. Dabei stehen Staphylokokkus aureus und Staphylokokkus epidermidis als die den Infekt verursachenden Keime ganz klar im Vordergrund.

Mit dem Ziel, ein Revisionskonzept zu etablieren, das es ermöglicht, beim Auftreten von Infektionen bei Kniegelenksendoprothesen durch kurz aufeinanderfolgende programmierte Revisionen möglichst viele Endoprothesen dauerhaft zu erhalten, wurde eine prospektive Studie durchgeführt. Diese Studie läuft an zwei Kliniken, der BG Unfallklinik Murnau und der Orthopädischen Klinik der Technischen Universität München seit Mitte 1996.

Patienten und Methodik

Bislang konnten 34 Patienten mit infizierten Kniegelenksendoprothesen in diese Studie aufgenommen werden. Bedingt durch den hohen Anteil an Unfallpatienten im Krankengut unserer Unfallklinik war die der Endoprothesenimplantation zugrundeliegende Ursache in 14 Fällen eine posttraumatische Gonarthrose, in 9 Fällen eine idiopathische Gonarthrose, in 9 Fällen eine chronische Polyarthritis und in 2 Fällen eine Tumorerkrankung. Gemäß unserer Definition des Frühinfektes binnen der ersten 6 Wochen nach der Prothesenimplantation waren 12 Infekte Frühinfekte und 22 Spätinfekte.

Das Revisionsprotokoll sah nun vor, bei einem bakteriologisch gesichertem Frühinfekt einer Endoprothese (binnen 6 Wochen nach Implantation), das zunächst in 2-4 tägigem Abstand dreimal arthroskopische Spülungen durchgeführt wurden. War das Gelenk nach der dritten arthroskopischen Lavage immer noch nicht bakteriell sauber, so wurde das weitere Vorgehen offen durchgeführt. Beim Endoprothesenspätinfekt (Zeitspanne zwischen Implantation und Auftreten der Infektion mehr als 6 Wochen) begannen wir sofort mit den offenen Revisionen. In erneut 2-4 tägigem Abstand wurde das betroffene Bein offen revidiert, es erfolgte eine Gewebeentnahme zur bakteriologischen und histologischen Untersuchung. Ein ausgiebiges Debridement und eine Synovektomie wurden ergänzt durch eine intensive Spülung (3 Liter) unter Zuhilfenahme der Jet-Lavage und Einsatz eines lokalen Antiseptikums (Lavasept). Eine lokale testgerechte Antibiose (abbaubarer Wirkstoffträger) und eine geschlossene Wundbehandlung mit Vakuumversiegelung wurde begleitet durch eine testgerechte systemische Antibiose über einen Zeitraum von mindestens 3-4 Wochen. Ließ sich auch nach drei offenen operativen Revision keine bakteriologische Keimfreiheit erzielen, wurde die Endoprothese ausgebaut. Abhängig von der Gesamtsituation des Patienten, dem zu erwartenden funktionellen Ergebnis und dem Keimspektrum gliederte sich dann das weitere Vorgehen in vier verschiedene Optionen (Abb. 1):
- Zweizeitige Knie-TEP-Reimplantation
- Zweizeitige Arthrodese
- Resektionszustand
- Amputation

Ergebnisse

In 13 Fällen konnte die Kniegelenksendoprothese langfristig bakteriologisch keimfrei erhalten bleiben, neunmal bereits nach den arthroskopischen Revisionen, in 4 Fällen nach den anschließenden offenen Revisionen und Lavage-Behandlungen. In 21 Fällen musste die Endoprothese entfernt werden, zur weiteren Infektsanierung und Weichteilschonung wurden die betroffenen Beine dann vorübergehend mit einem Fixateur externe ruhiggestellt.

In 14 Fällen konnte in einem Zeitintervall von 6-12 Wochen eine zweizeitige erneute TEP-Reimplantation vorgenommen werden, die betroffenen Kniegelenke mussten zu diesem Zeitpunkt klinisch und laborchemisch infektfrei sein, der Haut-Weichteilmantel saniert und das Knochenfundament zur Implantation einer Prothese ausreichend sein.

In 6 Fällen führten wir eine Arthrodese durch, in 4 Fällen dabei mit einem gelenküberbrückenden Kompressionsmarknagel, in 2 Fällen musste bei Vorliegen einer knöchernen Defektstrecke eine Arthrodese über Kallusdistration erreicht werden.

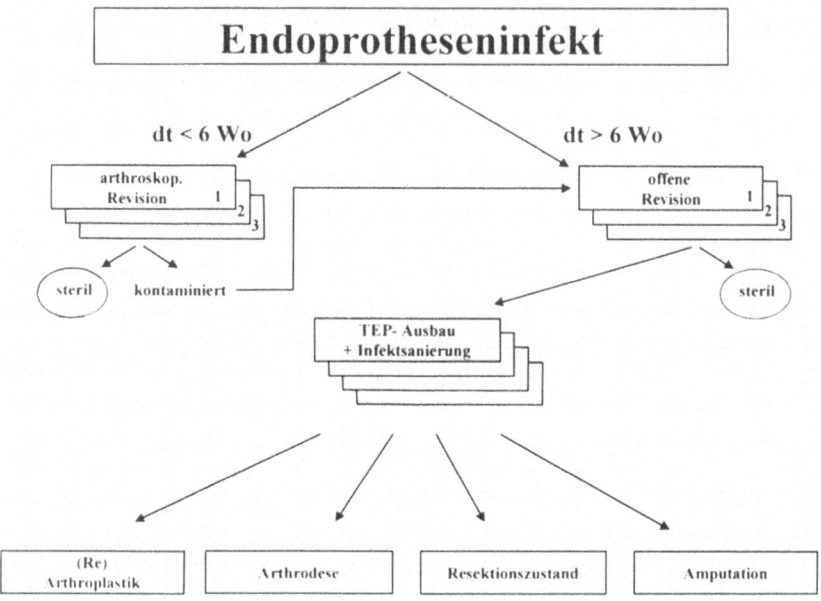

Abb. 1

Ein Patient musste aus vitaler Indikation oberschenkelamputiert werden. Auch in unserem Krankengut stand die Infektion mit Staphylokokken im Vordergrund.

Die Revisionskniegelenksarthroplastik fand bei uns grundsätzlich im zweizeitigen Vorgehen statt nach einem infektfreien Intervall von 6–12 Wochen. Der Patient musste klinisch und laborchemisch infektfrei sein, der Haut-Weichteilmantel saniert und das knöcherne Fundament für eine erneute Endoprothetik ausreichend sein.

Diskussion

Vergleicht man unsere Ergebnisse mit denen in der Literatur, so fällt auf, dass es wie in den positivsten uns zur Verfügung stehenden Literaturangaben ebenfalls möglich war, in mehr als einem Drittel der Fälle die Endoprothese durch unser Revisionsprogramm zu erhalten. Ein auffälliger Unterschied bestand jedoch in der erfolgreichen Revisionsendoprothetik. Hier gelang es uns wesentlich häufiger als in der Literatur angegeben, die Patienten einer erneuten Endoprothesenimplantation zu unterziehen, was wir auf unser sehr konsequentes Revisionsprotokoll zur Infektsanierung zurückführen.

Bei dem Bemühen einen Endoprotheseninfekt zu sanieren scheint der entscheidende Faktor die Zeit zu sein. In allen 12 der 12 Frühinfekte gelang es uns, unter Erhaltung der Endoprothese den Infekt zu sanieren. Bei den 22 Spätinfekten, also bei den Infekten später als 6 Wochen nach Prothesenimplantation, gelang uns dies nur in einem einzigen Fall.

Welche Schlussfolgerung ziehen wir bislang aus unserer Studie? Entscheidend wichtig ist es zunächst den Infekt zu erkennen. Ebenso wichtig ist es aber, dass sich der Operateur gegenüber dem Patienten dazu bekennt, weil er nur dann schnell handeln kann. Ein konsequentes Revisionsprotokoll bringt für den Patienten eine reale Chance auf den Prothesenerhalt oder zumindest, falls dies nicht gelingt, auf eine erfolgreiche Revisionsendoprothese.

Unsere Studie lässt bislang keine zwangsläufige Entscheidung zwischen einem prinzipiellen ein-, zwei- oder mehrzeitigen Endoprothesenwechsel zu. Wir glauben, dass diese Entscheidung, ein- oder mehrzeitig, alters- und erkrankungsspezifisch getroffen werden muss. Der alte Patient mit Rheuma in der Grunderkrankung profitiert sicher vom einzeitigen Vorgehen, wenngleich dies auch das Restrisiko eines erneuten Infektes beinhaltet. Dagegen sollte beim jungen Patienten mit der posttraumatischen Gonarthrose durch ein mehrzeitiges Vorgehen der definitiven Infektsanierung die höhere Chance eingeräumt werden.

Zusammenfassung

Ziel der Arbeit war die Etablierung eines stadiengerechten Revisionskonzeptes zur Sanierung der infizierten Kniegelenkstotalendoprothese durch programmierte arthroskopische und offene Revisionen. Die Studie wurde parallel an zwei Kliniken durchgeführt, der Berufsgenossenschaftlichen Unfallklinik Murnau und der Orthopädischen Klinik und Poliklinik der Technischen Universität München. Seit Mitte 1996 konnten 34 Patienten mit infizierten Kniegelenksendoprothesen in die Studie aufgenommen werden. In 13 Fällen konnte die Endoprothese langfristig bakteriologisch keimfrei erhalten werden, 9 bereits nach den 3-maligen Arthroskopien, 4 nach den sich anschließenden offenen Revisionen und Lavagebehandlungen. In 21 Fällen musste die Endoprothese entfernt werden, 1 Patient wurde aus vitaler Indikation amputiert. 6×wurde eine Arthrodese und 14×eine zweizeitige Reimplantation einer Kniegelenkstotalendoprothese durchgeführt. Das vorliegende Konzept scheint aufgrund seiner konsequenten Anwendung von Revisionen dazu geeignet zu sein, einen großen Teil der infizierten Kniegelenksendoprothesen langfristig infektfrei zu erhalten. Um eine neuerliche Endoprothesenimplantation in einem sicher infektfreien Situs durchführen zu können, entschieden wir uns für ein zweizeitiges Vorgehen für die Knie-TEP-Zweitimplantation.

Summary

The aim of the presented paper was the development of a revision-concept for rescue of infected total knee arthroplasty by arthroscopic and open revision. The study was performed in two centers, the Trauma Center in Murnau and the Department of Orthopaedic Surgery of the Technical University in Munich. Since the beginning of the study in the midds of 1996 up to now 34 patients with infected total knee joint arthroplasty could be included in the study.

In 13 cases a long lasting rescue of the endoprosthesis under sterile conditions was successful, in 9 of them within the arthroscopic procedures, in 4 cases following the open procedures. 21 total knee joint endoprosthesis had to be removed, one patient was amputated under vital indication. In 6 cases an arthrodesis had to be performed and in 14 cases a second total knee arthroplasty was successful.

The presented concept of programmed revisions seems to be a hopeful way for a successful rescue of infected total knee arthroplasty. In order to perform the revision endoprosthetic replacement into a sterile situation, we prefere the surgical procedure in two ore more steps.

Management der Knie-TEP-Infektion
mit einem artikulierenden antibiotikabeladenen Spacer

C. T. Trepte und S. Hagmeier

Periprothetische Infekte, seien sie nun am Hüftgelenk oder im Kniegelenk, gehören nach wie vor zu den schwerwiegendsten Komplikationen und stellen eine der größten Herausforderungen an den orthopädischen Chirurgen dar. Dabei ist Infektion nicht gleich Infektion, dies muss sich naturgemäß auf die Behandlung auswirken.

Klassifikation

Vom Zeitpunkt des Auftretens des Infektes unterscheiden wir im Allgemeinen zwischen Früh- und Spätinfekt, einige Autoren geben noch differenziertere Klassifikationen an. So differenzieren Fitzgerald und Kelly (1979) zwischen früh perioperativ (1-2 Monaten postoperativ), intermediär (2-24 Monate postoperativ) und Spätinfekt (mehr als 2 Jahre nach Operation).

Gristina und Kolkin (1983) und Habermann (1991) unterteilen in einen akuten (1-3 Monate postoperativ), einen subakuten (4-12 Monaten postoperativ) und einen Spätinfekt (mehr als 12 Monate postoperativ). Insall und Thompson (1986) unterscheiden zwischen Frühinfekt (1-3 Monate postoperativ) und Spätinfekt (mehr als 3 Monate postoperativ), während Harle (1989) den Frühinfekt bis 6 Wochen postoperativ und den Spätinfekt als einen Infekt, der nach mehr als 6 Wochen auftritt, definiert.

Die wohl aufwendigste Einteilung treffen Drobny und Munzinger (1991), die zwischen früh akutem -, früh low grade -, früh okkultem -, spät okkultem -, spät low grade - und spät okkultem Infekt unterscheiden.

Uns scheinen die Klassifikationen nach Insall und Thompson (1986) sowie die von Härle (1989) am praktikabelsten.

Da Infekte durch Antibiotikagabe zumindest temporär, und sicher gar nicht so selten, über die Dauer der Rehabilitationsbehandlung hinaus unterdrückt werden können, bevorzugen wir die Insall-Klassifikation und würden das Auftreten eines Infektes innerhalb von 3 Monaten als Frühinfekt definieren. Was das Vorgehen anbelangt, so konkurrieren zwei Methoden miteinander.

Der einzeitige Wechsel

Dieses Verfahren wird speziell von der ENDO-Klinik propagiert (v. Foerster und Wessendorf 1987) und ist in der Hand von Erfahrenen offensichtlich eine sehr erfolgreiche Methode (v. Foerster 2000). Die Vorteile des Verfahrens sind evident:

Man benötigt nur *eine* Operation, der Krankenhausaufenthalt ist deutlich kürzer und die Prothese lässt natürlich eine Physiotherapie zu, was Weichteilverkürzungen und Muskelkontrakturen vermeiden lässt.

Habermann (1991) und Laskin (1995) dagegen erachten dieses Verfahren als unbefriedigend, weil hochriskant.

Der zweizeitige Wechsel

Der zweizeitige Wechsel stellt heute ein von den meisten Autoren empfohlenes Verfahren dar. Erfolgsraten bis zu 90 Prozent bereits in früheren Jahren wurden berichtet (Insall et al. 1983; Borden und Gearen 1987; Wilde und Ruth 1988). Ein wesentliches Problem des zweizeitigen Wechsels liegt darin, dass es nach Entfernung der Prothese mitunter zu erheblichen Narbenkontrakturen und Verziehungen sowie Muskelverkürzungen kommt. Die Revisionsoperation gestaltet sich sehr schwierig, oftmals ist es kaum möglich, keine adäquate Mobilisierung der Weichteile zu erreichen. Zudem gestaltet sich die postoperative Physiotherapie äußerst problematisch und das Bewegungsausmaß bleibt nicht selten gering und unbefriedigend.

Wir begannen bereits in den 80-er Jahren (Trepte und Puhl 1988) mit dem zweizeitigen Wechsel unter Einsatz eines Spacers. Damit konnte man aufgrund der hohen lokalen Antibiotikumkonzentration den Infekt gut beherrschen und die Länge der Weichteile erhalten. Aufgrund der erforderlichen Immobilisierung ließen sich aber die Ausbildung von Muskelatrophie und auch Kontrakturen nicht vermeiden. Seit 1991 implantieren wir daher beim zweizeitigen Wechsel einen artikulierenden Antibiotika beladenen Zwei- oder gar Dreikomponentenspacer. Bei diesem Verfahren ist eine krankengymnastische Behandlung möglich, häufig lässt sich eine Beugung von 90 Grad und mehr erreichen, zumindest lässt sich eine Umlagerung des Kniegelenkes von der Streckung in die Beugung bewerkstelligen, die einer Verkürzung der Muskulatur und der Weichteile entgegen wirkt. Wir haben über diese Methode mehrfach berichtet (Trepte und Bodenburg 1995, 1997).

Patientengut

Von Januar 1991 bis Juli 1999 haben wir 22 zweizeitig septische Prothesenwechsel ausgeführt, wobei anzumerken ist, dass der größte Teil der Patienten einen Beobachtungszeitraum von 1/2 bis 4 Jahren aufweist, eine Aussage über den mittelfristigen oder gar Langzeiterfolg der Methode ist daher nicht möglich. Immerhin bleibt anzumerken, dass wir eine Erfolgsrate derzeit von über 90 Prozent haben und bisher nur 1 Rezidiv gesehen haben.

Vom *Keimspektrum* handelt es sich 9mal um eine Infektion mit Staphylococcus aureus, 8mal mit Staphylococcus epidermidis und je 1mal mit Staphylococcus auricularis, 1mal mit Staphylococcus capitis, 1mal mit Staphylococcus cohnii, 1mal mit Staphylococcus werneri und 1mal mit Entercoccus faecalis. Vom Auftreten der Infektion handelte es sich in allen Fällen um einen Spätinfekt.

Technisches Vorgehen

Bei allen Patienten wurde präoperativ eine Punktion zur Keimbestimmung durchgeführt. Mit Einleitung der Narkose erhielten die Patienten dieses Antibiotikum erstmalig intravenös. Die Operation erfolgt in Blutsperre, das Gelenk wird über den ehemaligen Zugang eröffnet und es erfolgt eine ausgiebige Spülung beziehungsweise Jetlavage mit 0,2 Prozent Lavasept-Lösung. Es wird dann eine sorgfältige Synovektomie und ein radikales Wunddebridement ausgeführt, werden alle Prothesenanteile und sämtlicher Knochenzement subtil entfernt. Diese Maßnahmen führen mitunter zu erheblichen Knochendefekten. Speziell bei zementlos fixierten Prothesen gestaltet sich die Entfernung sehr schwierig und ist meist mit ausgeprägten Knochendefekten verbunden, sofern es sich nicht um eine septische *Prothesenlockerung* handelt. Bei uns hat es sich bewährt, die Komponenten mit einer Stichsäge an der Knochen-Implantat-Grenze zu untersagen und verbleibende Knochenbrücken, soweit möglich, mit einem schmalen flexiblen Osteotom oder eine Gigli-Säge zu durchtrennen. Das Implantatbett wird sorgfältig mit Küretten gereinigt und anschließend mit Lavasept gespült. Eine Jetlavage erscheint uns von großem Vorteil. Nun erfolgt die Zubereitung des artikulierenden Spacers. Liegen keine ausgedehnten Defekte vor, verwenden wir tibial wie femoral 60 g Refobacin-Palacos. Seit etwa Mitte der 90-er Jahre mischen wir, sofern die bakteriologische Austestung dies erlaubt, routinemäßig Amoxicillin-Clavulansäure (Augmentan) zu, wobei wir 4,4 g auf 60 g Refobacin-Palacos zumischen. Nötigenfalls können noch wesentlich höhere Zumischungen von über 10 Gewichtsprozent erfolgen. Dies führt zwar zu einer Verschlechterung der mechanischen Eigenschaften des Knochenzements, was im Falle eines temporären Spacers nur von untergeordneter Bedeutung ist, da der Spacer ja ohnehin nach 6–10 Wochen wieder entfernt wird. Die pulverförmige Komponente des Zementes wird gründlich mit dem Antibiotikum vermengt und dann in die flüssige Komponente eingerührt. Je nach Menge des zugeführten Antibiotikums ist der Zement deutlich viskoser und zäher als üblich. Wenn der Zement beginnt abzubinden, wird er grob geformt und auf das gut befeuchtete Prothesenlager aufgelegt.

Im Weiteren wird der noch formbare Knochenzement in etwa wie eine totalkondyläre Knieendoprothese ausmodelliert.

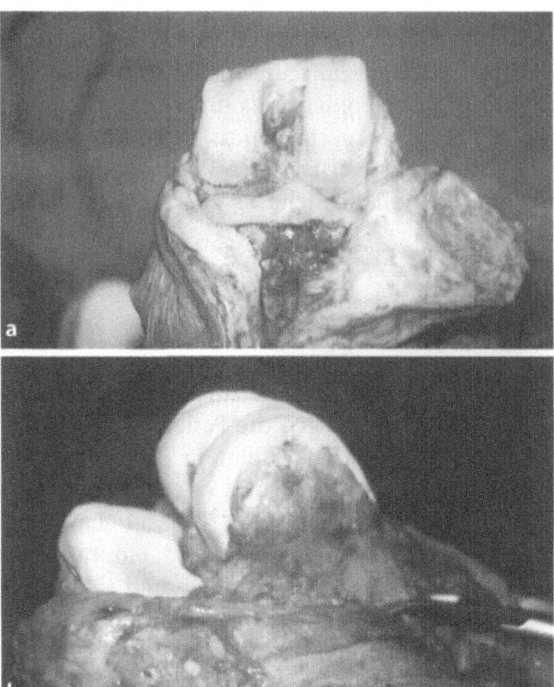

Abb. 1 a, b

Wenn möglich, wird auch eine retropatellare Komponente angefertigt. Die Höhe der artikulierenden Spacer sollte zu keiner zu hohen Bandspannung führen, damit das Gelenk postoperativ durchbewegt werden kann. Weist der Spacer beim Einbringen eine relativ rauhe Oberfläche auf, so zeigt sich beim Entfernen nach 6–10 Wochen eine vollständig glatt polierte glänzende Oberfläche (Abb. 1a,b). Im weiteren Verlauf werden einmal wöchentlich die üblichen Laborparameter wie Blutsenkung, Leukozyten und quantitatives CRP kontrolliert. Bis dato kam es in allen Fällen innerhalb von 6–8 Wochen zu einer weitgehenden Normalisierung des quantitativen CRP und es erfolgte dann die Implantation der definitiven Prothese.

Es ist durchaus möglich, die Patienten mit dem einliegenden artikulierenden Spacer aus stationärer Behandlung nach Hause zu entlassen. In diesen Fällen erfolgt die labormäßige Kontrolle über den Hausarzt, die letzte Kontrolle vor Operation ambulant in unserem Hause.

Wahl des Implantates

Als definitives Implantat wurde in 4 Fällen eine mehr oder minder stark gekoppelte Knieendoprothese, in 6 Fällen eine Constrained Condylar und in 7 Fällen eine posterior stabilisierte Prothese implantiert. In keinem Fall konnte bis dato eine standardmäßige totalkondyläre Prothese implantiert werden, da nicht ausreichend Stabilität zu erreichen war. Das liegt unter anderem daran, dass bei der Revision und beim Debridement ausnahmslos das hintere Kreuzband reseziert werden musste, beziehungsweise entsprechend große Anteile des hinteren Kreuzbandes geopfert werden mussten. Darüber hinaus ergibt sich durch die erforderliche Knochenresektion in vielen Fällen ein relativ großer Extensions- und Flexionsspalt, der mit der üblichen Implantathöhe nicht zu kompensieren war.

In einem Fall haben wir einen Arthrodesenstab eingesetzt. Sinnvollerweise finden heute modulare Prothesensysteme Anwendung, es wäre unserer Meinung nach wünschenswert, wenn von der Industrie ein modulares System angeboten würden, das bei gleichem Zuschnitt des Prothesenlagers von der Implantation eines totalkondylären Oberflächenknies über posterior stabilisierte oder intrinsisch stabilisierte Kniegelenke bis hin zum achsgekoppelten Kniegelenk sämtliche Prothesen über den gleichen oder annähernd gleichen Zuschnitt des Knochenlagers zuließe.

Zusammenfassend erscheint uns der zweizeitige septische Wechsel gewisse Vorteile zu haben, auch wenn die Hospitalisation länger und ein zusätzlicher Eingriff erforderlich ist.

So bietet die Implantation eines artikulierenden Spacers eine Rückzugsmöglichkeit ohne weiteren größeren Knochenverlust, da der Spacer ja lediglich auf das Prothesenlager aufgelegt wurde, die Knochenresektion bei der Revisionsoperation minimal ist.

Im Falle eines Fortbestehen des Infektes bleibt die Rückzugsmöglichkeit auf eine Arthrodese beziehungsweise ist eine nochmalige Revision möglich, ohne dass eine fest sitzende Prothese mit dem damit verbundenen Knochenverlust entfernt werden müsste.

Last but not least hat der artikulierende Spacer eine sehr große Oberfläche, eine entsprechend großzügige Freisetzung von Antibiotikum in die Gelenkhöhle ist daher zu erwarten.

Aufgrund unserer guten Ergebnisse stellt der zweizeitige Endoprothesenwechsel für uns nach wie vor den Eingriff der Wahl dar, wenngleich in bestimmten Situationen sicherlich der einzeitige Wechsel zu überlegen und auch anzustreben ist. Wie Drobny et al. (1995) erachten wir den zweizeitigen Wechsel als eine sichere, gut praktikable Methode zur Sanierung des Infektes. Vorteile des Verfahren liegen in der „second line of defense", da es im Falle eines Reinfektes sicherlich einfacher ist, einen Spacer zu entfernen, als eine stabil fixierte Prothese. Auch im Falle einer notwendigen Arthrodese ist es immer günstig, möglichst viel Knochenstock zur Verfügung zu haben. Der artikulierende Spacer weist eine sehr große Oberfläche auf, die zu einer großzügigen Freisetzung von Antibiotika in die Gelenkhöhle führt und damit im Allgemeinen zu einer schnellen Infektsanierung.

Bei beherrschtem Infekt kann eine Knochentransplantation mit Bankknochen erfolgen, um das knöcherne Prothesenlager zu rekonstruieren oder zumindest zu verbessern. Durch das nötige Zuwarten gewinnt man zudem Zeit, um Vorbereitungen für die Reimplantation, wie etwa die Anfertigung von Spezialprothesen, vorzubereiten. Last but not least erlaubt der zweizeitige Wechsel speziell mit einem artikulierenden Spacer eine krankengymnastische Behandlung, *ohne* dass es zu weiterer Knochenzerstörung kommt.

Literatur

Coventry MB, Bryan RS (1979) Arthrodesis of the knee following total knee arthroplasty. J B J S, 61A:181-185

Drobny TK, Munzinger U (1991) Zur Problematik der infizierten Knieprothese. Orthopäde 20:239-243

Drobny TK, Munzinger U, Chromiak J (1995) Der zweizeitige Wechsel bei der Behandlung der infizierten Knieprothese Orthopäde 24:360-366

Fitzgerald RH, Kell PJ (1979) Total joint arthroplasty. Biologic casis failure. Mayo Clinic Proc 54:590-596

v. Foerster G, Wessendorf C (1987) Behandlung und mittelfristige Ergebnisse von infizierten Kniegelenkendoprothesen. In: Primär- und Revisionsarthroplastik. Springer-Verlag Berlin, New York

v. Foerster G (2000) Einzeitiger Prothesenwechsel. Vortrag: Pro und Contra Münsteraner Streitgespräche. Januar 2000

Gristina AG, Kolkin J (1983) Total joint replacement and sepsis. J B J S 65A:128-134

Habermann ET (1991) The infected total knee arthroplasty. In Laskin RS ed Total knee replacement. Springer-Verlag Berlin, New York

Härle A (1989) Dokumentation und Qualitätskontrolle. Z Orthop 127:488-491

Insall JN, Thompson FM (1986) Infections in total knee arthroplasty. In Efthekar NS ed: Infection in joint replacement surgery. Prevention and management. Churchil and Livingsone NY, pp 363-371

Kaufer H, Mathews L Resection Arthroplasty: An Alternative to Arthrodesis for Therapieeinheiten Salvage of infected Total Knee Arthroplasty. In: Anderson L ed. American Academy of Orthopedic Surgeons instructional course lectures series Vol. 35, St. Louis; CV Mosby 75A:282-289

Rand JA (1993) Alternatives to the reimplantation for salvage of the total knee arthroplasty. J B J S 75A:1087-1098

Trepte CT, Puhl W (1988) Der Gelenkersatz mit der zementierten RMC-Knieendoprothese Akt Rheumatol 13:132-137

Trepte CT, Bodenburg R (1997) Zweizeitig septischer Prothesenwechsel unter Verwendung eines speziellen antibiotikabeladenen Spacers. In Rabenseifner L ed: Probleme der Knieendoprothetik. Georg-Thieme-Verlag, S 88-92

Trepte CT (1997) In: Jerosch J Knie-TEP-Revisionseingriffe. Georg-Thieme-Verlag, S 90-93

Windsor RE, Insall JN, Urs WK, Brause BD (1990) Two stage reimplantation for the salvage of total knee artrhoplasty complicated bei infection. J B J S 72A:272-278

Management und Wechselstrategien nach septischer Knieendoprothesenlockerung – Zweizeitiger Wechsel vs. Arthrodese

K.-P. Kopsch, M. Merkel und H. W. Neumann

Problematik sowie diagnostisches und therapeutisches Vorgehen

Die postoperative Infektion nach Knie-TEP-Implantation und insbesondere die septische Lockerung stellt in der modernen orthopädischen Chirurgie immer noch eine ernste Komplikation dar. Durch verschiedenste Maßnahmen wie perioperative Antibiotikaprophylaxe, Verwendung von Antibiotikazusatz im Knochenzement oder Operation in Clean-Air-Systemen konnte die Infekthäufigkeit in den letzten Jahren trotz deutlich angestiegener Implantationszahlen relativ niedrig gehalten werden. Die in unserer Klinik in den letzten 10 Jahren durchschnittliche septische Lockerungsrate liegt bei 1,5% und ist damit mit den Zahlen anderer Autoren vergleichbar (Bengtson und Knutson 1991).

In unserer Klinik wird bei septischer Knie-TEP-Lockerung im Allgemeinen der zweizeitige Wechsel angestrebt; in einigen Fällen kam es jedoch auch zu einzeitigen Wechseln oder primären Arthrodesen. Auch Goldman et al. (1996) und Backe et al. (1996) präferieren den zweizeitigen TEP-Wechsel als Mittel der ersten Wahl. Unsere zweizeitige Wechselstrategie umfasst zunächst die klinische, radiologische, laborchemische und nuklearmedizinische Diagnostik. Zwingend notwendig ist neben der Untersuchung der laborchemischen Entzündungsparameter die Gelenkpunktion mit Aspiration entzündlichen Materials und dessen mikrobiologische Untersuchung mit Resistogramm (vor Beginn der Antibiose). Wir führen zudem bei jedem Patienten mit Lockerungsverdacht eine 3-Phasen-Knochenszintigraphie durch. Bei bestätigter Lockerung mit Nachweis einer bakteriellen Entzündung erfolgt die operative Explantation der TEP, wobei großes Augenmerk auf die gründliche Weichteil- und Knochenrevision mit anschließender ausgiebiger Jet-Lavage gelegt wird. Es werden vier großlumige Drainagen eingelegt, über die postoperativ eine Saug-Spül-Drainage mit Ringer-Lösung über ca. fünf Tage läuft. In einigen Fällen wird nach 7 Tagen ein arthroskopischer „Second Look" mit Lavage durchgeführt. Die begleitende Antibiose beginnen wir zunächst mit Flucloxacillin und Gentamycin, nach erfolgtem Resistogramm spezifisch. In der Übergangszeit bis zur Reimplantation wird das Gelenk meist mit einem Tutor stabilisiert. Nach mindestens drei Monaten Infektfreiheit (szintigraphischer und laborchemischer Entzündungsrückgang) führen wir die Reimplantation durch.

Material und Methoden

Alle Patienten, die in unserer Klinik in den Jahren 1988–98 wegen einer septischen Knie-TEP-Lockerung operiert werden mussten, wurden anhand der vorhandenen Aktenlage erfasst. Die Auswertung erfolgte anhand der Krankenblätter, der OP-Buch-Daten, vorhandener Röntgenbilder sowie der prä- und postoperativen Aufzeichnungen in den Ambulanzunterlagen. Letztere waren besonders wertvoll, da in unserer Klinik ein engmaschiges Dispensaire für solche Risikopatienten besteht. Neben den üblichen operationsspezifischen Daten und Angaben über Keimspektrum, Antibiose und postoperatives Management wurden Patientendaten entsprechend dem Score der American Knee Society (Insall et al. 1989) erfasst und ausgewertet. Besonderes Augenmerk richteten wir auf das Auftreten von postoperativen Komplikationen und Infektrezidiven.

Ergebnisse

In den Jahren 1987–98 wurden an unserer Klinik 2802 Knieendoprothesen implantiert. Dies waren in 684 Fällen unikondyläre Modelle, in 1649 Fällen bikondyläre Prothesen und in 469 Fällen achsgeführte gekoppelte Modelle. Die Operationsstatistik zeigt Abb. 1. In den Jahren 1988–98 mussten insgesamt 196 Revisionseingriffe an Knie-TEP durchgeführt werden. Wegen einer septischen Lockerung wurde 66 mal an 56 Knie-TEP von 54 Patienten operiert. Bei zwei Patienten mussten beide Knie-TEP zeitlich unabhängig voneinander revidiert werden. Von den 56 Implantaten waren 31 primär in unserer Klinik implantiert worden; 25 Patienten wurden uns von auswärts zugewiesen. Die verwendeten Primärimplantate waren in drei Fällen uni-

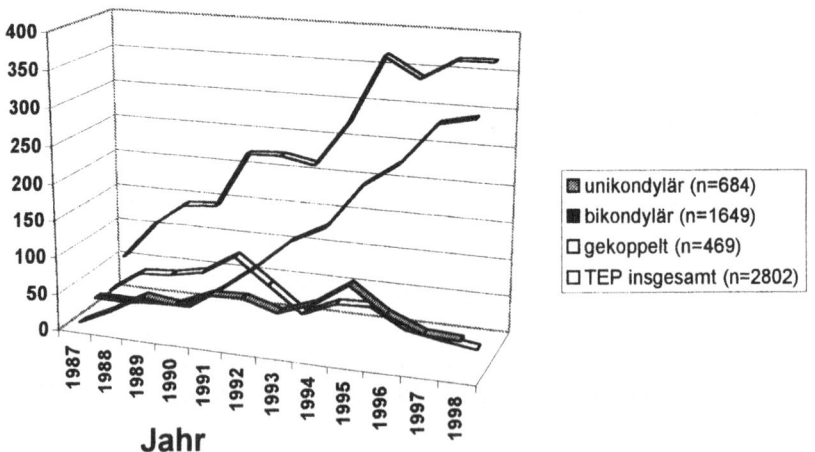

Abb. 1. OP-Statistik primärer Knie-TEP 1987–98 (n = 2802)

Tabelle 1. Verwendete Knie-TEP als Primärimplantate (n = 48) und TEP bzw. Arthrodesen als Sekundär-OP (n = 66)

Verwendete Primärimplantate	Anzahl Primärimplantate	Anzahl Sekundärimplantate
GSB	23	18
Guepar	4	0
Natural Knee	6	7
Miller-Galante	4	0
Wessinghage	2	0
SKI	2	0
S+G	0	4
ESKA	0	8
noch keine Reimplantation		1
Arthrodese	0	28
Andere	7	0

kondyläre, in 12 Fällen bikondyläre Systeme und in 33 Fällen achsgeführte gekoppelte Prothesen. Die Aufstellung der Primärimplantate zeigt Tabelle 1. Die primäre Therapie der septischen Knie-TEP-Lockerung erfolgte bei sieben Patienten (Anfang der 90er Jahre) als einzeitiger Wechsel; in 28 Fällen als zweizeitiger Wechsel und in 20 Fällen als Explantation und Arthrodese. Bei einer Patientin steht die Reimplantation noch aus. Es musste in insgesamt 10 Fällen erneut operativ mit einer Wechseloperation oder sekundären Arthrodese interveniert werden; in drei Fällen wurde nach einem primären zweizeitigen TEP-Wechsel erneut zweizeitig gewechselt, drei Fälle nach primärem einzeitigen und zwei Fälle nach primärem zweizeitigen Wechsel mündeten in einer sekundären oder tertiären Arthrodese. Die Sekundärimplantate waren 8mal bikondyläre und 20mal gekoppelte Prothesen. In 20 Fällen wurde eine Arthrodese ausgeführt. Die Aufschlüsselung der Sekundär- und Tertiärimplantate bei septischen Knie-TEP-Lockerungen zeigt Tabelle 1. Die Standzeit der Primärimplantate bis zur septischen Lockerung betrug bei unikondylären Prothesen 10,3 Monate, bei den bikondylären TEP 18,4 Monate und bei den achsgeführten Systemen 34,2 Monate. Die Übergangszeiten beim zweizeitigen Wechsel zwischen der Explantation und der Reimplantation bemaßen sich bei den unikondylären Prothesen auf 5,3 Monate, bei den bikondylären Systemen auf 8,4 Monate und bei den achsgeführten TEP auf 10,2 Monate. Die Aufschlüsselung darüber, welche Implantate auf welche Systeme gewechselt wurden, gibt Abb. 2.

Das Keimspektrum der prä- oder intraoperativ entnommenen mikrobiologischen Probe erstreckt sich von koagulasenegativen Staphylokokken über Staphylococcus aureus und Pseudomonas aeruginosa bis hin zu exotischen Keimen wie Citrobacter oder Klebsiellen. In vielen Fällen musste eine Mischinfektion verzeichnet werden.

Von den 55 Patienten mit Wechseloperationen konnten 29 (53%) nachuntersucht werden. Die mittlere Nachuntersuchungszeit beträgt 36 Monate (8–57); das mittlere Alter der Patienten zum Zeitpunkt der Wechseloperati-

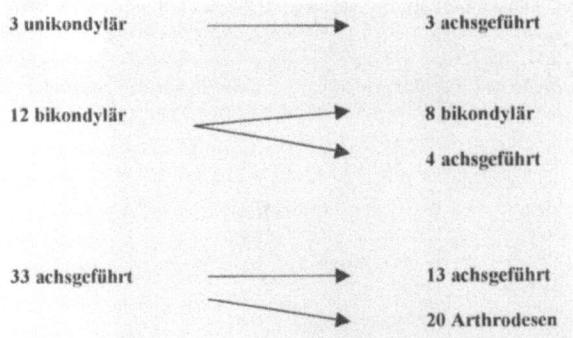

Abb. 2. Verwendete Implantate bei Operationen nach septischer Knie-TEP-Lockerung (n = 48)

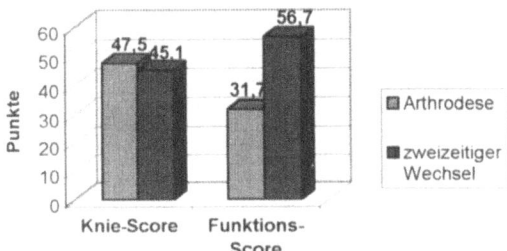

Abb. 3. Score nach Insall im Vergleich zwischen zweizeitigem Wechsel und Arthrodese

on war 69 (47–83). 65 Prozent der Patienten waren weiblich; die OP betraf in 12 Fällen das rechte und in 17 Fällen das linke Kniegelenk. Der Score nach Insall zeigt bezüglich des Schmerzscores in etwa identische Werte zwischen den Patienten nach zweizeitigem Wechsel versus den Patienten mit Arthrodese. In Bezug auf den Funktionsscore sind die Patienten nach Arthrodese natürlich wesentlich schlechter (Abb. 3).

Diskussion

Im Zuge des sprunghaften Anstiegs der Implantationszahlen bei Knie-TEP muss man sich auch immer häufiger den daraus möglicherweise resultierenden Komplikationen stellen. Die Therapie der septischen Knie-TEP-Lockerung ist aufgrund der Schwere des Krankheitsbildes und der oft sichtbaren Hartnäckigkeit der Entzündung eine echte Herausforderung für die moderne Orthopädie. Die Erfahrungen an unserer Klinik zeigen, dass bei dem initialen Einsatz gekoppelter und demzufolge geschafteter Implantate die Rückzugsmöglichkeiten stark beschränkt sind, so dass beim septischen Wechsel dieser Prothesen vielfach wegen des großen Substanzverlustes bzw. des tiefgreifenden Knochendefektes (geschaftetes System) nur die Arthrodese als Ausweg bleibt. Unter anderem dieser Tatsache geschuldet, ist in unserer Klinik die Implantationszahl gekoppelter TEP in den letzten Jahren deutlich zugunsten der bikondylären ungekoppelten Prothesen vermindert worden, aber auch die unikondylären Implantate haben bei richtiger Indikationsstellung eine Renaissance erlebt (Abb. 1). Wir präferieren in jedem Fall primär bei septischer TEP-Lockerung den zweizeitigen Wechsel, wobei das Gelenk bei explantierter TEP mindestens 3 Monate infektfrei sein muss. In Einzelfällen von sehr großem Substanzverlust, polyresistenten Erregern oder großem Weichteildefekt ist allerdings die primäre Arthrodese zu erwägen. Ebenso sollte die Arthrodese in Betracht gezogen werden, wenn über längere Zeit trotz TEP-Explantation die Infektion persistiert bzw. ein größerer Weichteildefekt die Reimplantation erschwert. Die Infekt-Rezidivraten nach Arthrodese und zweizeitigem TEP-Wechsel waren in unserem Patientengut in etwa gleich groß. Dies entspricht in etwa auch den Angaben von Rand (1993), der über Infektionsraten zwischen 0,5 und 5% berichtet. Elia und Lotke (1991) konnten bei Patienten nach Revisionsoperationen bei septischer Lockerung gemäß dem Score nach Insall et al. einen mittleren Knie-Score von 77 und einen mittleren Funktions-Score von 56 erheben. In unserem Patientengut ließ sich nur ein mittlerer Knie-Score von 45 bei identischem Funktions-Score finden.

Insgesamt lässt sich zusammenfassen, dass die septische Knieendoprothesenlockerung ein konsequentes, jedoch dem Einzelfall angepasstes Therapieregime erfordert. Die Erfolgsaussichten und auch die Rückzugsmöglichkeiten sind um so größer, je geringer der Knochenverlust für die Primärimplantation war.

Zusammenfassung

In einer retrospektiven Studie werden das Therapieregime und die Ergebnisse nach Wechseloperationen bei septischer Lockerung beschrieben. Dabei wird insbesondere auf die Resultate bei zweizeitigem Wechsel versus Arthrodese eingegangen.

In den Jahren 1987–98 wurden an unserer Klinik 2802 Knieendoprothesen implantiert. Wegen einer septischen Lockerung wurde 65 mal an 56 Knie-TEP von 55 Patienten operiert. Die primäre Therapie der septischen Knie-TEP-Lockerung erfolgte bei sechs Patienten (Anfang der 90er Jahre) als einzeitiger Wechsel; in 31 Fällen als zweizeitiger Wechsel und in 28 Fällen als Explantation und Arthrodese. Die Wechsel von uni- oder bikondylären Prothesen konnten in vielen Fällen auf bikondyläre TEP erfolgen, während die gekoppelten TEP zum Großteil in einer Arthrodese mündeten. Der Insall-Score war bei zweizeitigem Wechsel im Knie-Score mit den Arthrodesen vergleichbar, während der Funktions-Score bei der Arthrodese deutlich vermindert war.

Summary

In a retrospective study we want to show the results and the therapeutic management after septic TKA loosening. 2-Stage-reimplantation and arthrodeses have a different outcome.

From 1987 to 1998 2802 knee arthroplasties were implanted in our hospital. In 55 patients occurred a septic loosening and 65 revision operations had to be done. The primary therapy of the septic TKA loosening was done in 6 patients as a 1-stage reimplantation, in 31 cases as a 2-stage reimplantation and in 28 cases as explantation and arthrodeses. In many cases it was possible to change from a uni- or bicondylar prosthesis to bicondylar TKA, but most constrained TKA lead into arthrodeses. The comparison was done by Insall-Score. In 2-stage reimplantation the knee-score was quite comparable to the arthrodesess, but the function score in arthrodeses was clearly reduced.

Literatur

Backe HA, Wolff DA, Windsor RE (1996) Total knee replacement infection after 2-stage reimplantation. Clin Orthop 331:125-131

Bengtson S, Knutson K (1991) The infected knee arthroplasty. Acta Orthop Scand 62(4):301-311

Elia EA, Lotke PA (1991) Results of revision total knee arthroplasty associated with significant bone loss. Clin Orthop 248:9-11

Goldman RT, Scuderi GR, Insall JN (1996) 2-Stage reimplantation for infected total knee replacement. Clin Orthop 331:118-124

Insall JN, Dorr LD, Scott R (1989) Rationale of the knee society clinical rating system. Clin Orthop 248:13-14

Rand JA (1993) Alternatives to reimplantation for salvage of total knee arthroplasty complicated by infection. J Bone Joint Surg 75A:282-289

Das Wallaby III-Revisionssystem – Philosophie und klinische Erfahrung

L. RABENSEIFNER

Mit Zunahme der Kniegelenksimplantation, die wir in den letzten Jahren beobachten können, nimmt auch die Zahl der Revisionen deutlich zu.
Eine gründliche Fehleranalyse vor jeder Revision ist notwendig.

Wir kennen als Ursache für Revisionen:
designabhängige Ursachen
Ursachen abhängig von der operativen Technik
- zu kleine Tibia
- Malalignement
- Patellaprobleme
- Instabilitäten
ursachenunabhängig vom Operateur und vom Design wie z. B. Infektionen

Als typisches Beispiel für designbedingte Fehlschläge dient die metal-backed Patella bei bestimmten Knieprothesensystemen (Abb. 1).

Bei Beugungen zwischen 60 und 90 Grad kommt es zu einem erheblichen Polyethylenabrieb der metal-backed Patella. Klinische Warnzeichen sind Ergussbildung, Schmerzen in Funktion, sowie ein schnarchendes Geräusch bei jeder Bewegung. Durch Metall-Metall-Kontakt entsteht in dem betreffenden Gelenk eine erhebliche Metallose (Abb. 2).

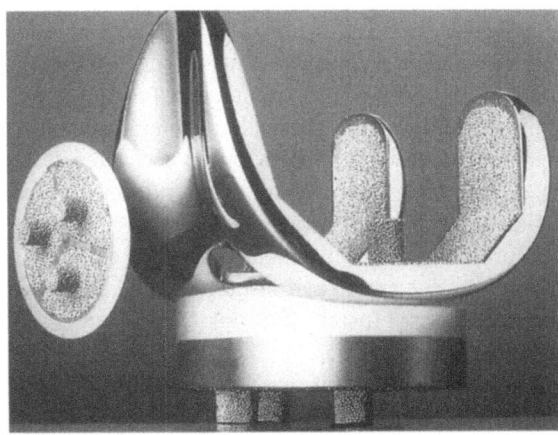

Abb. 1. Microloc-Kniesystem mit metal-backed Patella

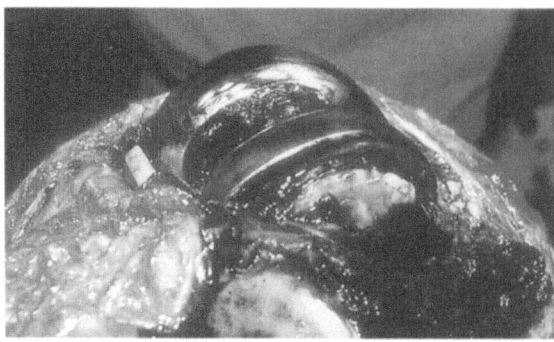

Abb. 2. Metallotische Veränderungen bei metal-backed Patellaproblemen

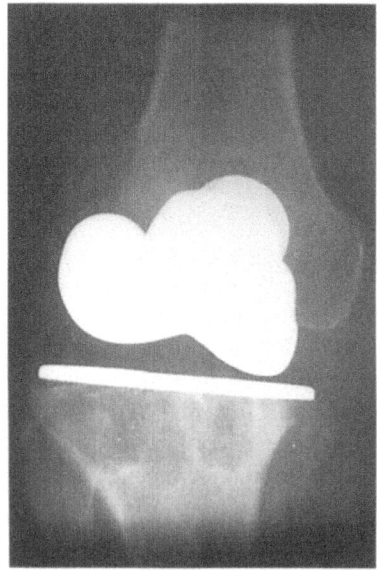

Abb. 3. Implantation einer zementfreien Prothese mit Polyethylenpacks, Osteolysen in der proximalen Tibia

Ein weiteres typisches Beispiel designbedingter Fehlschläge ergibt sich bei der Implantation zementfreier Prothesen, deren Primärstabilität durch Polyethylenpacks im Bereich der femoralen und tibialen Komponente erreicht wird. Bei direktem Kontakt zwischen Polyethylen und Knochen kann es zu schweren Osteolysen kommen, die die Revision einer solchen Implantation erheblich erschweren (Abb. 3).

Durch die Auswahl einer zu kleinen tibialen Komponente kommt es zum Einsinken der tibialen Komponente in die spongiöse Knochenstruktur. Die Folge ist eine Instabilität des Kniegelenkes mit hohem Polyethylenverschleiß (Abb. 4).

Das Malalignement wird als wesentliche Ursache für Fehlschläge der Knieendoprothese angesehen. In idealer Weise kreuzt die Belastungslinie der unteren Extremität (Mikulicz-Linie) von der Mitte des Femurkopfes bis

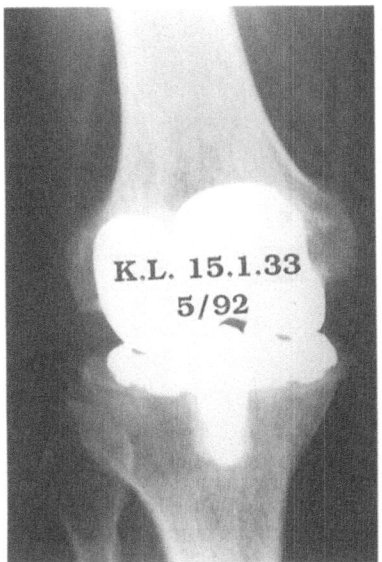

Abb. 4. Zu kleine tibiale Komponente mit beginnendem Einsinken in die spongiöse Knochenstruktur der proximalen Tibia

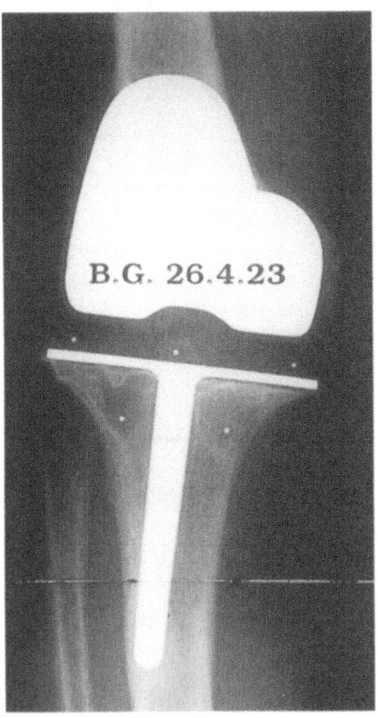

Abb. 5. Eine in Varusstellung eingebrachte tibiale Komponente

zur Mitte des oberen Sprunggelenkes sowohl femorale als auch tibiale Komponente genau mittig, dabei ist femorale und tibiale Komponente 90 Grad zu dieser Belastungslinie ausgerichtet (Abb. 5).

Bei einem solchen Malalignement kommt es zu einer Überlastung des medialen Kniegelenkkompartimentes mit erhöhtem Polyethylenverschleiß medialseitig. Dieser erhöhte Polyethylenabrieb führt zur Entwicklung eines aggressiven Granulationsgewebes.

Klinisch zeigt sich dieses Bild in Ergussbildung sowie Schmerzen in Funktion. Durch dieses aggressive Granulationsgewebe werden alle ligamentären Strukturen, die intraartikulär liegen, das ist im Wesentlichen das mediale Collateralband, beeinträchtigt. In Extremfällen kann das mediale Collateralband zerstört und in der Folge eine anteromediale Rotationsinstabilität aufgrund des systembedingten Verlustes des vorderen Kreuzbandes auftreten. Das aggressive Granulationsgewebe schädigt nicht nur die ligamentären Strukturen, sondern wächst auch zwischen Prothese und Knochen bzw. zwischen Knochenzement und Knochen und führt zu erheblichem Knochenverlust. So entstehen die beiden Hauptprobleme bei aseptischen Revisionen, nämlich:

die Instabilität des Kniegelenkes und
der extreme Knochenverlust.

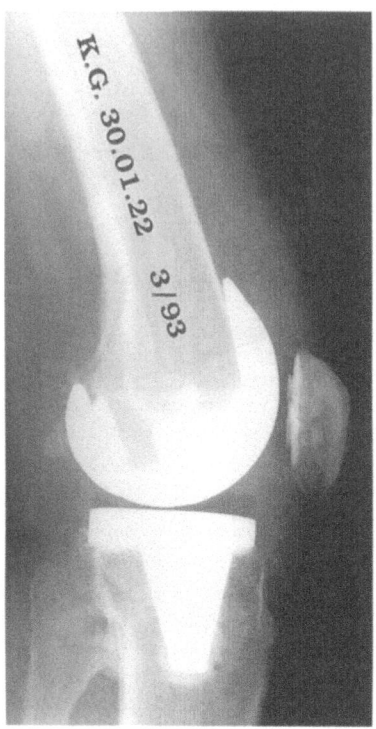

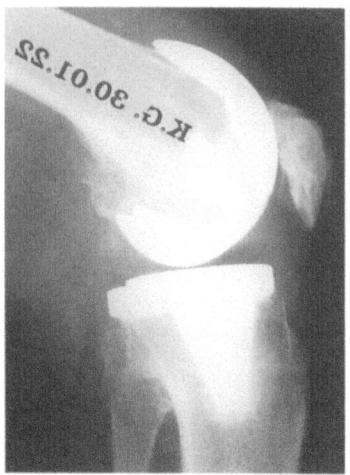

Abb. 7. 2 Monate später beginnende Lösung der patellaren Komponente

Abb. 6. Kniegelenksimplantation mit Patellaersatz, Überdicke der Patella

Ein wesentliches Problem der Knieimplantation ist die Patella selbst. Ich möchte hier nur auf zwei Probleme eingehen. Bei einer Überdicke der Patella, d. h. wenn die Gesamtpatella nach Implantation der patellaren Komponente dicker als vor der Implantation ist, kommt es zu einem Überdruck im retropatellaren Raum. Eine Lösung der patellaren Komponente bzw. eine Patellafraktur sind die Folge (Abb. 6–8).

Durch die Implantation einer sehr großen Inlay-Patella kann das gesamte Knochenlager der Kniescheibe aufgebraucht werden. Bei der Kombination eines medialen Zuganges mit einem ausgedehnten lateralen Release in Verbindung mit einer großen Inlay-Patella wird die Blutversorgung von medial und lateral erheblich beeinträchtigt, so dass eine Ermüdungsfraktur des patellaren Knochenlagers möglich wird (Abb. 9, 10).

Instabilitäten nach Kniegelenksimplantationen sind zu ca. 50 Prozent die Indikation für eine aseptische Revision des Kniegelenkes. Diese Instabilitäten können primär bedingt sein durch die Operationstechnik bei Erstimplantation der Kniegelenkskomponenten: z. B. führt eine großzügige Knochenresektion am distalen Femur zu einer sehr guten Frühfunktion, bedingt jedoch eine Proximalisierung der Kniebasislinie, die in Abhängigkeit

Das Wallaby III-Revisionssystem 151

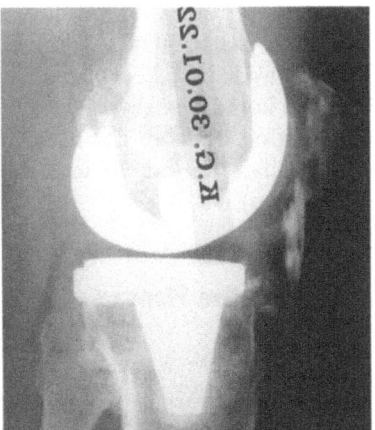

Abb. 8. 2 Monate später Herauslösen der patellaren Komponente

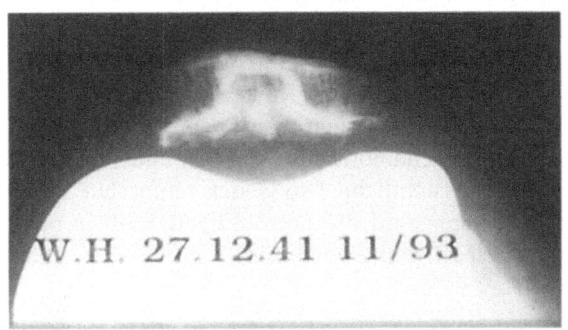

Abb. 9. Inlay-Patella medialer Zugang mit lateralem Release

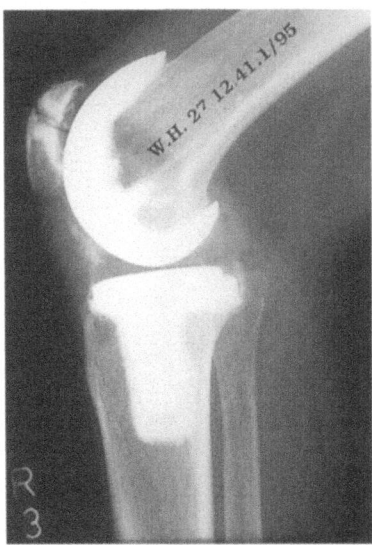

Abb. 10. Ermüdungsfraktur der Patella einige Zeit später

von der Zeit zu einer Instabilität des Knies führt. Häufiger ist es jedoch, dass sich Instabilitäten sekundär entwickeln, z. B. durch Überlastung des Kniegelenkes und Lockerung des medialen und lateralen Collateralbandes. Oder es kommt nach einem erheblichen Polyethylenabrieb zu aggressivem Granulationsgewebe, das die intraartikulären Strukturen, nämlich das mediale Collateralband, in seiner Belastungsfähigkeit einschränkt (siehe Malalignement).

Präoperative Planung

Zur präoperativen röntgenologischen Planung gehört die röntgenologische Kontrolle des Kniegelenkes in 2 Ebenen. Anhand dieser Röntgenbilder können die voraussichtlichen Größen des zu implantierenden Kniegelenkes abgemessen werden. Des weiteren ist eine Einbein-Ganzbein-Stehaufnahme in Frontalebene sowohl von der zu operierenden als auch von der Gegenseite notwendig.

Anhand dieser Aufnahmen können die Fehleranalysen durchgeführt werden, die Stabilität des Kniegelenkes, das Alignement und die so wichtige Kniebasislinie beurteilt werden (Abb. 11).

Röntgenschablonen des zu verwendenden Revisionskniesystems erlauben die voraussichtliche Größe der femoralen Komponente, die evtl. Stemverlängerungen und die notwendigen Wedges präoperativ zu bestimmen. Die genaue Festlegung wird immer intraoperativ geschehen.

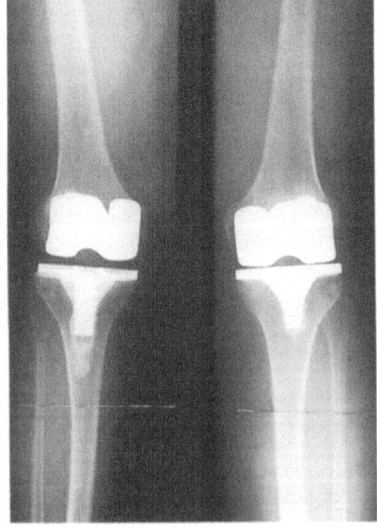

Abb. 11. Einbein-Ganzbein-Stehaufnahme der rechten und linken Seite, die rechte Seite zeigt eine Proximalisierung der Kniebasislinie um ca. 4 mm, Funktion: linksseitig normal, rechtsseitig horizontale Instabilität, Instabilität in Extension mit Hyperextension von 10 Grad

Zugangswege bei Revision

Üblicherweise wird man den alten Zugang wählen.
Bei einer erheblichen Beugekontraktur ist eine VY-Plastik der Quadrizepssehne notwendig.
Hat man eine normale Flexion und ist ein Zugang zum Kniegelenk durch erhebliche intraartikuläre Verwachsungen nicht möglich, bietet sich auch ein lateraler Zugang mit Ablösung der Tuberositas tibiae an.

Entfernung der alten Implantate

Hierfür notwendig sind sehr dünne Osteotome, um die alten Komponenten sorgfältig vom Knochen zu lösen. Manchmal bietet es sich an, mit der Gigli-Säge die femorale Komponente zu entfernen. Mit speziellen universal einsetzbaren Extraktoren für die femorale und tibiale Komponente ist in der Regel eine schonende Explantation möglich.

Technik der aseptischen Kniegelenksrevision

Wie oben ausgeführt, gibt es zwei große Probleme bei der Kniegelenksrevision: der erhebliche Knochenverlust am distalen Femur und der proximalen Tibia sowie die Instabilität. Zur Lösung dieser Probleme brauchen wir:
Eine standardisierte Operationstechnik, die es erlaubt, unabhängig von größeren Knochendefekten die Neuimplantation vorzunehmen.
Es muss möglich sein, die ligamentäre Stabilität wieder herzustellen.
Es muss möglich sein, die knöcherne Integrität des distalen Femurs sowie der proximalen Tibia wieder herzustellen.
Es muss sichergestellt sein, dass sowohl die femorale als auch tibiale Komponente sicher und fest implantiert werden können.

Anhand des Kniesystems Wallaby III soll die Technik der Revisionsoperation erklärt werden

Bei dem Wallaby III Kniegelenk (Abb. 12) handelt es sich um ein Kniegelenkssystem, das sowohl fünf Komponenten im femoralen Teil als auch im Tibiateil kennt. Es besteht die Möglichkeit zur Stemverlängerung sowohl femoral als auch tibial. Normalerweise stehen drei Stemlängen mit fünf verschiedenen Stemdurchmessern zur Verfügung. Zum Ausgleich von Knochendefekten stehen Wedges zur Verfügung, im femoralen Anteil distale Wedges, dorsale Wedges und die Kombination von distalen dorsalen Wedges. Im tibialen Anteil gibt es Stufenwedges in 4 und 8 mm Größe.
Die Besonderheit dieses Kniegelenksrevisionssystems ergibt sich aus dem Instrumentarium, das erlaubt, das Kniegelenk auch bei erheblichem

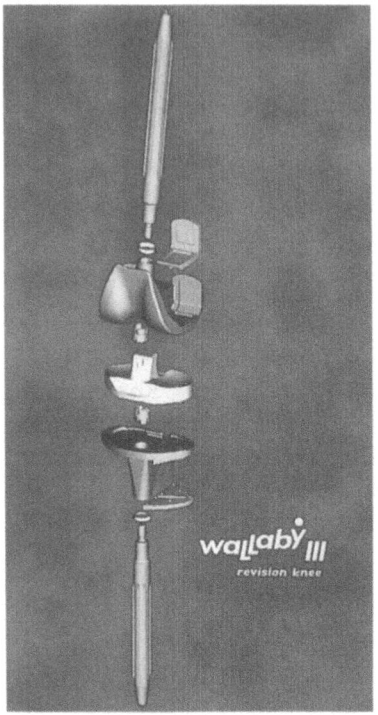 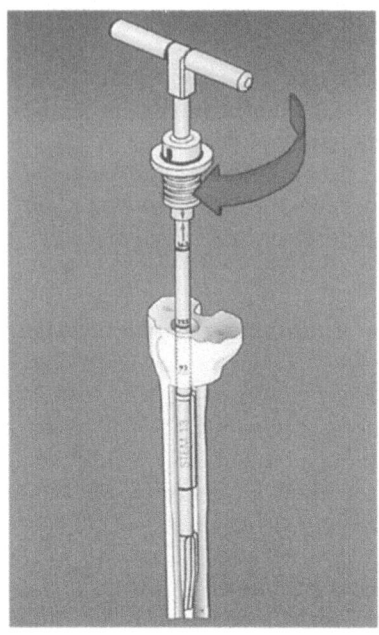

Abb. 13. Aufbohren des intramedullären Kanals tibial

Abb. 12. Wallaby III Kniegelenk

Knochenverlust sicher zu implantieren unter Berücksichtigung der ligamentären Stabilität.

Die wesentlichen Probleme bei einer Revision sind der erhebliche Knochenverlust sowie die Instabilität des Kniegelenkes. Die vier angesprochenen Lösungsmöglichkeiten sollen im einzelnen besprochen werden:

1. Standardisierte Operationstechnik unabhängig vom Knochendefekt

Beim Vorhandensein schwerer Knochendefekte ist die einzig verlässliche Größe der intramedulläre Kanal. Als erstes wird der intramedulläre Kanal mit entsprechenden Bohrern im Bereich der Tibia aufgebohrt (Abb. 13) und dann die Schnittschablonen aufgesetzt (Abb. 14).

Nach Durchführung der Osteotomie erfolgt das Einsetzen des entsprechenden Tibiaprobeteils mit entsprechendem Stem. Das Tibiaprobeplateau ist drehbar. Anschließend erfolgt das Aufbohren des Femurmarkraumes mit entsprechenden Bohrern (Abb. 15). Der Ausgleich zwischen anatomischer und mechanischer Achse erfolgt durch das Aufsetzen eines sogenannten Valgusadapters auf den entsprechenden Stem, diese Valgusadapter-Stem-Einheit wird in den Markkanal des Femurs eingesetzt (Abb. 16) und

Das Wallaby III-Revisionssystem   155

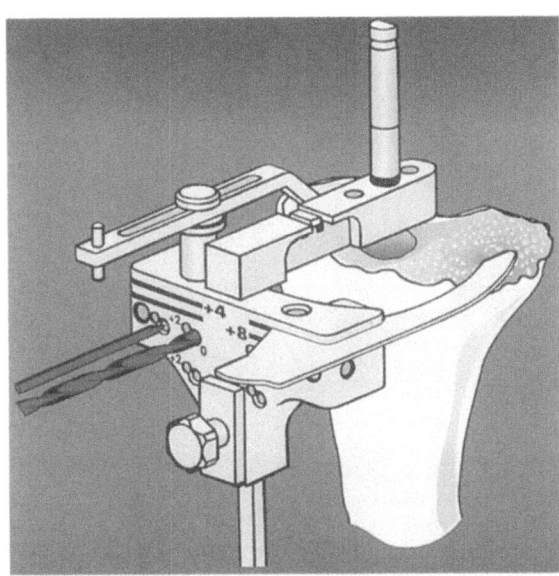

Abb. 14. Aufsetzen der Schnittschablone

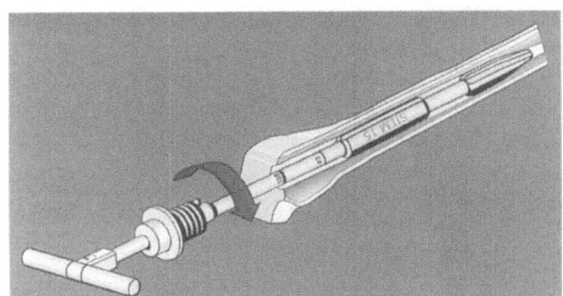

Abb. 15. Aufbohren des intramedullären Kanals femoral

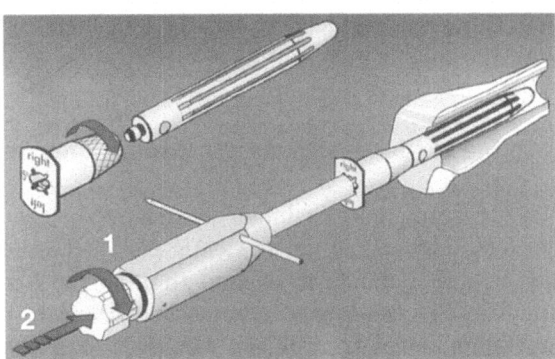

Abb. 16. Aufsetzen der Valgus-Adapter-Stem Einheit

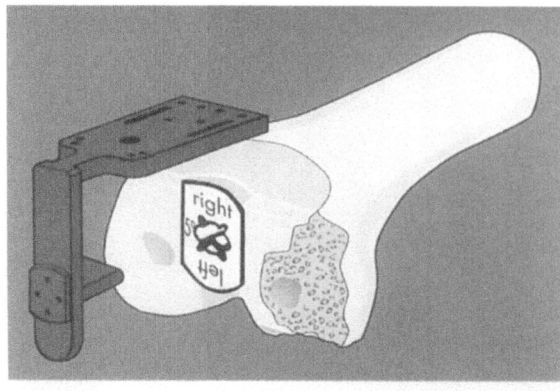

Abb. 17. Aufsetzen des Bogens

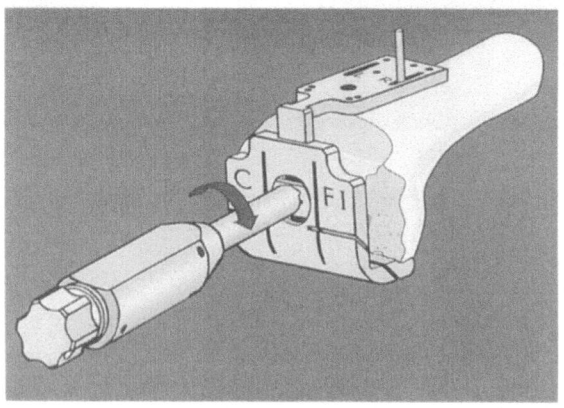

Abb. 18. Aufsetzen des Femur-Phantoms

dann auf den Adapter ein spezieller Bogen aufgesetzt (Abb. 17). Auf diesen Bogen können nun entsprechende Schnittschablonen oder ein Femurphantom aufgesetzt werden, wobei der Bogen mit Femurphantom in ap-Richtung verschieblich ist, um die Kniebasislinie wieder herzustellen (Abb. 18).

2. Die Wiederherstellung der ligamentären Stabilität

Um die ligamentäre Stabilität wieder herzustellen muss zuerst die Rotation der femoralen Komponente richtig gewählt werden. Zum zweiten ist es notwendig, die Stabilität in Flexion zu erlangen. Als drittes wird dann die Stabilität in Extension wieder hergestellt. Danach wird die Rotation der tibialen Komponente kontrolliert. Mit einer korrekten Rotation der femoralen und der tibialen Komponente ist ein guter Lauf der Kniescheibe möglich.

Zu den einzelnen Punkten:

Korrekte Rotationsausrichtung der femoralen Komponente: Die Rotationsausrichtung der femoralen Komponente erfolgt über die transepicondyläre Achse. Sowohl der mediale als auch der laterale Epicondylus werden durch Pins markiert. Bei der Implantation der Stem-Valgusadapter-Einheit wird in den Handgriff ein weiterer Pin eingegeben, dieser Pin muss absolut parallel zur transepicondylären Achse sein.

Damit ist gewährleistet, dass das Femurphantom genau 90 Grad zur transepicondylären Achse eingesetzt wird (Abb. 19).

Stabilität in Flexion: Die Stabilität in Flexion ist abhängig von der Länge des medialen Collateralbandes gemessen vom Epicondylus medialis bis zum medialen Femurcondylus der femoralen Komponente. Ist die Stabilität in Flexion nicht gegeben, muss die Größe des Femurphantoms eine Stufe höher gewählt werden. Wichtig bei der Ausmessung der Stabilität in Flexion ist es, den Defekt auf der tibialen Seite vollständig durch die Höhe des Probetibiainlays auszugleichen.

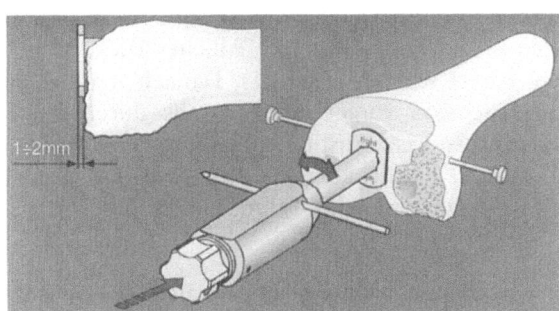

Abb. 19. Rotationsausrichtung

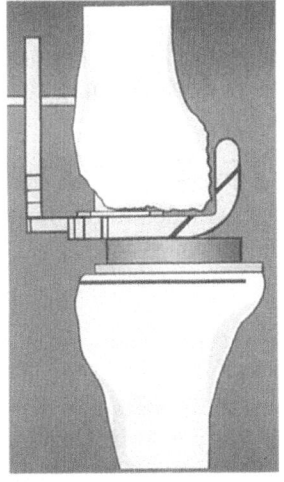

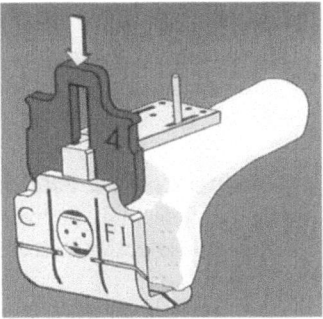

Abb. 21. Distalisierung der Kniebasislinie

Abb. 20. Stabilität in Extension

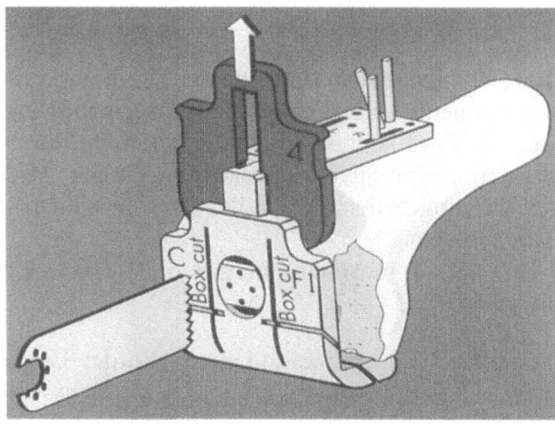

Abb. 22. Fixation des Bogens

Stabilität in Extension: Nach korrekter Ausmessung der Stabilität in Flexion erfolgt dann die Stabilitätsmessung in Extension (Abb. 20).

Ist in Extension eine horizontale Instabilität oder eine Hyperextension nachweisbar, muss die Kniebasislinie distalisiert werden. Hierzu wird das Femurphantom, das fixiert ist auf dem Bogen, distalisiert. Mit entsprechenden Metallwedges unterschiedlicher Dicke kann diese Distalisierung vorläufig fixiert werden (Abb. 21). Danach wird nochmals die Stabilitätsprüfung in Extension vorgenommen. Falls durch die Distalisierung die Stabilität ausreichend ist, wird der Bogen mit Pins fixiert (Abb. 22).

Damit ist die korrekte Kniebasislinie festgelegt. Anschließend können die zusätzlichen Schnitte im Bereich des Femurs durchgeführt werden.

Rotationsausrichtung der tibialen Komponente: Nachdem die femoralen Schnitte durchgeführt sind, kann die entsprechende Probeprothese im Bereich des Femurs eingesetzt werden und das definitive Probetibiainlay auf die noch bewegliche Tibiaprobekomponente aufgesetzt werden.

Nach mehrmaligem Durchbewegen der Probekomponenten wird sich das Tibiateil in korrekter Rotation ausrichten (Abb. 23). Eine Markierung der korrekten Tibiarotation am Knochen ist jetzt notwendig.

Korrekter Lauf der Patella: Nachdem die Rotation des Femurteils, die Rotation des Tibiateils korrekt erfolgt ist, wird die Patella in der Regel ohne zusätzliches laterales Release korrekt laufen.

3. Wiederherstellung der knöchernen Integrität

Kleinere Defekte bis zu 3 mm können mit Knochenzement aufgefüllt werden. Defekte zwischen 4 und 8 mm werden durch Wedges ausgeglichen, wobei uns im Bereich der femoralen Komponente distale Wedges, dorsale

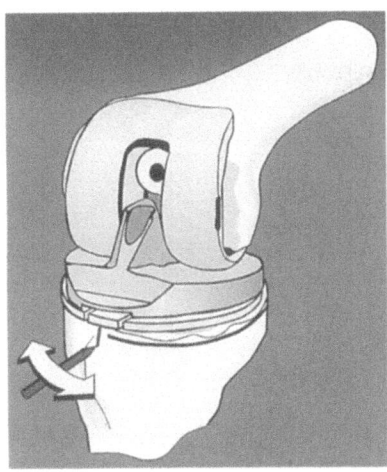 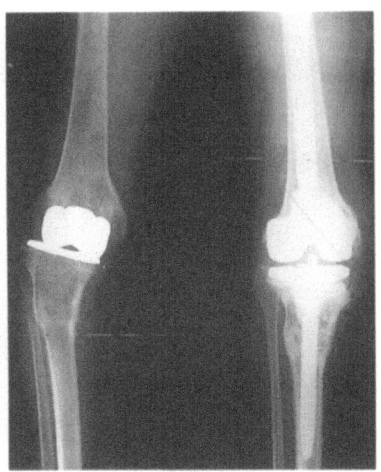

Abb. 23. Rotationsausrichtung tibial

Abb. 24. Schwere Osteolyse femoral und vor allen Dingen tibial mit tibialer Ermüdungsfraktur, Auffüllen des Defektes am Femur mit 8 mm distal dorsalen Wedges, Knochentransplantation im Bereich der proximalen Tibia

Wedges und die Kombination distaler dorsaler Wedges in 4 und 8 mm zu Verfügung stehen. Im Bereich der tibialen Komponente stehen uns Stufenwedges von 4 und 8 mm zur Verfügung.

Knochendefekte über 8 mm sollten durch eine Knochentransplantation aufgefüllt werden (Abb. 24).

4. Sichere Fixation der femoralen und tibialen Komponente

Zur sicheren Fixation der einzelnen Komponenten stehen uns Stems zur Verfügung mit drei verschiedenen Längen sowie fünf verschiedenen Durchmessern.

Je größer der Knochendefekt, um so länger sollte der Stem sein. Die intramedulläre Fixation der Stems darf jedoch nicht zu fest sein.

In unseren Händen hat es sich bewährt, dass wir den Stem so wählen, dass der entsprechende Stem in einer Länge zwischen 3 und 7 cm den Markraum vollständig ausfüllt. Unterhalb von 3 cm kann man von einer gewissen Instabilität, über 7 cm von einer zu starken Stabilität ausgehen, die das Remodelling der Knochentransplantate gefährden würde. Die Stemfixation erfolgt immer zementfrei, die Fixation der femoralen und tibialen Komponente immer zementiert.

Geht man so vor, hat man hier den Vorteil, dass man bei einer nächsten Wechseloperation eine Situation vorfindet wie bei einer bicondylären Pro-

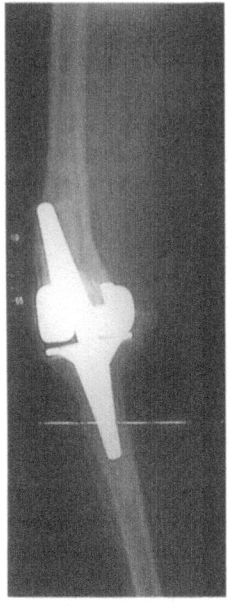
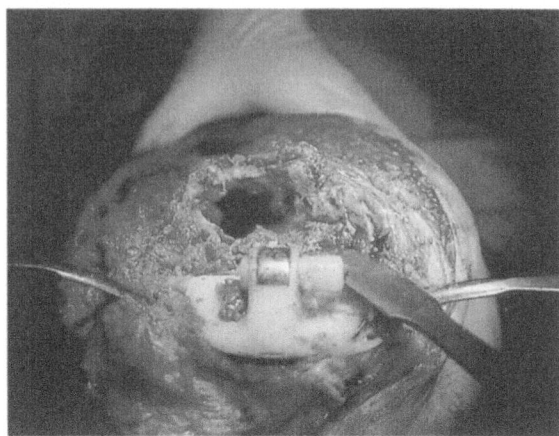

Abb. 26. Schwere knöcherne Defekte im Bereich der Tibia und des Femurs mit vollständiger Destruktion des lateralen Femurcondylus.

Abb. 25. Ausgangsbefund einer gelockerten Prothese

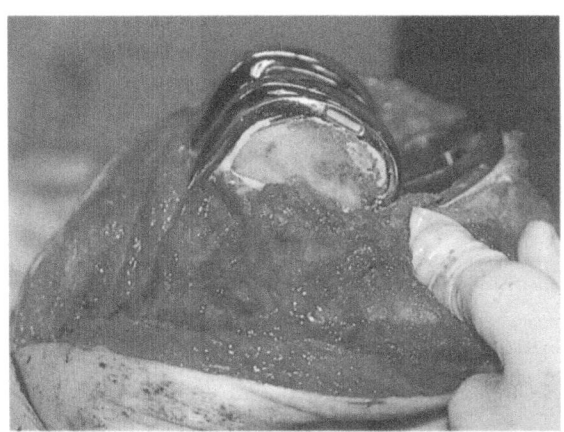

Abb. 27. Auffüllen des Defektes am lateralen Condylus mit Hilfe eines halben homologen Femurkopfes

these. Die Stems sind aus einer Kobaltbasislegierung. Somit kommt es nicht zu einem Einwachsen des Knochens an diese langen Stems.

Bei jeder Revision sollte man die nächste Revision schon berücksichtigen. Die Knochendefekte werden entsprechend ihrer Größe ausgeglichen. Bei großen Knochendefekten kann ein autologes Knochentransplantat durchgeführt werden. Die Stems garantieren die Primärstabilität bis zur Umwandlung der Knochentransplantate in körpereigenen Knochen. Auch bei schwersten knöchernen Defekten ist die Rekonstruktion des distalen

Femurs bzw. der proximalen Tibia möglich unter Berücksichtigung der Stabilität in Flexion und Extension. Abbildung 28 und 29 zeigen nochmals in Zusammenfassung die Reihenfolge der einzelnen chirurgischen Schritte.

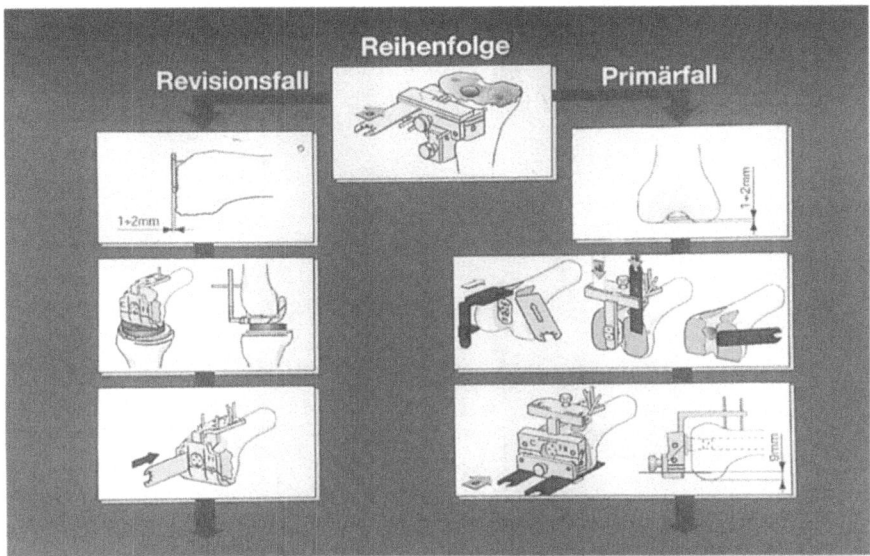

Abb. 28

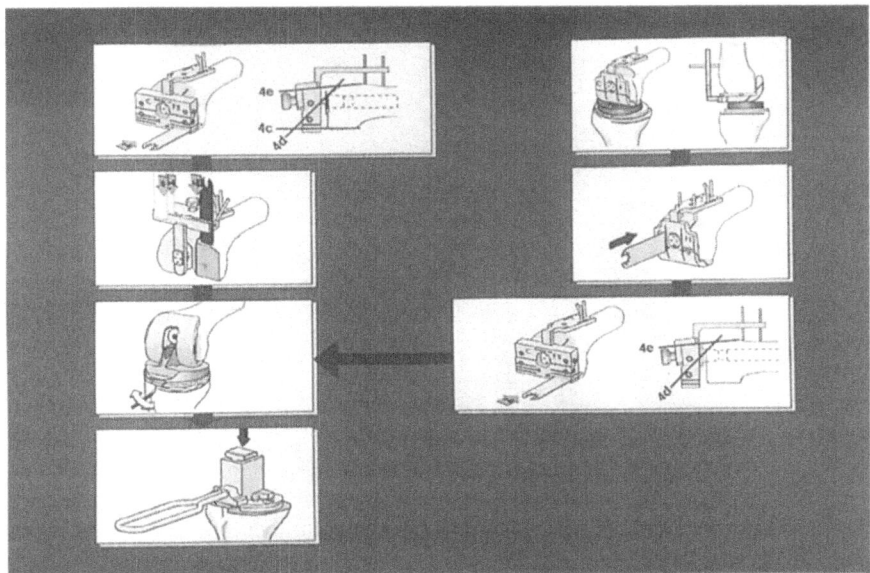

Abb. 29

Klinisches Beispiel

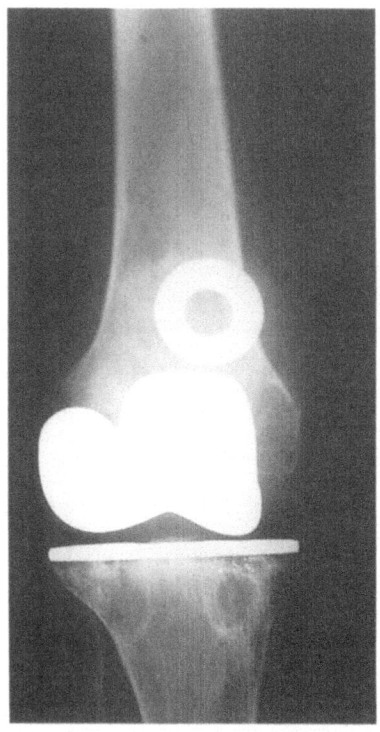

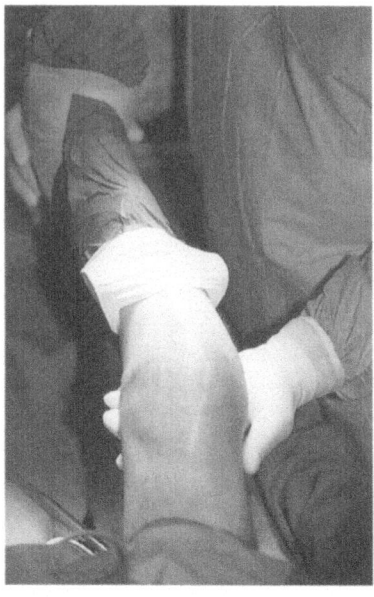

Abb. 31. Instabilität medial

Abb. 30. Ausgangsbefund einer zementfrei eingesetzten lockeren Prothese. Um die Polyethylenpacks sind schwere Osteolysen nachweisbar.

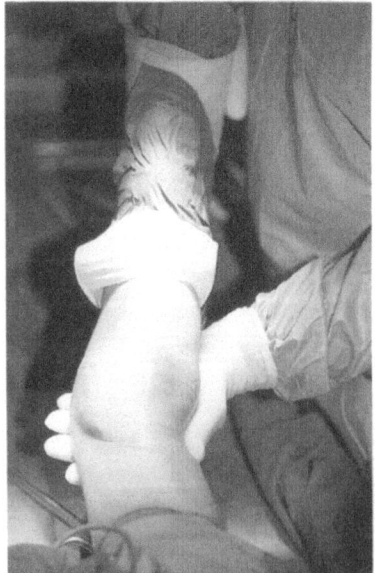

Abb. 32. Instabilität lateral

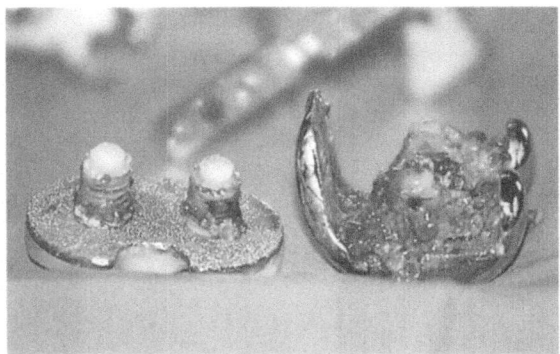

Abb. 33. Explantiertes Implantat mit aggressivem Granulationsgewebe um die Polyethylenpacks

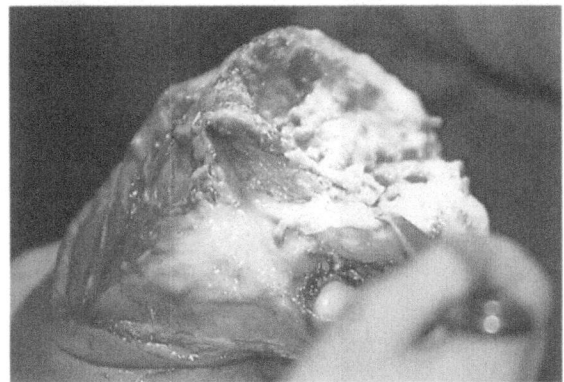

Abb. 34. Schwere knöcherne Defekte im Bereich des distalen Femurs

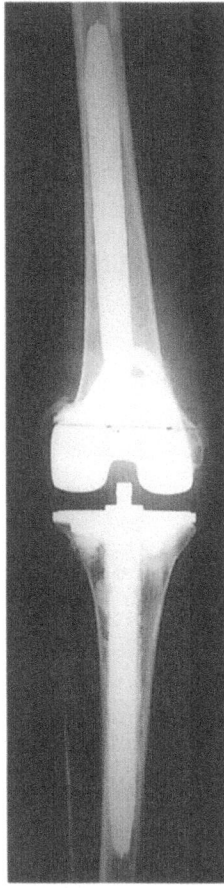 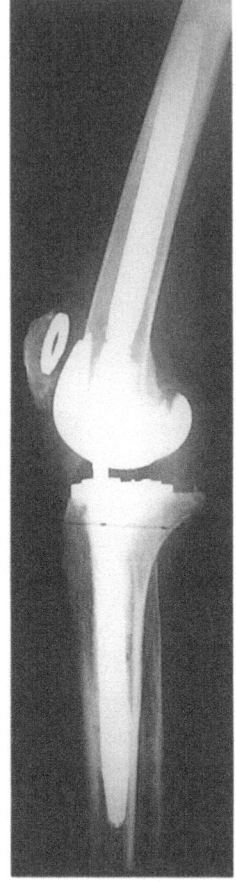

Abb. 35 **Abb. 36**

Abb. 35/36. Z.n. Implantation des Wallaby III mit Auffüllung der knöchernen Defekte durch homologes Knochentransplantat

Management der periprothetischen Kniegelenkfraktur

M. LUKOSCHEK, U. SCHNEIDER, S. BREUSCH und L. BERND

Periprothetische Frakturen des Kniegelenkes sind selten und bedürfen, insbesondere wegen des Alters der Patienten, deren Gebrechlichkeit und Osteoporose, eines Therapiekonzeptes, welches möglichst die sofortige Mobilisation erlaubt. Unterschiedlichste Verfahren der Frakturversorgung wurden angewendet. An der Tibia ist der intramedulläre Kraftträger mittels Schaftverlängerung die Alternative der Wahl, am Femur ist prothesen- und frakturlokalisationsabhängig die bevorzugte Wahl die Schaftverlängerung, der retro- oder anterograde Nagel oder die Kondylenplatte mit Spongiosaanlagerung.

Häufigkeit und Ätiologie

Periprothetische Frakturen finden sich zwischen 0,4 bis 1% [5, 8]. In der Stiftung Orthopädische Universitätsklinik Heidelberg wurden zwischen 1990 und 1999 21 periprothetische Frakturen am Kniegelenk behandelt (Tabelle 1). Selten sind periprothetische Tibiafrakturen, die meist an den Enden von achsgeführten Endoprothesen auftreten. Periprothetische Tibiafrakturen haben sich in unserer Serie problemlos mit Schaftverlängerungen behandeln lassen (Abb. 1). Bei nicht dislozierten Frakturen ist allerdings auch die konservative Therapie unter Gewichtsentlastung mit guten Ergebnissen beschrieben [6, 7]. Das größere Problem besteht in den suprakondylären Frakturen, die aufgrund der einliegenden Endoprothese der klassischen Frakturversorgung nicht immer zugänglich sind [17].

Intraoperative Femurfrakturen ereignen sich, wenn die ventrale Kortikalis angesägt wird. Der Verlust der ventralen Kortikalis führt zu einer Reduktion der Torsionswiderstände um 42% [2]. Trotzdem sind operative Frakturen selten (Abb. 2). In einer Serie von 138 Verletzungen der ventralen Kortikalis entsprechend 20% der durchgeführten Knieprothesen wurden nur 2 suprakondyläre Frakturen beobachtet [16]. Der Risikofaktor des Anteriornotching konnte in unserem Patientengut nicht als frakturbedingend gefunden werden. Einmal fand sich ein lockerungsbedingtes Granulom als Frakturursache (Abb. 3) und 11mal Frakturen an den Schaftspitzen achsgeführter Endoprothesen.

Tabelle 1. Periprothetische Kniegelenkfrakturen, n=21 (Tibia n=2), Altersdurchschnitt 76,9 Jahre (58–90)

Fallzahl	Behandlungskonzept	Komplikation	Outcome
2	Extension	1 Pseudarthrose	2 reduzierte Beweglichkeit, 1 Schienenbehandlung
5	Fixateur externe	5/5 Antibiotika Fixateurausbruch 3 Kondylenplatten Spongiosaplastik	2 Pseudarthrosen 1 Infekt/Ablatio
8	Kondylenplatte	1 Infekt/1 Revision	1 Pseudarthrose 1 Plattenausbruch
3	Antero-, retrograder Nagel	Lockerung bei Lastaufnahme	Regelrecht
4	Langschaftprothesen (2×Tibia)		Regelrecht

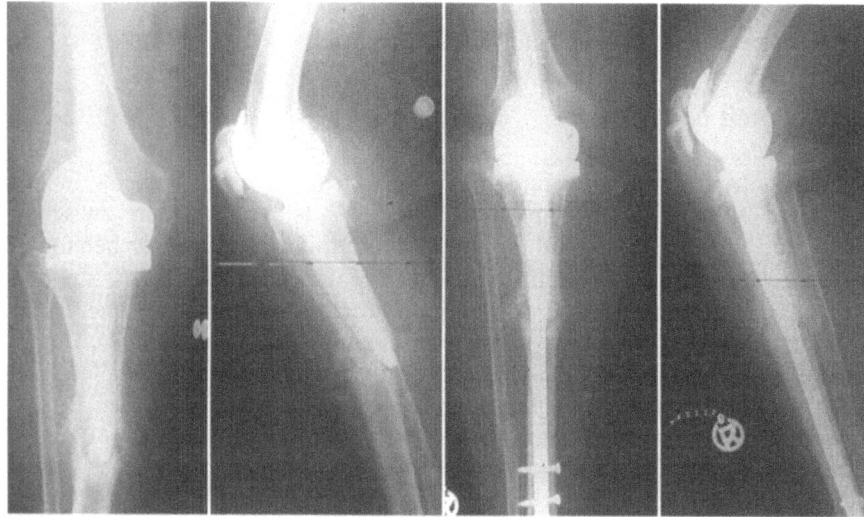

Abb. 1. Tibiafraktur an der distalen Spitze eines GSB-Implantates. Versorgung mit Schaftverlängerung (Sonderanfertigung)

Konservative Behandlung

2 unserer 21 Patienten wurden konservativ behandelt, weil die Operationsfähigkeit nicht gegeben war. Nach Extensionsbehandlung bis zur Abschwellung der Extremität erfolgte eine Gipsbehandlung bis 6 Wochen post trauma, dann die krankengymnastische Beübung des Kniegelenkes aus der

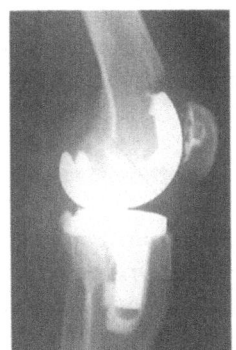

Abb. 2. Sog. Anteriornotching, Patient hat unter regulärer Lastaufnahme keine Fraktur erlitten (Röntgenbild mit freundlicher Unterstützung Dr. P. Thoele). Thoele Grad II (Thoele Grad I im Niveau der Kortikalis, Thoele Grad II ventrales Femurviertel, Thoele Grad III distale drei Viertel)

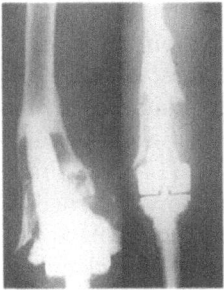

Abb. 3. Lockerungsgranulom als periprothetische Frakturursache. Implantatwechsel auf langschaftige Prothese

Gipsschiene bis zur 12. Woche. Das Vermeiden des Operations- und Narkoserisikos erkauft man sich mit einem steifen Kniegelenk (n = 2/2) oder einer Pseudarthrose (n = 1/2). Bewegungseinschränkung und Achsfehlstellung sind beschriebene mit der konservativen Therapie verbundene Nachteile [1, 15, 18].

Fixateurbehandlung

Aufgrund einer hauseigenen Fixateurentwicklung wurde der Fixateur externe 5mal zur Versorgung periprothetischer Kniefrakturen angewendet. Der Vorteil liegt in einer wenig invasiven Operation und in der sofortigen Mobilisationsmöglichkeit. Durch die einfache intraoperative Handhabung, die sofortige Mobilisation und die Möglichkeit, durch entsprechende Fixateuranordnung mit T-Backen lassen sich 3 Fixationsstäbe prothesennah in die Femurkondyle einbringen.

Nachteilig zeigten sich Pin-Infekte (n = 5/5) und in 3 Fällen eine Pin-Lockerung (n = 3/5), 3mal mußte ein Verfahrenswechsel durchgeführt werden und eine Kondylenplatte eingebracht werden. Wegen der hohen Komplikationsrate wird dieses Verfahren bei periprothetischen Frakturen in unserem Hause nicht mehr angewendet. Der unseres Erachtens gravierende Konzeptfehler der Versorgung periprothetischer Frakturen mit Fixateur externe liegt in dem potentiellen Protheseninfekt durch die implantatnahe Lage der Fixateurpins.

Plattenosteosynthese

Die Plattenosteosynthese, meist mit Kondylenplatte ausgeführt, wurde in einem Drittel der Fälle (n = 8) implantiert. Nachteilig zeigen sich die intraoperativen Blutverluste und, bei den von uns versorgten Frakturen, der Plattenausbruch, der einmal auftrat. Weitere Komplikationsmöglichkeiten sind die Pseudarthrose, Plattenbrüche und Achsdeformität [8].

Vorteil liegt in der bei der Operation ohne Zusatzaufwand durchzuführenden Spongiosaplastik und der Übungsstabilität. Wenn eine solide Situation mit einer Platte hergestellt werden kann, ist der präoperative Funktionsstatus der Extremität zu erreichen [9, 19]. Ein Vergleich der Plattenosteosynthese mit der nicht operativen Therapie suprakondylärer Frakturen weist einen deutlich besseren Knee Society Score für die operative Therapie auf [14]. Bei Frakturen, die nicht mit einem intramedullären Kraftträger versorgt werden können, ist die Kondylenplattenfrakturversorgung mit Spongiosaplastik die Therapie der Wahl. Ob Kondylenplatte oder dynamische Kondylenplatte gewählt wird, hängt von dem Frakturtyp und der Lokalisation wie dem Femurimplantat ab. Verankerungs„pegs" lassen zum Teil zu wenig Raum zum Platteneinschlag oder dynamischen Verschraubung, hier hilft die Cobraplatte.

Nagelung

Die Versorgung mit intramedullärem Kraftträger ist limitiert durch die Kniegelenksbeweglichkeit, das in situ befindliche Implantat (offene Notch, Notchdistanz) und das Vorhandensein eines entsprechend passenden retrograden oder anterograden Nagels bzw. einer entsprechenden Schaftverlängerung. Insbesondere nach vorher fehlgeschlagenen plattenosteosynthetischen Versorgungen ist der lange intramedulläre Kraftträger die anzustrebende Therapieoption (Abb. 4). Die retrograde Nagelung wurde in 2 Fällen, die anterograde Nagelung in einem Fall durchgeführt. In einem Fall unserer retrograden Nagelungen kam es zur Nageldislokation nach Gewichtsaufnahme, dieser konnte jedoch problemlos durch das Kniegelenk minimal invasiv entfernt werden. Ein ähnliches Problem wurde bei hochgradiger Osteoporose bereits beobachtet [7]. Zum Teil wird zur Fixierung des suprakondylären Nagels die Verbundosteosynthese mit Knochenzement für das distale Fragment empfohlen [13]. Die Ergebnisse der intramedullären Kraftträger bei suprakondylären Frakturen erreichen prätraumatische Knee-Score-Werte [3, 9, 10, 11].

Vorteile liegen in kurzer Operationszeit, die retrograde Nagelung kann minimal invasiv durchgeführt werden. Über einen 3 cm langen mediopatel-

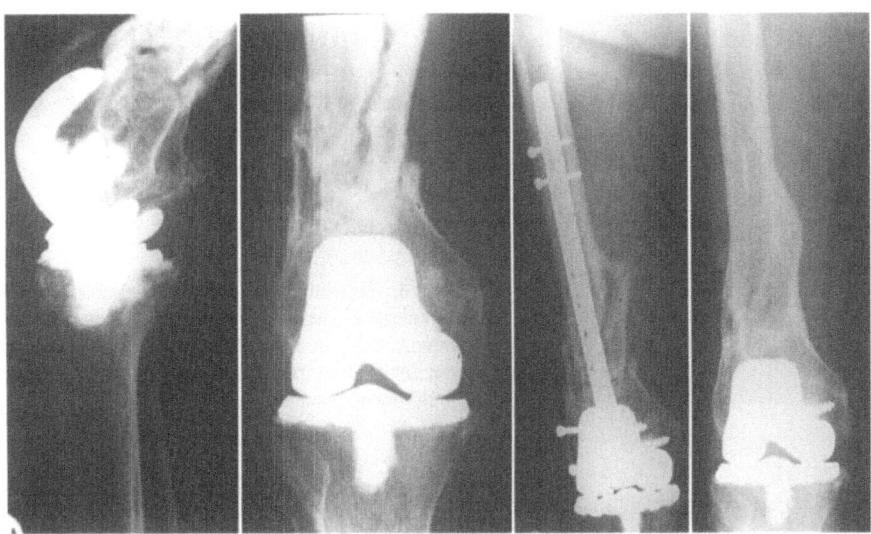

Abb. 4. Periprothetische Femurfraktur bei einem Total condylar-Knie. Minimalinvasive retrograde Nagelung. Unter Vollbelastung 6 Wochen p. o. Nageldislokation ins Kniegelenk, welcher minimal invasiv entfernt werden konnte. Regelrechte Konsolidierung

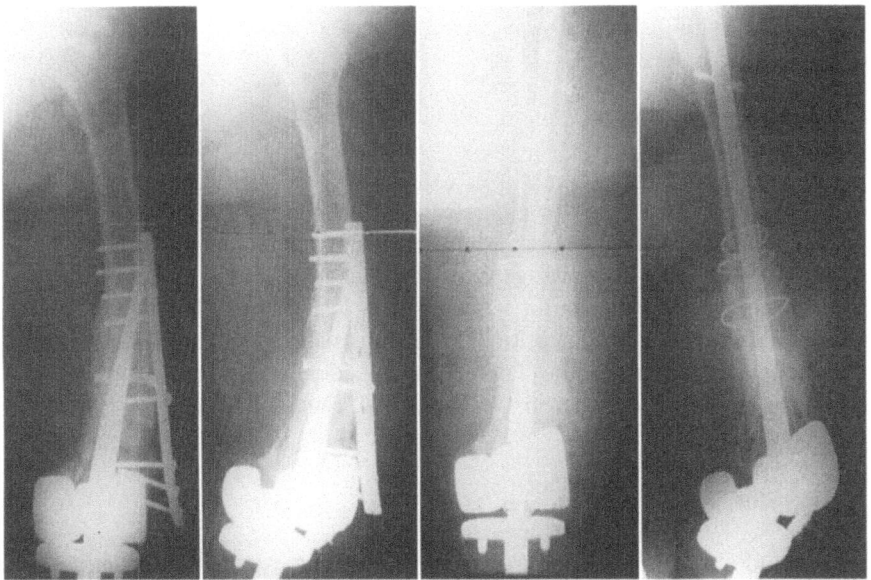

Abb. 5. Distale Femurfraktur bei fester zementfreier gekoppelter Schaftendoprothese. Nach Plattenentfernung und Reposition anterograde Nagelung mit konischer Verklemmung auf Schaftspitze

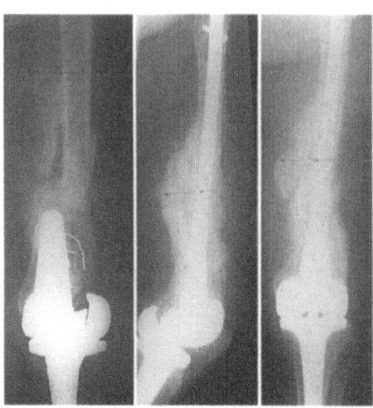

Abb. 6. Zustand nach mehrfach fehlgeschlagener Voroperation. Fixateur externe, zweimalige Plattenosteosynthese und Spongiosaanlagerung. Versorgung mit Sonderimplantat einer ESKA-Prothese. Der tibiale Anteil konnte erhalten bleiben

laren Schnitt bei hängendem Kniegelenk kann der Nagel durch die Notch unter Auffädelung der Fraktur eingeschlagen werden. Voraussetzung ist eine gute Beweglichkeit des Kniegelenkes, da nur bei über 90 Grad Beugung das Tibiaplateau nicht tangiert wird. Vorteil liegt in der sofortigen Mobilisationsmöglichkeit nach Verriegelung. Nachteil: Nicht anzuwenden bei „posterior stabilised" Knien. Die Nageldicke ist entscheidend, denn der Nagel sollte sich in der Notch verklemmen (Spezialanfertigung). Die interkondyläre Distanz variiert je nach Implantat zwischen 12 und 22 mm [7]. Bei Schaftprothesen besteht die Möglichkeit der anterograden Nagelung (Spezialanfertigung). Der Nagel wird über die Schaftspitze gehämmert, wo er sich konisch verklemmt (Abb. 5).

Langschaftprothesen

4 der periprothetischen Frakturen wurden mit Speziallangschaftprothesen versorgt. Der Vorteil liegt in einer sofortigen Vollbelastbarkeit und Mobilisation (Abb. 6). Die Nachbehandlung gestaltet sich wie bei einem TEP-Wechsel. Nachteilig ist die lange Operationsdauer, die zum Teil nicht mögliche Blutsperre und die damit verbundenen Blutverluste. Bei sog. Typ III-(Engh)-Frakturen, d.h. mit gelockertem Implantat, ist der Implantatwechsel mit Langschaftfixierung die Therapieoption der Wahl. Die Resultate entsprechen auch hier denen von Wechseloperationen [4, 12, 13].

Literatur

1. Aaron RK, Scott R (1987) Supracondylar fracture of the femur after total knee arthroplasty. Clin Orthop 219:136–139
2. Ayers DC (1999) Avoiding and managing fractures around TKA's. 66 Proceedings AAOS 66:326–327

3. Chen F, Mont MA, Bachner RS (1994) Management of ipsilateral supracondylar femur fractures following total knee arthroplasty. J Arthroplasty 9:521-526
4. Cordeiro EN, Costa RC, Carazzato JG, Silva JDS (1990) Periprosthetic fractures in patients with total knee arthroplasties. Clin Orthop 252:182-189
5. Culp RW, Schmidt RG, Hanks G, Mak A, Esterhai JL Jr, Heppenstall RB (1987) Supracondylar fracture of the femur following prosthetic knee arthroplasty. Clin Orthop 222:212-222
6. Chmell MJ, Moran MC, Scott RD (1996) Periarticular fractures after total knee arthroplasty: principles of management. J Am Acad Orthop Surg 4:109-116
7. Engh GA, Ammeen DJ (1987) Periprosthetic fractures adjacent to total knee implants. J Bone Jt Surg 79:1001-1013
8. Figgie MP, Goldberg VM, Figgie HE III, Sobel M (1990) The results of treatment of supracondylar fracture above total knee arthroplasty. J Arthroplasty 5:267-276
9. Healy WL, Siliski JM, Incavo SJ (1993) Operative treatment of distal femoral fractures proximal to total knee replacements. J Bone Jt Surg 75A:27-34
10. Henry SL (1995) Management of supracondylar fractures proximal to total knee arthroplasty with the GSH supracondylar nail. Contemp Orthop 31:231-238
11. Jabczenski FF, Crawford M (1995) Retrograde intramedullary nailing of supracondylar femur fractures above total knee arthroplasty. A preliminary report of four cases. J Arthroplasty 10:95-101
12. Kraay MJ, Goldberg VM, Figgie MP, Figgie HE III (1992) Distal femoral replacement with allograft/prosthetic reconstruction for treatment of supracondylar fractures in patients with total knee arthroplasty. J Arthroplasty 7:7-16
13. McLaren AC, Dupont JA, Schroeber DC (1994) Open reduction internal fixation of supracondylar fractures above total knee arthroplasties using the intramedullary supracondylar rod. Clin Orthop 302:194-198
14. Moran MC, Brick GW, Sledge CB, Dysart SH, Chien EP (1996) Supracondylar femoral fracture following total knee arthroplasty. Clin Orthop 324:196-209
15. Nielsen BF, Petersen VS, Varmarken JE (1988) Fracture of the femur after knee arthroplasty. Acta Orthop Scand 59 (2):155-157
16. Ritter MA, Faris PM, Keating EM (1988) Anterior femoral notching and ipsilateral supracondylar femur fracture in total knee arthroplasty. J Arthroplasty 3:185-187
17. Rorabeck CH, Taylor JW (1999) Periprosthetic fractures of the femur complicating total knee arthroplasty. Orthop Clin North Am 30 (2):265-277
18. Sisto DJ, Lachiewicz PF, Insall JN (1985) Treatment of supracondylar fractures following prosthetic arthroplasty of the knee. Clin Orthop 196:265-269
19. Zehntner MK, Ganz R (1993) Internal fixation of supracondylar fractures after condylar total knee arthroplasty. Clin Orthop 293:219-224

Langstreckige periprothetische Femurfraktur mit Lockerung der Femurkomponente – Behandlung mittels Tumorprothese

Das LIS-System – eine neue Alternative bei der Behandlung periprothetischer Frakturen des distalen Femur

H. GELLNER und S. HEIN

Falldarstellung

Es handelt sich hier um einen 72-jährigen Patienten, der im Rahmen eines adäquaten Traumas sich diese distale periprothetische Femurfraktur zuzog. Intraoperativ stellte sich heraus, dass die Fraktur bis in das Femurkomponentenlager hineinzog und die Femurkomponente ausgelockert war, sodass eine Osteosynthese nicht mehr durchführbar war. Die Frakturstrecke betrug 19 cm.

Wir entschlossen uns deshalb, diesen Patienten mit einer Tumorprothese zu versorgen. Wir haben die Prothese nach Kotz der Firma Howmedica verwendet.

Der Patient nach 4 Monaten: Er weist eine freie Streckung auf, die Beugung war bis 95° möglich.

Das LIS-System

Beim LIS-System handelt es sich um einen extramedulären Fixateur interne, der außerordentlich weichteil- und knochenschonend eingebracht wer-

Tabelle 1. Indikationen

- Geschlossene und offene distale Femurfrakturen
  AO-Klassifikation 33 A1–A3
  33 B1–B3
  33 C1–C3
- Periprothetische Frakturen nach K-TEP-Implantation

Tabelle 2. Prinzip des Less Invasive Stabilization Systems

- Extramedullärer Fixateur interne
- Gering-invasive Implantation, somit „atraumatische" OP-Technik
- Fixation mit monokortikalen, selbstschneidenden, winkelstabilen Schrauben

Langstreckige periprothetische Femurfraktur mit Lockerung der Femurkomponente

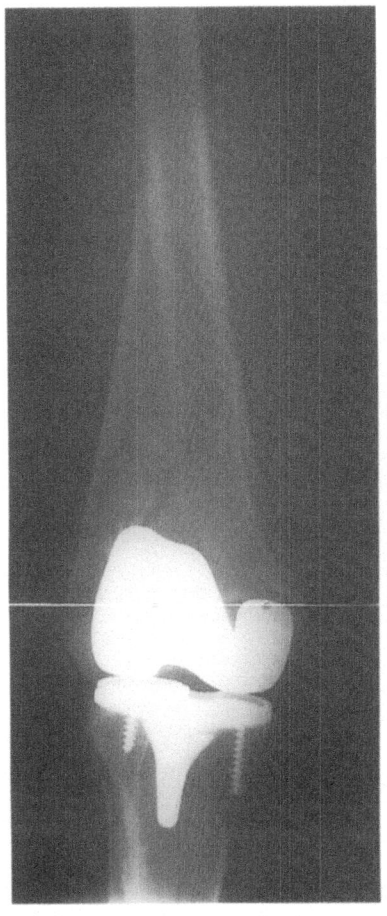

Abb. 1

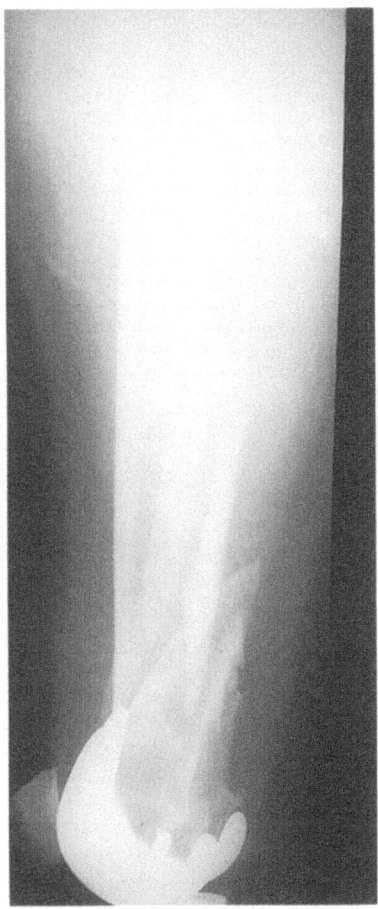

Abb. 2

den kann. Fixiert wird dieses System lediglich mit monokortikalen selbstschneidenden winkelstabilen Schrauben.

Hier die Darstellung der Fixateurplatten: Es gibt 5-, 9- und 13-Loch-Platten, die links und rechts unterschiedlich konfiguriert sind.

Rechts wurde eine Positionierhilfe angebracht, um die korrekte Position am Femur zu erleichtern.

Die verwendeten Schrauben sind im Bereich der Kortikalis, d. h. also im Schaftbereich, in der Regel 26 mm lang.

Für Versorgung von Frakturen, bei denen Implantate intramedulär liegen, können auch kürzere Schrauben – 18 u. 14 mm – verwendet werden. Im Bereich der Condylen werden Schrauben verwendet, die nach einem definierten Schema und nach Röntgenvermessung in entsprechender Länge eingebracht werden.

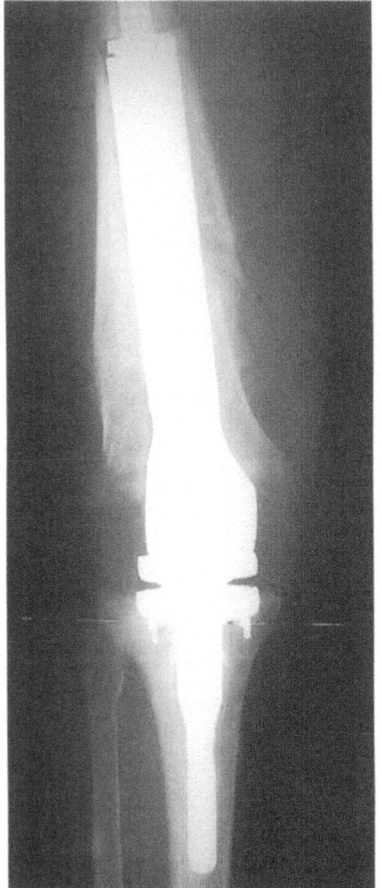

Abb. 3

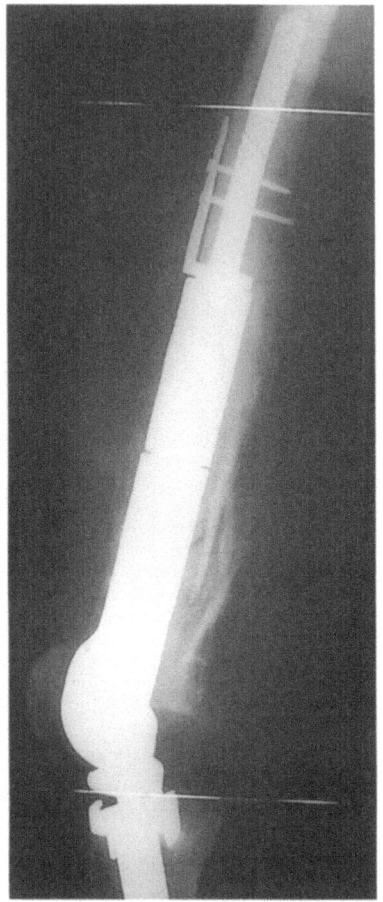

Abb. 4

Tabelle 3. 7 Anwendungen des LISS in unserer Klinik seit dem 1. 9. 1998

Nr	AO-Klassifikation	Weichteilklassifikation
1	33 C2	2-gradig offen
2	33 A3	2-gradig geschl.
3	33 A2 (periproth.)	1-gradig geschl.
4	33 A1 (periproth.)	1-gradig geschl.
5	33 A2 (periproth.)	2-gradig geschl.
6	33 A2 (periproth.)	1-gradig offen
7	33 C1 (periproth.)	1-gradig geschl.

– Keine Wundheilungsstörungen
– Konsolidierungszeit durchschn. 12 Wo.

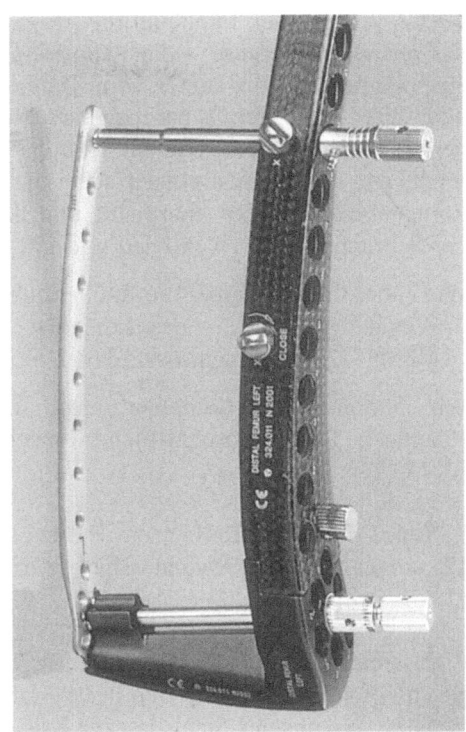

Abb. 5

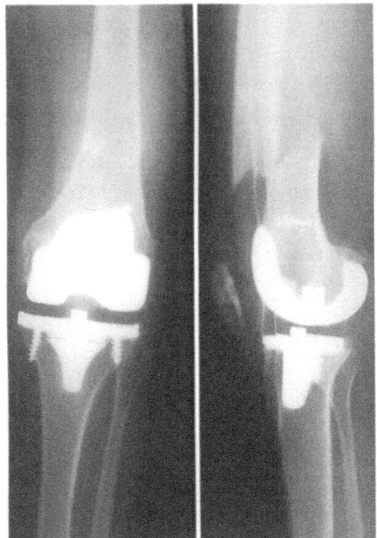

Abb. 6

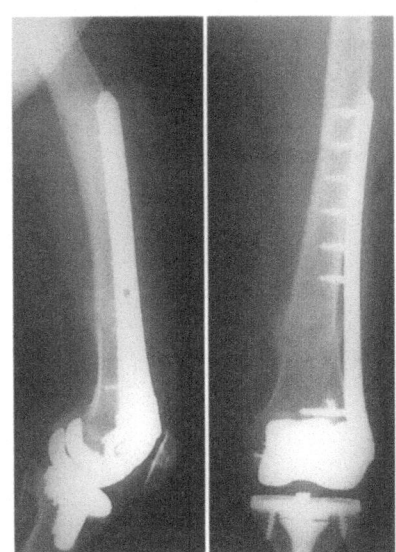

Abb. 7

Das Prinzip der Implantation ist so, dass vor der Implantation - d.h. vor der Osteosynthese - die Reposition erfolgen muss. Danach wird über eine kleine Inzision lateral vom Tuberculum Gerdy nach cranial ziehend oder über eine laterale parapatellare kleine Arthrotomie eröffnet. Es wird der Vastus lateralis angehoben und das Implantat wird zwischen Vastus lateralis auf dem Periost eingebracht. Die Positionierung wird nochmal über Röntgenbildverstärker überprüft, und dann Anschrauben mit zunächst einer Schraube an den Condylen und mit einer Schraube an der Diaphyse.

Wir haben hier nochmal die Indikationen dargestellt:
Wir haben bisher - das Implantat ist etwa seit einem Jahr auf dem Markt - 7 LISS implantiert, davon 5× bei periprothetischen Frakturen.

Wir hatten keine Komplikationen, insbesondere keine Wundheilungsstörungen. Die durchschnittliche Konsolidierungszeit der Frakturen betrug 12 Wochen.

Nun 1 Fallbeispiel: Hier ein Patient 64 Jahre alt, extrem adipös - bei 175 cm ca. 140 kg Gewicht. Diese periprothetische Fraktur ebenfalls mit LISS versorgt.

Zusammenfassend sei festgestellt: Das LISS stellt ein knochen- und weichteilschonendes Osteosyntheseverfahren dar.
Es ist aus unserer Sicht das zur Zeit geeignetste Implantat zur osteosynthetischen Versorgung periprothetischer Frakturen des distalen Femur.

Tabelle 4. Zusammenfassung

– Das LISS stellt ein Knochen und Weichteile schonendes Osteosyntheseverfahren dar
– Ist das zur Zeit geeignetste Implantat zur Versorung periprothetischer Frakturen des distalen Femur

Management suprakondylärer periprothetischer Femurfrakturen nach totaler Kniegelenksarthroplastik

C. Perka und Ulrike Arnold

Einleitung

Mit der zunehmenden Prävalenz endoprothetischer Operationen am Kniegelenk nimmt auch die Zahl der damit assoziierten Komplikationen zu. Zu diesen Komplikationen zählen auch die intra- und postoperativen periprothetischen Frakturen, die in Abhängigkeit von der Qualität des Knochens, des verankerten Implantats, der Fixationsart und der Art des Traumas hinsichtlich Lokalisation, Schwere und Ausmaß variieren. Das klinische Ergebnis nach diesen Verletzungen wird wesentlich von der gewählten Therapiemethode beeinflusst.

Ätiologie

Das zur periprothetischen Fraktur führende Ereignis ist selten die alleinige Ursache. In der überwiegenden Zahl der Fälle handelt es sich um ein inadäquates Trauma [1, 4, 5, 7, 11, 14, 21]. Prädisponierender Faktor, der zur suprakondylären periprothetischen Fraktur führt, ist die lokale Osteopenie. Diese tritt insbesondere bei Patienten mit einer Rheumatoidarthritis, nach durchgeführter Kortisontherapie, im hohen Lebensalter, beim weiblichen Geschlecht und assoziiert mit neurologischen Erkrankungen auf.

Bezüglich des Implantats oder des operativen Vorgehens stellt ein zu tiefes Ausfräsen der Trochlea femoris mit der Alteration des Femurkortex („notching") bei der Primärimplantation einen prädisponierenden Risikofaktor dar. Biomechanische Analysen von 7 Paaren von Kadaverfemora zeigten, dass ein komplettes „Notching" zu einer Reduktion der Biegestabilität um 18% und der Rotationsstabilität um 42% führt [9]. Gekoppelte Prothesen führen dann häufiger zu periprothetischen Frakturen, wenn die Prothese keine Rotation erlaubt.

Andere angegebene Risikoparameter für eine periprothetische Fraktur sind vorausgegangene totalendoprothetische Revisionseingriffe und das aus den unterschiedlichen Elastizitätsmodulen von Knochen und Implantat resultierende „stress-shielding".

Tabelle 1. Lewis/Rorabeck-Klassifikation der suprakondylären periprothetischen Femurfraktur nach Knieendoprothetik:

Typ	Kennzeichen
Typ 1:	nicht dislozierte Fraktur, Prothese intakt
Typ 2:	dislozierte Fraktur, Prothese intakt
Typ 3:	dislozierte oder nicht dislozierte Fraktur mit Prothesenlockerung oder -versagen (Instabilität, Abrieb o. a.)

Frakturformen und Häufigkeit

Die auftretende Frakturform und -lokalisation ist vom Prothesendesign abhängig. Im Wesentlichen findet man bei stielverankerten Systemen eine diaphysare distale Oberschenkelfraktur, während beim Oberflächenersatz unterschiedliche Formen der intra- bzw. suprakondylären Frakturen auftreten. Die Inzidenz suprakondylärer periprothetischer Femurfrakturen nach Knie-TEP wird zwischen 0,3% [15], 0,54% [11], 1,8% [6] und 1 bis 4% [7] angegeben. Die insgesamt geringe Häufigkeit der suprakondylären periprothetischen Femurfrakturen nach Knie-TEP spiegelt sich auch in der Literatur wider. So werden überwiegend Erfahrungsberichte mit geringen Fallzahlen angegeben. Zusätzlich sind unterschiedliche Ausgangssituationen und ein unterschiedliches follow up mit differenten Untersuchungsmethoden zu berücksichtigen.

Unterschiedliche Klassifikationen sind für die periprothetischen Femurfrakturen angegeben [2, 5, 13]. Einfach und für die Praxis hinsichtlich der erforderlichen Therapie als gut handhabbar hat sich in unserer Klinik die Klassifikation nach Lewis/Rorabeck [18] erwiesen (Tabelle 1).

Therapie

Grundsätzlich ist die Therapie der suprakondylären periprothetischen Fraktur konservativ oder auch operativ möglich. Bei Durchsicht der Literatur werden unterschiedliche Empfehlungen gegeben. Während einige Autoren ein operatives Revisionsimplantat präferieren [3, 6, 14], empfehlen andere Autoren ein eher konservatives Vorgehen [4, 8, 21] und eine weitere Gruppe die Versorgung mit einer Osteosynthese [6, 20].

Die *nicht-operative Behandlung* ist nur indiziert, wenn eine nicht dislozierte periprothetische Fraktur vorliegt (Typ I nach Lewis/Rorabeck). Therapieformen dieser Behandlung sind die Extension, die Gipsbehandlung, die Anlage einer Orthese bzw. deren Kombination. Die Vorteile der konservativen Therapie sind die fehlende Invasivität und das nicht entstehende Infektionsrisiko. Nachteile sind die lange Behandlungszeit, die Entstehung einer Pseudarthrose, das Malalignement, die Konsolidierung unter

Verkürzung sowie die Einschränkung der Mobilität des Kniegelenkes. Culp [4] gibt nach 30 konservativen Behandlungen 20% Pseudarthrosen und 23% Konsolidierungen mit Störung des axialen Alignements an. Aufgrund dieser Ergebnisse sowie der notwendigen Immobilisation und der damit steigenden Gefahr einer Pneumonie bzw. eines Dekubitus ist die konservative Therapie nur in Ausnahmefällen indiziert.

In der *operativen Behandlung* der periprothetischen Femurfraktur nach Knietotalendoprothese sind folgende Verfahren zu unterscheiden:

Externe Osteosynthese (Fixateur externe)
Interne, extramedulläre Osteosynthese (Platte, Schraube, Cerclage)
Interne, intramedulläre Osteosynthese (Rush-Pin, Ender-Nagelung, suprakondylärer Nagel-GSH)
Kombination der Osteosyntheseverfahren mit einem strukturierten Allograft
Ankopplung eines Implantats an die vorhandene Prothese
Revisionsendoprothese mit intramedullärem Stab
Tumorendoprothese mit Ersatz des distalen Femurs
Arthrodese

Die operative Behandlung ist bei allen dislozierten Frakturen und bei Versagen der Knietotalendoprothese (Lockerung, Abrieb, Bruch, Instabilität) indiziert (Typ II und III nach Lewis/Rorabeck).

Osteosyntheseverfahren erfordern eine intakte Prothese (Typ II nach Lewis/Rorabeck). Die *externe Osteosynthese* mittels Fixateur externe erfordert zur Stabilisierung nahezu immer eine gelenküberbrückende Anlage. Die aufgehobene Beweglichkeit und insbesondere das erhöhte Infektionsrisiko durch die Kraftabträger sind Nachteile der Methode. Da zudem, wie oben angegeben, oft eine pathogenetisch bedeutsame Osteopenie des Knochens vorliegt, ist die Stabilität der eingebrachten Schrauben oder Nägel begrenzt. Diese externe Fixation ist daher nur in Ausnahmefällen indiziert. Durch die geringe Invasivität stellt sie jedoch bei multimorbiden Patienten eine therapeutische Option dar.

Durch *interne Osteosynthesen* mit Platten (Kondylenplatte, Standardplatten) oder Cerclagen kann eine Übungsstabilität, jedoch keine Belastungsstabilität erreicht werden. Der eingeschränkte Halt der Schrauben, deren problematische Plazierung, die notwendige lange Entlastung sowie die zusätzliche Beeinträchtigung der periostalen Durchblutung stellen limitierende Faktoren für die Versorgung mit einer Plattenosteosynthese dar. Der Vorteil ist demgegenüber in dem geringen operativen Eingriff gegenüber der Implantation einer Revisionsprothese, insbesondere bei zementfrei fixierten gestielten Endoprothesen, zu sehen (Abb. 1).

Oftmals muss zusätzlich die frakturbedingte Defektzone zur sicheren Implantatverankerung rekonstruiert werden. Dazu ist die Verwendung von allogenem Knochen oder aber auch von Polymethylmetacrylat (PMMA) möglich. Letzteres erhöht zudem die primäre Stabilität. In 6 dokumentierten Fällen mit Osteosynthese durch eine Kondylenplatte und zusätzliche

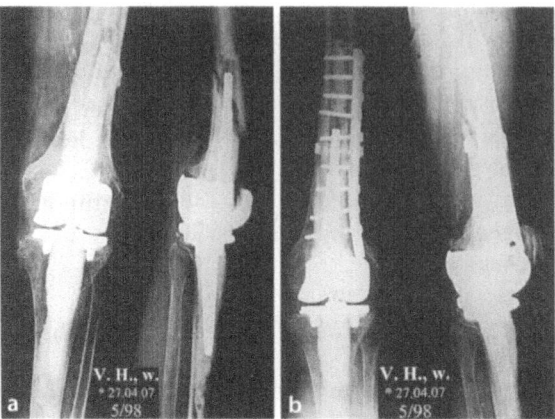

Abb. 1a–c. Periprothetische distal diaphysäre Fraktur 3 Jahre nach Implantation einer achsgekoppelten zementfreien Prothese (**a**), operative Versorgung mit Plattenosteosynthese bei festsitzendem Implantat 1 Monat (**b**) und 4 Monate postoperativ (**b**)

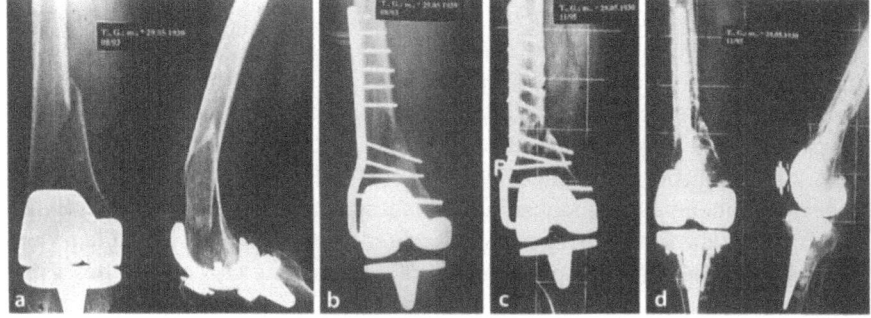

Abb. 2a–d. Suprakondyläre Femurfraktur nach Implantation einer LCS-Prothese (**a**), Versorgung mit Kondylenplatte (**b**), ausbleibende Konsolidierung nach 8 Monaten (**c**) und TEP-Wechsel auf Revisionssystem – Femurkomponente zementiert und mit intramedullärem Stiel (**d**)

Stabilisierung mit PMMA beobachteten Zehnter und Ganz [22] in allen Fällen die Konsolidierung, Komplikationen traten nicht auf. Gulp [4] gibt nach Plattenosteosynthese Pseudarthrosen in 5% und axiale Fehlstellungen in 10% der Fälle an. Dagegen berichtete Figgie [6] über 50% Malunions und 30% Nonunions in dieser Technik. Die unzureichende Stabilität im distalen Fragment, vor allem bei suprakondylären Frakturen von Oberflächenersatzprothesen, stellt dafür die Hauptursache dar (Abb. 2).

Die typische suprakondyläre Femurfraktur direkt oberhalb der Femurkomponente bei stabil verankerten kondylären Prothesen sollte aufgrund der begrenzten Stabilität nicht extramedullär stabilisiert werden. Für diese Patienten ist die Versorgung mittels *intramedullärer Osteosynthese* (Ender-Nagel, Rush-Pin, suprakondylärer Nagel) zu präferieren. Rush-Pins sind mit geringer Invasivität schnell zu implantieren. Zudem resultiert keine zusätzliche Alteration des Frakturhämatoms und der extraossären Blutversorgung. Der Nachteil ist in der schlechten axialen und Rotationsstabilität zu sehen, die zur Verkürzung und ausbleibenden Konsolidierung führen kann. Gute Ergebnisse werden in dieser Technik nur von Ritter beschrieben, der in 22 Fällen der Versorgung periprothetischer Femurfrakturen mit Rush-Pins bei allen eine Konsolidierung erreichte [16].

Eine hohe axiale, anguläre und Rotationsstabilität bei nahezu gleicher Invasivität ist durch die intramedulläre Stabilisierung mittels retrogradem suprakondylären Markraumnagel zu erreichen. Für diese Technik werden kaum Komplikationen und eine hohe Konsolidierungsrate beschrieben [10, 12, 17]. Kontraindikationen sind eine lockere Femurkomponente, eine extrem distale Fraktur und eine geschlossene intramedulläre Box.

Für alle osteosynthetischen Verfahren gilt, dass lediglich eine begrenzte Osteopenie vorliegen darf. Die zusätzliche Stabilisierung mit einem *strukturierten Allograft* ist in Erwägung zu ziehen, wobei dieser Effekt nicht überschätzt werden darf. Alternativ ist bei einzelnen Prothesen die mögliche Verlängerung durch Aufzementieren eines Nagels [19] *oder Ankopplung eines Spezialimplantats* an die vorhandene Prothese zu überlegen.

Bei ausgeprägten Osteopenien, weit distaler Fraktur, komplizierten Mehrfragmentfrakturen, ausbleibender Konsoliderung nach Osteosynthese der Fraktur und gelockerter Prothese (Typ III nach Lewis/Rorabeck) ist die Implantation einer *Revisionsendoprothese mit intramedullärem Stiel* indiziert. Wesentlicher Vorteil ist die frühe Mobilisierbarkeit. Nachteile sind die technisch schwierige Operation und die größere postoperative Infektionsgefährdung.

Ist die Rekonstruktion der Kondylenfragmente nicht mehr mit ausreichender Stabilität möglich, sollte die Versorgung mit einer *Tumorprothese mit Ersatz des distalen Femurs* erfolgen.

Aufgrund der ausgedehnten Knochendefekte und der daraus resultierenden massiven Beinverkürzung ist die *Arthrodese* nur in Ausnahmefällen, wie z.B. bei gleichzeitig vorliegendem tiefen Infekt der Prothese, sinnvoll.

Zusammenfassend ist festzustellen, dass der kritische Punkt in der Behandlung dieser Frakturform die Wiederherstellung des korrekten Alignements ist. Das Vorliegen einer Osteopenie ist ein Risikofaktor für das Ausbleiben einer Konsolidierung und schränkt aufgrund der begrenzten Stabilität das Indikationsspektrum für eine Osteosynthese ein. Ziel der Operation muss die rigide Fixation der Fraktur mit dem Erreichen der Übungsstabilität und des präoperativen Bewegungsumfanges des Kniegelenkes sein. Die konservative Behandlung ist nur bei nicht dislozierten periprothetischen Femurfrakturen indiziert. Für dislozierte Frakturen stehen unterschiedliche operative Möglichkeiten zur Verfügung. Diaphysäre Frakturen um gestielte Implantate sollten bevorzugt mit einer Plattenosteosynthese, eventuell mit zusätzlichen Cerclagen stabilisiert werden. Demgegenüber ist bei suprakondylär auftretenden Frakturformen nach Implantation eines Oberflächenersatzes die Implantation eines suprakondylären Nagels oder

der Wechsel auf ein gestieltes Revisionsimplantat zu favorisieren. Eine Implantatlockerung oder ein Implantatversagen stellt immer die Indikation für den Wechsel auf ein gestieltes intramedulläres Femurimplantat dar.

Zusammenfassung

Das therapeutische Management bei suprakondylären periprothetischen Femurfrakturen nach Knietotalendoprothese ist für das Langzeitergebnis von entscheidender Bedeutung. Unterlegt durch die Literatur wird nachfolgend das Therapiekonzept, einschließlich der Risikofaktoren dargelegt. Die beiden entscheidenden Kriterien für die Therapieplanung sind das Vorliegen einer Frakturdislokation und die Beurteilung der Suffizienz der Prothese. Lediglich nicht dislozierte Frakturen bei intakter Prothese erlauben eine konservative Behandlung. Dislozierte Frakturen bei unauffälliger Endoprothese erfordern eine Osteosynthese, die in Abhängigkeit vom Fraktur- und Prothesentyp sowie der lokalen Bedingungen zu wählen ist. Bei nachgewiesenem gleichzeitigen Versagen der Prothese sollte die Fraktur durch ein Revisionsimplantat mit intramedullärem Stiel stabilisiert werden.

Summary

Therapeutic management is of crucial importance to long-time success in cases of supracondylar periprosthetic femoral fracture, following total knee endoprosthesis. Expounded in this paper is a therapy concept, including risk factors, with reference being made to relevant literature. Presence of a dislocated fracture and positive assessment of sufficiency of the prosthesis are the two major criteria for therapy planning. Conservative treatment is acceptable only in cases of non-dislocated fractures with intact prosthesis. Dislocated fractures with intact endoprosthesis call for osteosynthesis which has to be chosen depending on types of fracture and prosthesis as well as local conditions. A corrective implant with intramedullary pedicle should be used for stabilisation of the fracture if evidence has been provided to concomitant failure of the prosthesis.

Literatur

1. Cain PR, Rubash HE, Wissinger HA; Mc Clain EJ (1986) Periprosthetic femoral fractures following total knee arthroplasty. Clin Orthop 208:205–214
2. Chen F, Mont MA, Bachner RS (1994) Management of ipsilateral supracondylar femur fractures following total knee arthroplasty. J Arthroplasty 9:521–526
3. Cordeiro EN, Costa RC, Carazzato JG., Silva J dos S (1999) Periprosthetic fractures in patients with total knee arthroplasties. Clin Orthop 252:182–9
4. Gulp RW, Schmidt RG, Hanks G, Mak A, Esterhai JL Jr, Heppenstall RB (1987) Supracondylar fracture of the femur following prosthetic knee arthroplasty. Clin Orthop 222:212–222

5. DiGioia AM 3d, Rubash HE (1991) Periprosthetic fractures of the femur after total knee arthroplasty. A literature review and treatment algorithm. Clin Orthop 271:135–142.
6. Figgie MP, Goldberg VM, Figgie HE 3d, Sobel M (1990) The results of treatment of supracondylar fracture above total knee arthroplasty. J Arthroplasty 5:267–276
7. Fitzek JG, Wessinghage D (1990) Intramedullary nailing of periprosthetic fractures following total knee joint replacement. Aktuelle Traumatol 20:248–253.
8. Hirsh DM, Bhalla S, Roffman M (1981) Supracondylar fracture of the femur following total knee replacement. Report of four cases. J Bone Joint Surg Am 63:162–163.
9. Lesh ML, Schneider DJ, Pellegrini VD (1998) Biomechanical evaluation of the effects of anterior cortical notching of the femur in total knee arthroplasty. AAOS, Annual meeting, San Francisco
10. Mc Laren AC, Dupont JA, Schroeber DC (1994) Open reduction internal fixation of supracondylar fractures above total knee arthroplasties using the intramedullary supracondylar rod. Clin Orthop 302:194–198
11. Merkel KD, Johnson EW Jr (1986) Supracondylar fracture of the femur after total knee arthroplasty. J Bone Joint Surg Am 68:29–43
12. Murrell GA, Nunley JA (1995) Interlocked supracondylar intramedullary nails for supracondylar fractures after total knee arthroplasty. A new treatment method. J Arthroplasty 10:37–42
13. Neer CS 2d, Grantham SA, Shelton ML (1967) Supracondylar fracture of the adult femur. A study of one hundred and ten cases. J Bone Joint Surg Am 49:591–613
14. Oxborrow NJ, Stone MH (1997) A new method of treatment for periprosthetic supracondylar fractures of the femur for prostheses with a stemmed femoral component. J Arthroplasty 12:596–597
15. Ritter MA, Faris PM, Keating EM (1988) Anterior femoral notching and ipsilateral supracondylar femur fracture in total knee arthroplasty. J Arthroplasty 3:185–187
16. Ritter MA, Keating EM, Paris PM, Meding JB (1995) Rush rod fixation of supracondylar fractures above total knee arthroplasties. J Arthroplasty 10:213–216
17. Rolston LR, Christ DJ, Halpern A, O'Connor PL, Ryan TG, Uggen W (1995) Treatment of supracondylar fractures of the femur proximal to a total knee arthroplasty. A report of four cases. J Bone Joint Surg Am 77:924–931
18. Rorabeck CH, Angliss RD, Lewis PL (1998) Fractures of the femur, tibia, and patella after total knee arthroplasty: decision making and principles of management. Instr Course Lect 47:449–458
19. Rotter V, Wessinghage D (1997) Die GSB-Kniegelenksprothese mit aufgesetztem Marknagel – Versorgung bei gelenknahen Frakturen und anderen Komplikationen vor und nach Kniegelenkersatz. 2. Internationales Kniesymposium, Straßburg
20. Sekel R, Newman AS (1994) Supracondylar fractures above atotal knee arthroplasty. A novel use of the Huckstepp nail. J Arthroplasty 9:445–447
21. Sisto DJ, Lachiewicz PF, Insall JN (1985) Treatment of supracondylar fractures following prosthetic arthroplasty of the knee. Clin Orthop 196:265–272
22. Zehntner MK, Ganz R (1993) Internal fixation of supracondylar fractures after condylar total knee arthroplasty. Clin Orthop 293:219–224

Revisionsalloarthroplastik des Kniegelenks – Probleme und Rückzugsmöglichkeiten

C. Friesecke

Nachdem die Endoprothetik des Kniegelenkes immer weitere Verbreitung gefunden hat, häufen sich seit einigen Jahren auch die Probleme und somit steigt die Anzahl der erforderlichen Wechseloperationen. Eine Entwicklung, die aus der Hüftendoprothetik gut bekannt ist.

Um die Zahl der Revisionen von Knieprothesen möglichst zu minimieren, ist von hervorragender Bedeutung die Indikationsstellung bei der Primärversorgung. Hier muss zuverlässig vermieden werden, dass ein späteres Versagen der Prothese quasi schon „mit eingebaut wird". Deshalb müssen Stabilitätsprinzipien berücksichtigt werden, die in eine Differentialindikation münden. Man darf sich mithin nicht auf ein einziges Prothesensystem für den Kniegelenksersatz stützen. Vielmehr benötigt man, abhängig vom Zustand des Kapselbandapparates, von Fehlstellungen und möglichen systemischen Grunderkrankungen, wie z.B. der rheumatoiden Arthritis, verschiedene Prothesensysteme mit unterschiedlichen stabilisierenden Eigenschaften. Dabei gilt, dass je besser der Kapselbandapparat intakt ist, desto weniger stabilisierend das Prothesensystem sein muss und umgekehrt.

Nach unseren Erfahrungen kann eine wesentliche Versagensursache, die Fehlindikation, durch eine sich an den obigen Prinzipien orientierende Indikationsstellung vermieden werden. Die Malpositionierung – die zum Scheitern des Prothesensystems führt – ist bei kondylären Prothesensystemen ohne intramedulläre Schäfte erheblich häufiger als bei intrakondylären Prothesen mit intramedullären Schäften.

Die schon primäre Bandinsuffizienz (bedingt durch die Wahl eines inadäquaten Implantates) oder die sekundäre Bandinsuffizienz werden meines Erachtens in ihrer Bedeutung unterschätzt. Diese Bandinsuffizienzen führen, neben systemimmanenten Design- oder Materialfehlern, über eine Fehlbelastung zu Abrieb und Materialschäden mit konsekutivem Versagen des Prothesensystems. In Extremfällen können aufgrund einer Instabilität Subluxationen oder sogar Luxationen resultieren.

Bei monokondylären Schlittenprothesen kann langfristig eine kontralaterale Arthrose die Indikation zur Wechseloperation begründen.

Weitere Versagensgründe sind die aseptische Lockerung und, als *worst case scenario*, die periprothetische Infektion.

Da patellare Restbeschwerden nach endoprothetischer Versorgung des Kniegelenkes nicht ein eigentliches Versagen des Prothesensystems bedeuten, ist diese Thematik hier bewusst ausgeklammert worden, obwohl sie sicher eine der größten ungelösten Probleme der Knieendoprothetik darstellt.

Unabhängig von der Versagensursache stellen sich dem Operateur in der Wechselsituation aber wiederkehrende, einheitliche Probleme, die gelöst werden müssen.

Wir haben seit 1976 3 250 aseptische und zusätzlich 1 100 Knieprothesenwechsel bei periprothetischer Infektion durchgeführt. Dabei verfolgen wir ein standardisiertes einheitliches Therapiekonzept, welches im Folgenden skizziert wird.

Therapiekonzept

Beim Knieprothesenwechsel können, in unterschiedlicher Häufigkeit, vier verschiedene Kategorien von Problemen entstehen.

Erstens muss bei jedem Wechsel die Stabilität des Gelenkes wiederhergestellt werden. Dies trifft für jede Wechseloperation zu und mithin ist die Stabilitätsproblematik die häufigste und deshalb wichtigste. Zweitens sind gelegentlich zusätzlich Knochensubstanzverluste zu versorgen. Drittens muss im Falle der Infektion diese saniert werden und viertens müssen selten zusätzlich Weichteilschäden bis hin zum Verlust des Streckapparates beherrscht werden.

Stabilität

Nach jeder Wechseloperation muss ein stabiles, belastungsfähiges Kniegelenk resultieren. Dabei richtet sich die operative Vorgehensweise hauptsächlich nach der Art des verwendeten Primärimplantates.

Schlittenprothese: Der Wechsel einer gelockerten Schlittenprothese gegen einen neuen Schlitten ist zwar in Einzelfällen möglich, stellt aber eine Ausnahme dar. Vielmehr wird eine aus den unterschiedlichen Gründen versagende Schlittenprothese in der Regel zu einer kondylären Prothese gewechselt. Sofern keine ausreichende Bandstabilität mehr vorliegt, ist jedoch der Wechsel zu einer stabilisierenden Rotationsprothese indiziert (Abb. 1 a, b).

Kondyläre Prothese: Anders stellt sich die Situation beim Versagen einer kondylären Prothese dar. Diese Systeme sind sicher die weltweit am häufigsten implantierten Knieprothesen, die inzwischen in einer sehr großen Anzahl unterschiedlicher Modelle vorliegen. In letzter Zeit scheint sich ein Trend hin zu einer vermehrten Führung der Prothesenanteile zu etablieren und zu intramedullären Schäften, die zunächst verpönt waren.

Eine radiologisch „unauffällige" Prothese darf bei deutlicher Instabilität des Gelenkes eine Revision nicht verzögern. Nur so lässt sich eine weitere Fehlbelastung mit Abrieb und konsekutiven Knochensubstanzverlusten vermeiden (Abb. 2 a–d).

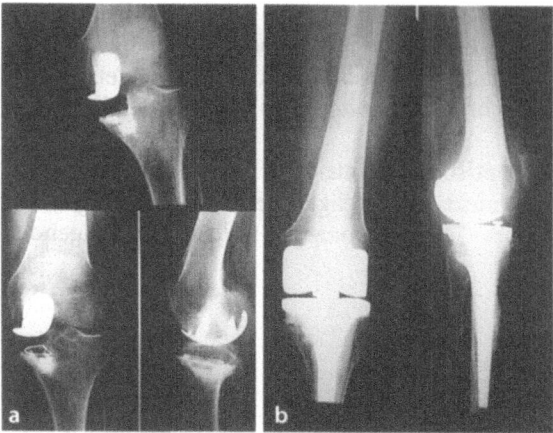

Abb. 1. a Sekundäre Bandinsuffizienz und kontralaterale Arthrose 14 Jahre nach medialer Schlittenprothese. **b** Zustand nach Wechsel zur Rotationsknieendoprothese ohne Ersatz des Femoropatellargelenkes

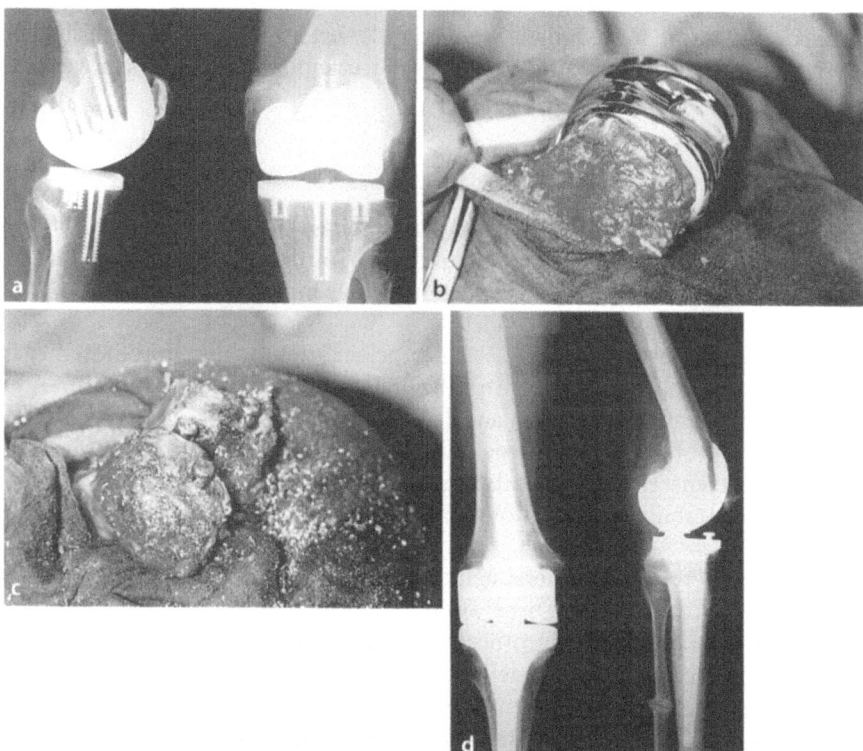

Abb. 2. a Relativ unauffälliger Röntgenbefund 2 Jahre nach kondylärer Prothese mit Patellagleitflächenersatz. **b** Intraoperativer Situs mit Zeichen der Metallose. **c** Das gesamte Ausmaß der Metallose wird erst nach Entfernung der Prothese deutlich. **d** Zustand nach Wechsel zum Rotationsknie mit Patellaschild

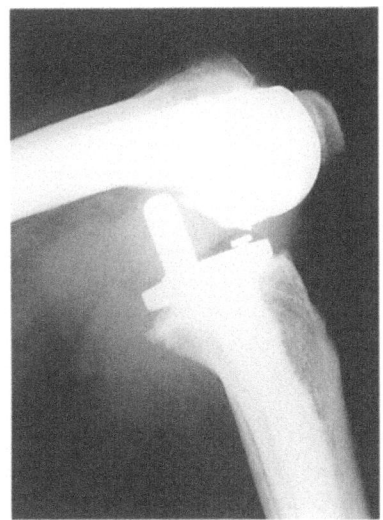

Abb. 3. Luxation einer Rotationsprothese bei Genu laxum. Versagensursache: Überziehen der Indikation für dieses Prothesensystem

Wir sehen in der Wechselsituation keine Indikation zur Verwendung einer „posterior stabilised" kondylären Prothese. Vielmehr wechseln wir eine versagende kondyläre Prothese zu einem stabilisierenden Rotationsknie oder in Fällen globaler Instabilität zu einem modernen Scharnierknie.

Rotationsknieprothese: Das Rotationsknie ist zwar eine stabilisierende Prothese, kommt aber ohne eine Restfunktion des Kapselbandapparates nicht aus. Besonders bei forcierter tibialer Resektion, genu laxum oder bei schweren Valgusfehlstellungen kann es postoperativ zu Schwierigkeiten kommen. Seine Verwendung findet deshalb in der Revisionsalloarthroplastik zum Teil Grenzen. Eine Wechseloperation sollte zum modernen Scharnierknie erfolgen (Abb. 3).

Scharnierknie: Die frühen Knieprothesen waren überwiegend Scharniersysteme. Sie waren nur unter erheblicher Resektion von Knochensubstanz zu implantieren und das Low Friction Prinzip war nicht durchgängig verwirklicht. Folglich führten diese Prothesen oft zu schlechten Ergebnissen, welche die Scharnierprothesen bis heute global in Verruf gebracht haben. Bei modernen Scharnierprothesen ist das Low Friction-Prinzip verwirklicht und die Probleme der Frühzeit treten nicht mehr auf.

Eine versagende Scharnierprothese sollte wieder zu einem Scharnier gewechselt werden (Abb. 4).

Knochensubstanzverlust

Beim Wechsel von kondylären Prothesen sowie von Rotations- oder Scharnierknien findet man Knochensubstanzverluste unterschiedlichen Aus-

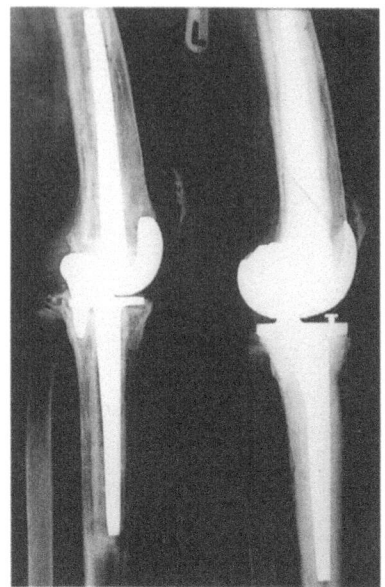

Abb. 4. Deutlich gelockerte ältere Scharnierprothese mit zirkumferenten Lysesäumen und Zustand nach Wechsel zum modernen Scharnierknie mit *Low Friction*-Prinzip

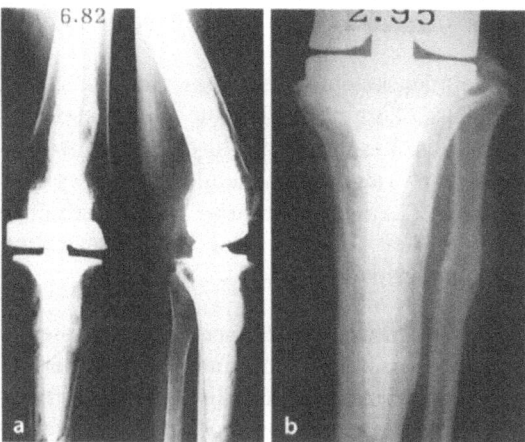

Abb. 5. a Aseptische Lockerung einer Scharnierprothese mit erheblichen Knochensubstanzverlusten. **b** Zustand 13 Jahre nach *impaction grafting* tibial und femoral. Knöcherne Integration der Knochenplastik tibial ohne Anhalt für Lockerung der Prothese

maßes. Diese können entweder überbrückt werden mittels verlängerter intramedullärer Schäfte. Man sollte aber die knöcherne Rekonstruktion der defizitären Knochenstrecke bevorzugen. Ist der Defekt zu groß, um durch autologe Spongiosa ersetzt zu werden, muss auf „Allografts" aus der Knochenbank zurückgegriffen werden. Im Bereich der Markräume kann erfolgreich ein „impaction grafting" mit Fremdspongiosa durchgeführt werden, wie es für die Hüfte von der Exeter-Gruppe vorgeschlagen wurde (Abb. 5 a, b).

Periprothetische Infektion

Die am meisten gefürchtete Versagensursache ist die periprothetische Infektion. Nur der Frühinfekt bis zu etwa drei Wochen nach der Primärversorgung kann durch ein Débridement und eine Spülung, ggf. mit Saug-Spül-Drainage für drei Tage, arthroskopisch oder auch offen therapiert werden.

Später ist immer der Prothesenaustausch mit radikalem Débridement des infizierten Gewebes und Entfernung sämtlicher Fremdmaterialien (z. B. Knochenzement) erforderlich.

Wir bevorzugen in der Regel das einzeitige Vorgehen. Ein zweizeitiges Vorgehen bietet unseres Erachtens keinerlei Vorteile, hingegen den Nachteil einer zusätzlichen aufwendigen und technisch schwierigen Operation bei der Reimplantation.

Voraussetzung für den einzeitigen Wechsel ist eine präoperative Punktion des Gelenkes zum Keimnachweis und zur Erstellung eines Antibiogramms.

Nach Maßgabe des Antibiogramms führen wir dann eine spezifische topische Antibiose unter Beimischung der geeigneten Antibiotika zum Knochenzement durch. Adjuvant werden für meistens 10 bis 14 Tage die geeigneten Antibiotika auch systemisch eingesetzt. Die Erfolgsquote nach dem ersten einzeitigen Vorgehen liegt mit 84% in unserem Patientengut etwa 10% niedriger als beim gleichen Vorgehen am Hüftgelenk (Abb. 6a, b).

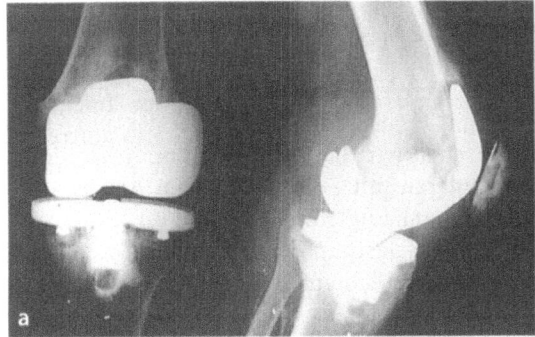
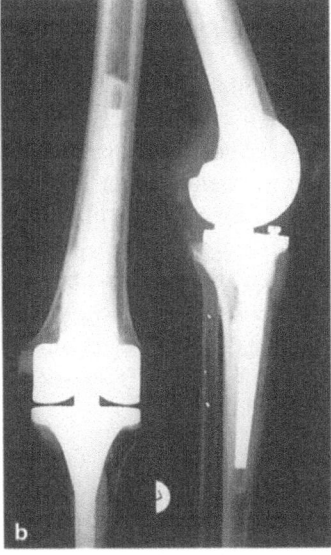

Abb. 6. a Periprothetische Infektion und Lockerung einer kondylären Knieprothese mit Patellarückflächenersatz. **b** Postoperatives Röntgenbild nach einzeitigem Wechsel mit topischer Antibiose zum Scharnierknie mit Schild

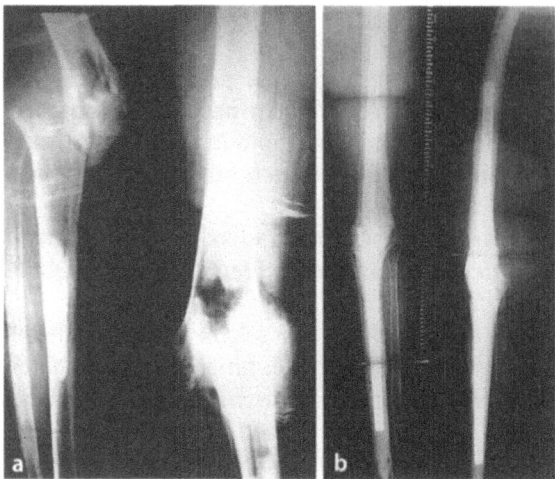

Abb. 7. a Periprothetische Infektion. Zustand nach mehrfachen Revisionen und Entfernung der Prothese aber Belassen von erheblichen Zementresten. Verlust des Streckapparates und Infektpersistenz. **b** Sanierung durch einzeitige Implantation eines Arthrodesenagels unter zusätzlicher topischer Antibiose

Die Infektion allein ist für uns keine Indikation zur Arthrodese. Nur extrem selten ist eine Amputation erforderlich, vor allem dann wenn der Allgemeinzustand des Patienten eine aufwendige Operation nicht erlaubt.

Weichteile und Streckapparat

Als weitere Probleme, fast immer vergesellschaftet mit einer Infektion, können Weichteilschäden bis hin zum Verlust des Streckapparates auftreten.

Bei Verlust des Streckapparates sehen wir die Indikation zur Arthrodese. Wir verwenden hier den intramedullären mit Zement fixierten Arthrodesenagel. Er ermöglicht auch bei vorgeschädigtem Knochen, im Gegensatz zum Fixateur externe, eine frühzeitige Belastung der Extremität. Zusätzlich können die spezifischen Antibiotika dem Zement in Form einer topischen Antibiose beigemischt werden (Abb. 7 a, b).

Ausgedehnte Haut- und Weichteildefekte lassen sich mit Muskelplastiken, wie z. B. einem Gastrocnemius-Lappen und Meshgrafts, gut versorgen (Abb. 8 a, b).

Zusammenfassung

Für das Versagen von unterschiedlichen Knieprothesentypen gibt es eine Vielzahl von Gründen. Fehlindikationen und Malpositionierungen sind leider nicht so selten, wie man denkt. Materialschäden und Abriebprobleme

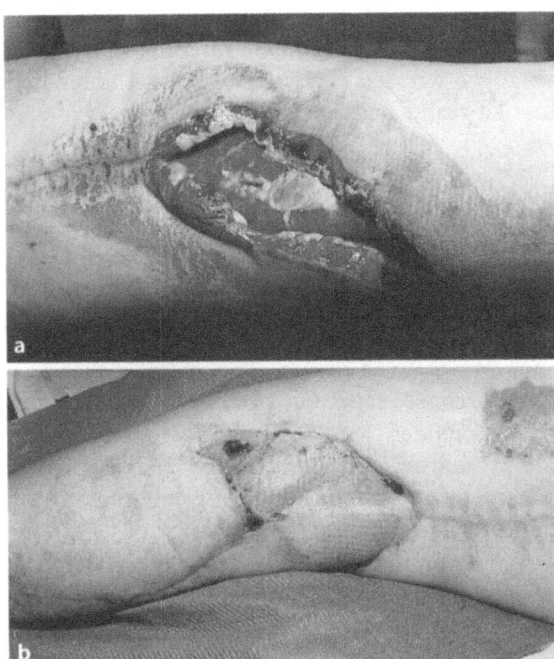

Abb. 8. a Ausgedehnte oberflächliche Wundrandnekrose nach einzeitigem septischen Knieprothesenwechsel. **b** Vier Wochen nach Gastrocnemiuslappen und Meshgraft-Plastik

finden sich trotz verbesserten Prothesendesigns immer noch. Sie treten entweder als protheseninmanentes Symptom auf oder entstehen konsekutiv aus einer – oft unterschätzten – primären oder sekundären Bandinsuffizienz. Zusätzliche Versagensgründe sind die aseptische Lockerung, sowie als gefürchteteste Komplikation die periprothetische Infektion, häufig vergesellschaftet mit Weichteilschäden bis hin zum vollständigen Verlust des Streckapparates.

Aus welchem dieser Gründe auch immer eines der unterschiedlichen Prothesensysteme versagt, so hat die Revisionsoperation immer die gleichen Problematiken zuverlässig zu lösen:
Bei jeder Austauschoperation muss ein stabiles belastungsfähiges Gelenk resultieren.
Ein möglicher Knochensubstanzverlust muss therapeutisch angegangen werden.
Eine eventuelle periprothetische Infektion ist zu sanieren.
Gelegentlich sind Weichteilschäden zu therapieren.

Wir haben seit 1976 3 250 aseptische und zusätzlich 1 100 Knieprothesenwechsel bei periprothetischer Infektion durchgeführt. Wir haben diese Fälle nach einem systematischen einheitlichen Therapiekonzept therapiert, welches sich verschiedener Prothesensysteme mit unterschiedlich stabilisierenden Eigenschaften bedient. Im Falle einer periprothetischen Infektion bevorzugen wir den einzeitigen Wechsel unter Beimischung spezifischer Antibiotika zum Knochenzement.

Summary

There are many reasons why different types of knee prosthesis fail. Cases of false indication and malpositioning are unfortunately not as rare as one might think. Material damage and wear problems are still encountered in spite of improved design. They occur either as prosthesis-related symptoms or as a consequence of – often underestimated – primary or secondary ligamentous deficiency. Further reasons for failure are aseptic loosening and the most feared complication of all, periprosthetic infection, often accompanied by soft tissue damage sometimes to the extent of complete loss of the extensor apparatus.

Whatever the cause of failure, the revision operation always has to deal reliably with the same problems:

- Every exchange operation must result in a stable joint capable of full weight-bearing.
- Any loss of bone stock must be treated.
- Periprosthetic infection, if present, must be eradicated.
- In some cases soft tissue damage has to be treated.

Since 1976 we have performed exchange arthroplasty at the knee in 3250 aseptic cases and in a further 1100 cases with periprosthetic infection. In all cases we followed a systematic standard therapy concept which incorporates different prosthetic systems offering a range of different degrees of stabilisation. When periprosthetic infection is involved we prefer to carry out one-stage exchange arthroplasty using bone cement loaded with specific antibiotics to fix the new implant in position.

Posttraumatische Luxation nach Oberflächenersatz des Kniegelenks mit Gefäßläsion

J. Zacher, A. Gursche und J. Gutsche

Fallbericht

Bei einer 66-jährigen Patientin (S. Ch.) erfolgte am 12. 1. 1995 wegen einer Varusgonarthrose der Oberflächenersatz (Typ Natural) des rechten Kniegelenkes. Nach 12-jähriger Anamnese hatte die Patientin bei stationärer Aufnahme über therapieresistente Ruhe- und Belastungsschmerzen geklagt; bei Nutzung einer Unterarmstütze war die Gehstrecke auf 10 Minuten begrenzt. An internistischen Begleiterkrankungen bestand ein Diabetes mellitus, eine chronische Bronchitis, ein arterieller Hypertonus, eine Varicosis beider Beine und ein Z. n. Thrombose des rechten Auges 4 Jahre zuvor.

Klinisch lag präoperativ eine geringgradige Varusfehlstellung mit dezenter Seitenbandinstabilität bei stabilen Kreuzbändern vor. Der Bewegungsumfang betrug Extension/Flexion rechts 0/10/90, links 0/0/130, mit grobem Krepitieren rechts. Das Patellaspiel war hochgradig eingeschränkt. Unauffälliger arterieller Gefäßstatus.

Operation und postoperativer Verlauf verliefen komplikationsfrei. Es wurde eine Natural-Knietotalendoprothese implantiert. Die Patientin konnte nach dreiwöchigem stationärem Aufenthalt mit reizlosen Narbenverhältnissen, einem Bewegungsumfang Extension/Flexion 0/0/85, ausreichender Stabilität und flüssigem Gangbild an 2 Unterarmstützen entlassen werden. Sie trat 2 Wochen später eine stationäre Rehabilitation an.

Am 9. 4. 1997 stürzte Frau S. zu Hause als Folge einer Kreislaufschwäche und zog sich eine dorsale Luxation des Kniegelenkes mit Zerreissung der Kniegelenksbänder zu (Abb. 1). Da sie beim Unfall kurzzeitig das Bewusstsein verloren hatte, ließ sich der genaue Unfallmechanismus nicht eruieren. Die Patientin gab später an, ca. 2 Stunden hilflos in ihrer Wohnung gelegen zu haben, ehe ärztliche Hilfe geholt werden konnte.

Im zuständigen Versorgungskrankenhaus erfolgte am gleichen Tag die Reposition in Narkose. Die Angiografie des rechten Beines zeigte einen Verschluss im 1. Segment der Arteria poplitea. Bei relativ kräftigem Kollateralkreislauf kam es zur Wiederauffüllung der Arteria poplitea am Übergang vom 2. zum 3. Poplitealsegment. Bei schließlich zunehmender Ischämie, neurologischem Defizit und Verdacht auf Kompartmentsyndrom wurde die Patientin zur weiteren Therapie am 11. 4. 97 in unsere Einrichtung verlegt.

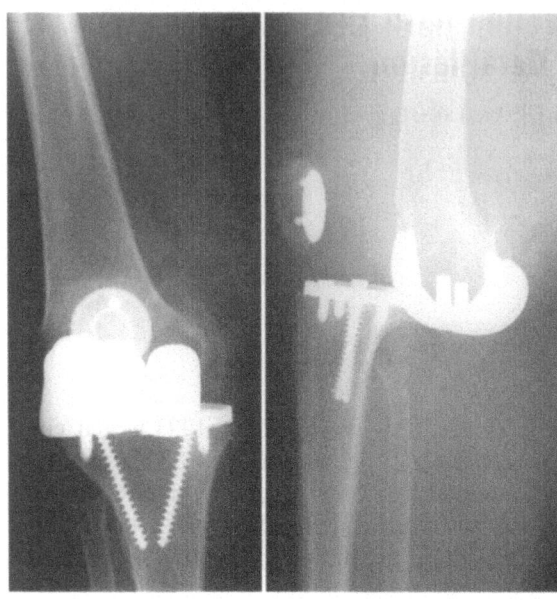

Abb. 1 a/b. Dorsale Luxation des rechten Kniegelenkes nach Sturz aus internistischer Ursache

Bei stationärer Aufnahme bestand eine hochschmerzhafte massive Schwellung des rechten Kniegelenkes, Unterschenkels und Fußes mit zahlreichen, z. T. spontan perforierten, bis zu handflächengroßen Spannungsblasen bei diffusem Hämatom. Es lag eine Hypästhesie des gesamten Unterschenkels und Fußrückens und eine Anaesthesie der Fußsohle vor. Der Unterschenkel war bis auf eine Restaktivität der Zehenflexoren (Janda 1) paretisch, die Aa. dorsalis pedis und tibialis posterior waren nicht palpabel (Abb. 2).

In Absprache mit dem Gefäßchirurgen erfolgte zunächst die operative Revision des völlig instabilen rechten Kniegelenkes mit Wechsel des Oberflächenersatzes gegen eine zementierte achsgekoppelte Totalendoprothese und die Dekompression mit Hämatomausräumung und Faszienspaltung sämtlicher Unterschenkellogen (Abb. 3).

Bei Entwicklung einer kompletten Ischämie mit angiografisch gesichertem Verschluss bei P2 ohne Kontrastierung im Bereich der Trifurkation bzw. des Unterschenkels (Abb. 4) wurde nach frustranem Versuch der Embolektomie ein P1/P3-Venenbypass gelegt. Postoperativ waren die Fußpulse fortan palpabel, Unterschenkel und Fuß gut durchblutet und warm.

10 Tage lang wurde Frau S. intensivmedizinisch betreut. Aufgrund der Spannungsblasen erfolgte eine antibiotische Abschirmung. Die Thromboseprophylaxe wurde mit 4×5000 IE Standardheparin geführt. Nach weitgehender Stabilisierung des Lokalbefundes begannen wir mit CPM für das rechte Kniegelenk und zunehmender Mobilisierung der Patientin ab dem 17. postoperativen Tag.

Während die sensiblen Ausfälle partiell rückläufig waren, persistierten die motorischen Lähmungen. Die duplexsonografische Kontrolle acht Wo-

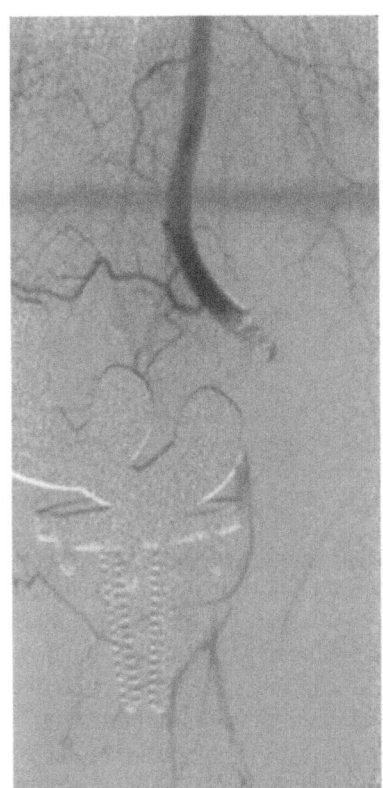

Abb. 2. Angiogramm des rechten Kniegelenkes mit Abbruch der Kontrastsäule in Höhe der Femurkondylen

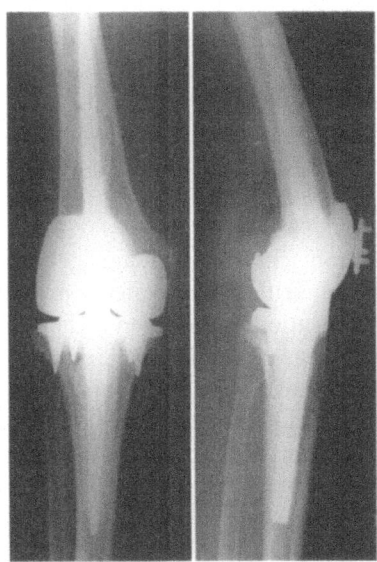

Abb. 3. Wiederherstellung der Stabilität des Gelenkes durch eine achsgeführte Kniegelenksendoprothese (Typ Blauth)

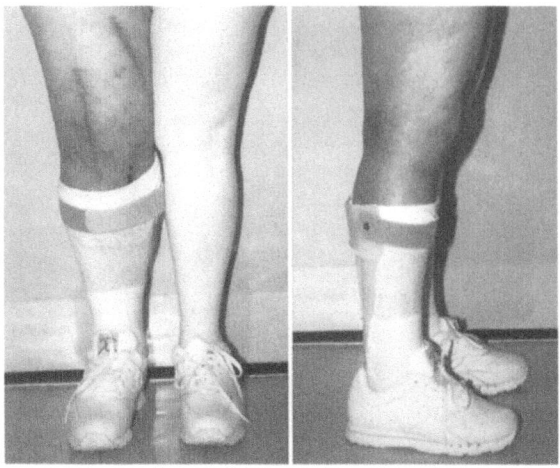

Abb. 4. Postoperativer Befund vor Entlassung aus der Klinik mit Heidelberger Winkel wegen der noch bestehenden Parese der Fußheber

chen nach gefäßchirurgischer Intervention ergab eine gute Pulsatilität sämtlicher Unterschenkelarterien, auffällig war lediglich eine leicht positive diastolische Flusskomponente im distalen Arteria femoralis superficialis-Bereich als Ausdruck regulatorischer Widerstandsminderung. Es bestand eine thrombusfreie Varicosis der Vena saphena magna und eine mittelgradige Lymphzirkulationsstörung.

Bei Entlassung aus stationärer Behandlung zwei Monate nach dem Unfall lagen reizfreie z. T. noch verschorfte Narben vor; ROM des rechten Kniegelenk Extension/Flexion 0/0/90. Es bestand eine Hypästhesie vom Kniegelenk nach distal, im Fersenbereich rückläufig bei unveränderter Motorik. Die Fußpulse waren kräftig palpabel, Unterschenkel und Fuß warm. Bei Versorgung mit einem Heidelberger Winkel und Benutzen von zwei Unterarmstützen für längere Strecken bot die Patientin ein gut kompensiertes nahezu flüssiges Gangbild.

Diskussion

Chronische Instabilitäten gehören zu den häufigsten Ursachen für Revisionseingriffe nach totalendoprothetischem Ersatz des Kniegelenkes [2]. Akute Luxationen hingegen stellen eine seltene Komplikation dar. In der Literatur liegen einzelne Fallberichte nach Total Condylar, Posterior Stabilized, Semiconstrained und Constrained Prothesen vor [1, 3, 5, 9].

Insall et al. berichten 1979 über 4 dorsale Subluxationen nach Implantation von 220 Total Condylar Prothesen, die er auf biomechanische bzw. operationstechnische Probleme mit Instabilität bei Flexion zurückführt. Zu Grunde lagen in 3 Fällen Arthrosen und bei einem Patienten eine rheumatische Destruktion des Kniegelenkes, 2mal bestand eine schwere Valgusfehlstellung, einmal eine Varusdeformität von 10° und einmal ein achsgerechter Kniegelenksbefund. In einem Fall lag ein Zustand nach Patellektomie vor. Die Subluxationen traten bei einem Patienten binnen weniger Wochen postoperativ, bei den anderen 3 Patienten erst nach 2 Jahren nach Kniegelenksersatz auf. Bei 2 Patienten erfolgte auf Grund der Instabilität der Endoprothesenwechsel auf eine Mark II Total Condylar Prothese. Sie beschreiben ein exzessives Weichteilrelease bei schweren Deformitäten und einen Z. n. Patellektomie problematisch hinsichtlich einer späteren dorsalen Stabilität. In den angeführten Fällen und bei bereits intraoperativ zu befürchtender ungenügender Stabilität bei Flexion wird die Mark II Total Condylar Prothese empfohlen, welche eine bessere anteroposteriore Stabilität auf Grund des anderen Prothesendesigns ermöglicht [7].

Galinat et al. beschreiben 2 Fälle nach Posterior Stabilized Prothesen. Bei beiden Patienten lag präoperativ eine erhebliche Valgusdeformität von 17° bzw. 30° vor, die ein exzessives Weichteilrelease der Medialseite erforderlich machte. In beiden Fällen traten die Luxationen bei leichter Flexion und Außenrotation auf. Es wurden keine Rezidive und keine neurologischen Defizite beobachtet [5].

Lombardi et al. ermittelten im Zeitraum 1981–1991 bei 3032 implantierten Kniegelenksendoprothesen 15 akute Dislokationen. Es wurden die Insall Burstein I (IB), IB II und modifizierte IB II implantiert. Die IB II Prothese zeigte mit 2% die höchste Luxationsrate, die sich signifikant von den IB I und den modifizierten IB II Prothesen mit einer jeweiligen Dislokationsrate von 0,2% unterschied. Bei 656 modifizierten IB II Prothesen trat nur eine Luxation 9 Monate postoperativ ein. Nach Implantation vom IB I-Typ wurden 4 Luxationen nach zwei und mehr Jahren, beim IB II-Typ 10 Verrenkungen, von denen 8 binnen 6 Monaten postoperativ und zwei 2–3 Jahre nach Implantation auftraten, beobachtet. Bei der Ursachenanalyse zeigten sich keine signifikanten Unterschiede zwischen den Luxationspatienten und einer Kontrollgruppe hinsichtlich Geschlecht, Alter, Körpergröße und Gewicht, prä- und postoperativ ermitteltem HSS-Score, prä- und postoperativem Malalignement, Patellahöhe und -breite, präoperativer Valgus- bzw. Varusdeformität. Statistisch signifikante Differenzen bestanden im postoperativen Flexionsumfang, der in der Kontrollgruppe bei 105°, in der Luxationsgruppe bei 118° lag. Die Therapie wurde in 11 Fällen konservativ geführt. Sie weisen auf die Möglichkeit hin, bei Luxationen der IB II-Prothese das Polyäthylenlinlay durch ein Inlay der modifizierten IB II-Prothese erfolgreich auszutauschen. Bei Kadaverstudien konnte eine Dorsalluxation nur bei 20° Flexion, jedoch nicht bei weiterer Flexion reproduziert werden. Ein stabiles Gelenk mit Balance der Weichteilstrukturen wird zur Verhinderung einer Instabilität gefordert; die Autoren empfehlen bei forcierter Beugung von 95–100° bereits während des stationären Aufenthaltes eine Limitierung der Flexion durch Verordnung einer Orthese und ein intensives Quadrizepstraining [8].

Sharkey et al. berichten über 5 dorsale Luxationen nach Erstimplantation und 2 Fälle nach Wechseloperation bei Total Condylar bzw. Posterior Stabilized Prothesen. Zugrunde lagen in 2 Fällen eine Rheumatoide Arthritis,

4- mal eine Gonarthrose und bei einer Patientin bestand ein Lupus erythematodes. 5 Patienten zeigten präoperativ eine Valgusfehlstellung der Kniegelenke von 25°. In 5 Fällen wurde intraoperativ ein erhebliches Weichteilrelease durchgeführt. Die Luxationsereignisse traten bei 6 von 7 Patienten binnen des ersten Jahres, im letzten Fall 7 Jahre postoperativ auf. Bei allen Patienten bestanden zusätzlich Probleme des Streckapparates in Form von fünf Patellaluxationen, einer Patellarsehnenruptur und einer Patellafraktur. Einer der Patienten wies zusätzlich eine ausgeprägte Seitenbandinstabilität auf. 2 Patienten wurden konservativ behandelt, bei einem 94-jährigen Patienten mit Patellarsehnenruptur musste auf Grund der kardialen Situation auf eine Operation verzichtet werden. In 4 Fällen wurde die Therapie operativ geführt. Nach Auffassung der Autoren ist eine dorsal stabilisierende Prothese nicht in der Lage, eine Dorsalluxation zu verhindern, wenn eine Seitenbandinstabilität bei Flexion und eine Instabilität der Patella vorliegt [11].

Die Bedeutung des Streckapparates für die Stabilität des Kniegelenkes nach endoprothetischem Ersatz bestätigen Bayne und Cameron. Die Autoren berichten nach Total Condylar Prothesen über eine signifikant höhere Instabilitätsrate nach Semiconstrained Prothesen bei Patienten, bei denen bereits eine Patellektomie erfolgt war. Bei den patellektomierten Patienten wurde ein schmerzhafter dorsaler shift der Tibiakomponente bei Exzision des hinteren Kreuzbandes beobachtet. Eine Luxation des Kniegelenkes wurde nicht beschrieben [2].

Auch Gebhard und Kilgus berichten über zwei Luxationsfälle nach Posterior Stabilized Prothese (Kinematic II), wobei in einem Fall ein Z. n. Patellektomie und eine leichte Seitenband- und dezente anteroposteriore Instabilität, im anderen Fall eine schwere Valgusfehlstellung mit Seitenbandinstabilität vorlag. Bei dem ersten Patienten kam es 1,1 Jahr postoperativ bei Varusstress und Flexion des Kniegelenkes von 90° zum Luxationsereignis. Nach Reposition wurde das Kniegelenk 3 Monate in einer Orthese ruhiggestellt; es trat keine Redislokation auf. Bei der zweiten Patienten kam es zur dorsalen Luxation 3 Monate nach Erstimplantation, nach 6-wöchiger Schienenimmobilisierung erneut zu 2 Reluxationen, sodass der Wechsel des Tibiaplateaus erfolgte. Danach blieb das Kniegelenk stabil. Nach Gebhard und Kilgus ist die Stabilität des Gelenkes bei Flexion und gleichzeitig vorliegender Bandlaxizität gefährdet. Eine strikte Beachtung der Bandstabilität und des Prothesendesigns, insbesondere eine stärkere Überlappung des tibialen Spornes wird gefordert. Sofern keine ausreichende Seitenbandstabilität intraoperativ erreicht wird, sollte ein Prothesentyp, welcher eine stärkere mediolaterale Stabilität gewährleistet als die Kinematic II-Prothese, ausgewählt werden bzw. auch eine Prothese, die in größerem Ausmaße geführt ist, in Betracht gezogen werden [6].

Ochsner beschreibt in seinem Patientengut 2 Fälle mit Luxationen nach Posterior Stabilized-Prothese (Kinemax), deren Ursachen in der bestehenden Bandlaxität und mechanischen Problemen mit dem tibialen Sporn gesehen werden. In beiden Fällen handelte es sich um Gonarthrosen, bei der ersten Patientin mit einer 5° Varus-, bei der zweiten mit einer 9° Valgusfehlstellung. Im ersten Fall trat die Dislokation 9 Monate nach Implantation auf; nach sechswöchiger Immobilisierung erneutes Luxationsereignis nach 7 Monaten; nach 10 Wochen Brace keine Reluxation. Bei dem zweiten Patienten konnte nach sechswöchiger Immobilisierung eine ausreichende Stabilität des Kniegelenkes erreicht werden [10].

Den Hartog et al. berichten über eine traumatische, dorsale Luxation bei einer 72jährigen Patientin, bei der nach unikondylärem Ersatz nach 5 Jahren die Wechseloperation auf eine Arizona Condylar Tibial Plateau Prothese erfolgte. 24 Tage postoperativ kam es nach Sturz aus dem Stand zur akuten dorsalen Dislokation. Das Kniegelenk wurde geschlossen reponiert. Als weitere Komplikation stellte sich ein tiefer Gelenkinfekt ein. Die Patientin verstarb nach 7 Wochen infolge kardialer Dekompensation bei angeborenem Herzfehler und chronischer Niereninsuffizienz.

Als weitere Gründe für Luxationen nach endoprothetischem Ersatz werden in der Literatur fehlerhafte Knochenresektion bzw. Positionierung der Prothesenteile angeführt. Neben der Berücksichtigung der Varus- und Valgusfehlstellung werden inadäquate Resektionen im Bereich der Femurkondylen posterior und eine von der optimalen Position abweichende Neigung der Tibiaresektionsfläche genannt (4). Bargren beschreibt eine rezidivierende Dislokation bei einem 59-jährigen Patienten. Die erste Luxation trat drei Tage postoperativ, eine weitere nach vierwöchiger Immobilisierung nach Castabnahme bei Malposition des Tibiaimplantates auf. Bei der operativen Revision zeigte sich ein um 30° fehlrotiert eingesetztes Tibiaplateau [1].

Ergebnis

Akute Luxationen nach totalendoprothetischem Ersatz sind eine seltene Komplikation. In der Literatur wird in der Mehrzahl der wenigen beschriebenen Fälle als auslösender Mechanismus eine leichte Flexion und Außenrotation des Kniegelenks bei Instabilität angegeben. Die Wahl des richtigen Prothesendesigns, eine korrekte Operationstechnik und die Balance der Weichteile sind wesentliche Voraussetzungen für ein stabiles Kniegelenk nach endoprothetischem Ersatz. Gefährdet sind insbesondere Patienten mit einer ausgeprägten präoperativen Instabilität und Problemen des Streckapparates. Ein überdurchschnittlicher Flexionsumfang in den ersten postoperativen Tagen sollte vermieden werden.

Zusammenfassung

Chronische Instabilitäten stellen eine der häufigsten Ursachen für Revisionseingriffe nach knieendoprothetischem Ersatz dar, Veröffentlichungen über akute Dislokationen hingegen sind selten. Wir berichten über eine 67-jährige Patientin, die sich 1 1/4 Jahr nach Oberflächenersatz eine traumatische, dorsale Luxation des Kniegelenkes mit Bänderzerreissung, Gefäßverschluss der A. poplitea, kompletter Parese und Kompartmentsyndrom zuzog.

Durch Wechsel auf eine achsgeführte Prothese, Faszienspaltung und Venenbypass konnte die Beweglichkeit und Belastbarkeit des Beines wiederhergestellt werden.

Literatur

1. Bargren JH (1980) Total knee dislocation due to rotatory malalignement of the tibial component: A case report. Clin Orthop 147:271-274
2. Bayne O, Cameron HU (1984) Total knee arthroplasty following patellectomy. Clin Orthop 186:112
3. Den Hartog BD, Mc Queen DA, Garcia GO (1987) Traumatic posterior dislocation of a semiconstrained total knee arthroplasty: A case report. Contemp Orthop 15:41-44
4. Fehring TK, Valadic AL (1994) Knee instability after total knee arthroplasty. Clin Orthop 299:157-162
5. Galinat BJ, Vernace JV, Booth RE, Rothmann RH (1988) Dislocation of the posterior stabilized total knee arthroplasty. A report of two cases. J Arthroplasty 3:363-367
6. Gebhard JS, Kilgus DJ (1990) Dislocation of posterior stabilized total knee prosthesis: A report of two cases. Clin Orthop 254:225-229
7. Insall J, Scott WN, Ranawat CS (1979) The total condylar knee prosthesis. A report of two hundred and twenty cases. J Bone Jt Surg 61-A:173-180
8. Lombardi AV Jr, Mallory TH, Vaughn BK et al (1993) Dislocation following primary posterior stabilized total knee arthroplasty. J Arthroplasty 8:633-639
9. Mallory TH, Sydney SV: Dislocation of a constrained knee prosthesis: Two case reports. Zitiert in: [11]
10. Ochsner JL Jr, Kostman Ch, Dodson M (1996) Posterior dislocation of a posterior-stabilized total knee arthroplasty: Am J Orthop 25:310-312
11. Sharkey PF, Hozack WJ, Booth RE Jr et al (1992) Posterior dislocation of total knee arthroplasty. Clin Orthop 278:128-133

Frührevisionen nach Oberflächenersatz des Kniegelenks

S. Rupp, S. Gödde, Simone Burgard und D. Kohn

Einleitung

Der primäre Oberflächenersatz des Kniegelenkes ist ein weitgehend standardisierter Eingriff mit sehr guten Resultaten. Mit dieser Studie sollte die Frage beantwortet werden, wie hoch die Rate der Frührevisionseingriffe nach primärem Oberflächenersatz in unserem Krankengut war und welche Indikationen zugrunde lagen. Als „früh" wurde nach rein zeitlichen Kriterien das erste postoperative Jahr definiert und somit der Beobachtungszeitraum festgelegt. Trotz einer gewissen Willkür erscheint der Zeitraum von einem Jahr nach der Operation „früh" im Vergleich zu dem, was Patient und Operateur an Standzeit der Prothese erwarten. Dabei wurde in Kauf genommen, dass die Eingrenzung des Begriffs „früh" im Zusammenhang mit einer postoperativen Infektion deutlich abweicht. Häufig wird nach rein zeitlichen Kriterien ein Frühinfekt von einem Spätinfekt unterschieden. Es existiert jedoch keine einheitliche Definition. Im Bemühen therapierelevante Einteilungen vorzunehmen, sehen manche Autoren lediglich eine Infektion innerhalb der ersten 4 postoperativen Wochen als Frühinfekt an, da nach ihrer klinischen Erfahrung nur in diesen Fällen ein Erhalt des Primärimplantates erfolgreich sein kann (Hartman et al. 1991, Mont et al. 1997, Segawa et al. 1999). Ritter und Esterhai (1995) unterteilen nach rein zeitlichen Gesichtspunkten in akut (bis 12 Wochen), subakut (12–52 Wochen) und spät (> 1 Jahr).

Material und Methoden

In diese Studie wurden 199 Patienten (128 Frauen, 71 Männer; Durchschnittsalter 67(40–89) Jahre) aufgenommen, die von 6/96 bis 4/99 an der orthopädischen Universitätsklinik Homburg/Saar primär mit einem Knieoberflächenersatz vom Typ Interax® (Stryker-Howmedica) versorgt wurden. An den Eingriffen waren 5 Operateure unterschiedlicher Erfahrung beteiligt. Alle Operationen erfolgten in einem Saal mit „laminar airflow" unter Verwendung einer Atemluftabsaugung. Die Antibiotikaprophylaxe wurde standardisiert in Form einer präoperativen Einmalgabe eines Cephalosporins der zweiten Generation (1,5 g Zinacef® i.v.) durchgeführt. Die Fixation

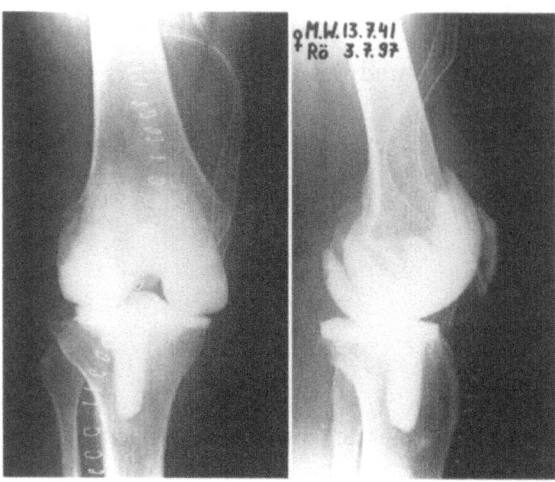

Abb. 1. Zweizeitiger Prothesenwechsel. Artikulierender Zweikomponentenspacer

der Komponenten erfolgte in 171 Fällen zementiert, in 21 Fällen in Hybridtechnik und in 7 Fällen zementfrei. Die Patellarückfläche wurde bei 101 Patienten primär ersetzt.

Die Patienten wurden nach 3 und 6 Monaten sowie nach 1 Jahr nachkontrolliert. Jede Reintervention innerhalb des ersten postoperativen Jahres wurde erfasst. Die Vorgehensweise erfolgte indikationsspezifisch. Große postoperative Hämatome wurden während des stationären Aufenthalts unter sterilen Bedingungen ausgeräumt. Die Indikation zur Narkosemobilisation wurde immer dann gestellt, wenn bis zur 3. postoperativen Woche keine Beugung von 90° erreicht war.

Bei einem Infekt innerhalb des ersten postoperativen Jahres jenseits der 6. postoperativen Woche wurde ein zweizeitiger Implantatwechsel angestrebt. In der Regel implantierten wir temporär einen artikulierenden Zweikomponentenspacer (Abb. 1). Die beiden Spacerkomponenten wurden aus Refobacin-Palacos® unter Beimischung von 2 g Vancomycin auf 40 g Palacos in speziell gefertigten Gußformen hergestellt. Nach Aushärten wurden die beiden Spacerkomponenten an wenigen Punkten mit Palacos so an Femur und Tibia fixiert, dass beim Wiedereinbau eine problemlose Entfernung ohne zusätzlichen Knochenverlust möglich war. Postoperativ wurde das betroffene Gelenk im Wechsel zwischen Beugung in Streckung umgelagert. Der Wiedereinbau eines Oberflächenersatzes wurde nach 6 bis 12 Wochen angestrebt. Voraussetzung war, dass die CRP im Normbereich lag und eine Kultur aus einem präoperativ gewonnenen Punktat negativ war. War dies nicht der Fall, wurde erneut revidiert, Antibiotikaträger in Form von PMMA-Ketten eingelegt und temporär durch einen Fixateur externe gelenküberbrückend immobilisiert. Als Rückzugsoperation kam die Arthrodese zum Einsatz.

Tabelle 1. Indikationen zu Frührevisionen (<1 Jahr nach Ersteingriff)

Indikation	OP	n (%)
Hämatom	Hämatomausräumung	6 (3%)
Bewegungseinschränkung	Narkosemobilisation	8 (4%)
Vorderer Knieschmerz	Sek. Patellarückflächenersatz	5 (5%)*
Infekt	Arthrodese	1 (0,5%)
Infekt	Zweizeitiger Wechsel	2 (1%)

* Bezogen auf 98 Patienten

Ergebnisse

Innerhalb des ersten postoperativen Jahres wurde bei 22 Patienten eine Reintervention durchgeführt. Dies entspricht 11%. Die Indikationen sind in Tabelle 1 zusammengestellt.

Hämatomrevisionen: In 6 Fällen (3%) wurde während des stationären Aufenthalts eine Hämatomausräumung durchgeführt. In allen Fällen waren die intraoperativen Abstriche negativ. Der weitere Verlauf war bei allen Patienten komplikationslos.

Narkosemobilisation: Eine Mobilisation des operierten Kniegelenkes war in 8 Fällen (4%) innerhalb der ersten 3 Wochen postoperativ erforderlich. Im Rahmen der Einjahreskontrolle hatten 7 dieser 8 Patienten ein Bewegungsausmaß > 0–5–90°. Ein Patient erreichte lediglich ein Bewegungsausmaß von 0–5–60°. Mobilisationsbezogene Sekundärkomplikationen konnten nicht festgestellt werden.

Sekundärer Ersatz der Patellarückfläche: Bei 5 der 98 Patienten ohne primären Ersatz der Patellarückfläche (5%) musste dieser sekundär durchgeführt werden. Die Indikation wurde in allen Fällen wegen eines deutlichen, konservativ nicht beherrschbaren vorderen Knieschmerzes gestellt. In 2 Fällen konnte Beschwerdefreiheit erreicht werden, 2 Patienten gaben eine Besserung ihrer Symptomatik an. Ein Patient hatte keine Besserung. Allerdings musste in diesem Fall 3 Jahre nach der Primärimplantation die zementfrei implantierte Tibiakomponente wegen einer aseptischen Lockerung gewechselt werden, so dass eine Überlagerung der Symptomatik denkbar ist.

Infekt: Innerhalb des 1. postoperativen Jahres wurden 3 der 198 Kniegelenke (1,5%) als infiziert eingestuft. Der definitive Infektnachweis über eine positive Bakterienkultur gelang jedoch nur in einem Fall.
Fall 1: Bei diesem Patienten konnte ein methicilinresistenter Staphylococcus aureus nachgewiesen werden. Die Prothesen mussten 4 Monate

nach der Primäroperation entfernt werden. Eine Infektsanierung gelang nur schleppend, so dass kein Wiedereinbau durchgeführt werden konnte. Als Rückzugsoperation wurde eine Arthrodese des betroffenen Kniegelenkes durchgeführt, die nach erneuter Revision schließlich bei der Einjahreskontrolle fest durchbaut war.

Die Verläufe bei den beiden anderen Patienten dieser Kasuistik waren weniger eindeutig. Gemeinsam war ihnen der fehlende Bakteriennachweis:

Fall 2: Patientin H.F., 77 J., chronische Polyarthritis. Zementierter Oberflächenersatz mit Patella. Am 6. und 7. postoperativen Tag Temperaturerhöhung auf 38,5 °C. Entfieberung unter Zinacef® i.v.. CRP-Anstieg auf 66,5 und Normalisierung bei Entlassung (4,5). Die BSG betrug bei Entlassung 22/48 mm. Nach 11 Monaten wurde das Implantat unter der Verdachtsdiagnose Protheseninfekt entfernt und durch einen artikulierendem Zweikomponentenspacer ersetzt. Zum Zeitpunkt der Explantation war das Knie geschwollen, leicht überwärmt und es lag ein Erguss vor. Im Granulozytenszintigramm wurde die Diagnose eines Infektes gestellt. Aus Punktaten angelegte Kulturen waren negativ. CRP (4,0) und BSG (4/8 mm) waren im Normbereich. Der Wiedereinbau eines Oberflächenersatzes war nach 12 Wochen möglich.

Fall 3: Patientin W.M., 55 Jahre, Gonarthrose. Zementfreier Oberflächenersatz ohne Patellarückfläche. Komplikationsloser stationärer Aufenthalt. Bei Entlassung lagen CRP (<5) und BSG (10/18 mm) im Normbereich. Zehn Wochen nach der Erstoperation trat sekundär eine schmerzhafte Bewegungseinschränkung (0–15–70°) mit Schwellung und Erguss auf. CRP (12,3) und BSG (18/38) waren mäßig erhöht. Die Bakterienkulturen aus Kniepunktaten waren jedoch negativ. Deshalb erfolgte zunächst eine Narkosemobilisation. Der Bewegungsumfang des Gelenkes konnte deutlich auf 0–5–130° verbessert werden. Bei fortbestehenden Beschwerden wurde 8 Monate nach der Primäroperation die Indikation zum zweizeitigen Prothesenwechsel gestellt. Zu diesem Zeitpunkt hatte das Kniegelenk einen Erguss. Die Bakterienkultur aus dem Punktat war negativ. Im Granulozytenszintigramm wurde die Diagnose eines Infektes gestellt. Die CRP war 3,0, die BSG 12/28 mm. Unter temporärer Verwendung eines artikulierenden Zweikomponentenspacers wurde nach 6 Wochen erneut ein Oberflächenersatz implantiert.

Diskussion

Aufgrund der relativ kleinen Zahl ist die Darstellung der Indikationen zu Frührevisionen nach primärem Oberflächenersatz des Kniegelenkes eher kasuistisch als repräsentativ. Die Vergleichbarkeit zu Angaben der Literatur ist dadurch eingeschränkt, dass unter „Früh-" häufig nur die ersten drei postoperativen Monate verstanden werden. Die in dieser Betrachtung weitere Fassung des Begriffs der „Frührevision" mit Ausdehnung auf das erste postoperative Jahr führt vergleichsweise zu höheren Rate an Frührevisionen. Unsere Erfahrungen mit der frühzeitigen Hämatomausräumung und Narkosemobilisation noch während des stationären Aufenthaltes sind gut. Sekundäre Komplikationen, die auf dieses Vorgehen zu beziehen wären, konnten wir nicht feststellen. Mit einer Ausnahme (fortbestehende Bewegungseinschränkung) konnten diese Indikationen mit gutem Erfolg behandelt werden. Der relativ hohe Anteil in dieser Kasuistik (3% Hämatomausräumungen; 4% Narkosemobilisationen) erklärt sich aus der großzügigen Indikationsstellung. Ein sekundärer Patellarückflächenersatz war bei 5% der primär nicht ersetzten Patienten erforderlich. Dabei ist zu beachten, dass sich diese Zahl nur auf das erste postoperative Jahr beziehen. Ein Ansteigen der Zahl im weiteren Verlauf ist denkbar. Deshalb lassen sich daraus keine Empfehlungen in der weiterhin umstrittenen Frage des primären Patellarückflächenersatzes ableiten.

Die größten Probleme bereitet die infizierte Endoprothese. Nach Literaturangabe ist mit einer Gesamt-Infektionsrate zwischen 0,5 und 5% zu rechnen (Poss et al. 1984, Grogan et al. 1986, Bengtson und Knutson 1991, Segawa et al. 1999). Üblicherweise werden in Statistiken nur die Fälle als Infekt gewertet, bei denen ein positiver intraoperativer Abstrich gefunden wurde. Manche Autoren gehen noch weiter und fordern den Nachweis eines identischen Keimes in mehreren Abstrichen (Segawa et al. 1999). Von Bakteriologien aus präoperativen Abstrichen ist bekannt, dass die Treffsicherheit zwischen 58% und 96% liegt (Ritter und Esterhai 1995).

Über die Sensitivität von Bakterienkulturen von intraoperativen Abstrichen sind uns keine Daten bekannt. Falsch negative Befunde wären jedoch denkbar. Die Treffsicherheit der nuklearmedizinischen Verfahren wird zwischen 70% und 94% eingestuft (Ritter und Esterhai 1995), wobei sich die Angaben auf die Verwendung von Indium 111 beziehen. Während in einem der vorgestellten Fälle (Fall 1) eine Infektion durch positive intraoperativ gewonnene Kulturen gesichert werden konnte, fehlt bei den beiden anderen Patienten (Fall 2 und 3) der eindeutige Infektnachweis durch die Bakteriologie. Die Einstufung als Infekt mit dem daraus abgeleiteten Therapiekonzept erfolgte auf der Basis der positiven Granulozytenszintigrafie in Verbindung mit der Klinik. Die Möglichkeit eines falsch positiven Befundes sowie die Differentialdiagnosen der aseptischen Lockerung und der reflexsympathischen Dystrophie müssen in Betracht gezogen werden. Je nach verwendetem Kriterium lag die Infektrate im ersten postoperativen Jahr bei 0,5% bzw. bei 1,5%. Nach der üblichen Definition sind die 3 Patienten als chronische Spätinfekte einzustufen. Ein Frühinfekt, der einen Erhalt des Implantates gerechtfertigt hätte kam nicht vor. Wie erwartet, wurde das Ergebnis der Revisionsoperation entscheidend durch den verursachenden Keim bestimmt. Die Infektion mit methicillin-resistenten Staphylokokken konnte lediglich durch eine Arthrodese ausbehandelt werden, der angestrebte zweizeitige Wechsel war nicht möglich.

Literatur

Bengtson S, Knutson K (1991) The infected knee arthroplasty. A 6-year follow-up of 357 cases. Acta Orthop Scand 62 4:301–311

Grogan TJ, Dorey F, Rollins J, Amstutz HC (1986) Deep sepsis following total knee arthroplasty. Ten-year experience at the University of California at Los Angeles Medical Center. J Bone Joint Surg [Am] 68 2:226–234

Hartman MB, Fehring TK, Jordan L, Norton HJ (1991) Periprosthetic knee sepsis. The role of irrigation and debridement. Clin Orthop 273:113–118

Mont MA, Waidman B, Banerjee C, Pacheco IH, Hungerford DS (1997) Multiple irrigation, debridement, and retention of components in infected total knee arthroplasty. J Arthroplasty 12 4:426–433

Poss R, Thornhill TS, Ewald FC, Thomas WH, Batte NJ, Sledge CB (1984) Factors influencing the incidence and outcome of infection following total joint arthroplasty. Clin Orthop 182:117–126

Ritter MA, Esterhai JL jr (1995) Prevention, Diagnosis and Treatment of Postoperative Wound Infections in Adult Hip and Knee Reconstruction. In Callaghan JJ, Dennis DA, Paprosky WG, Rosenberg AG (Hrsg.): Orthopaedic Knowledge Update: Hip and Knee Reeconstruction. American Academy of Orthopaedic Surgeons, Rosemont 17–26

Segawa H, Tsukayama DT, Kyle RF, Becker DA, Gustilo RB (1999) Infection after total knee arthroplasty. A retrospective study of the treatment of eighty-one infections. J Bone Joint Surg Am 81 10:1434–1445

Management aseptischer Patellakomplikationen

K. BACHFISCHER, P. M. KARPF und E. SCHÜLER-KARPF

Einleitung

Die Patella stellt nach wie vor das Hauptproblem im Rahmen der Kniegelenksendoprothetik dar. In der Literatur werden Zahlen zwischen 0 und 60% für postoperative Patellaprobleme angegeben. Bei Revisionen nach der primären Implantation wird in 20–90% die Patella als Ursache dafür angesehen.

Prinzipiell lassen sich die Ursachen für patelläre Komplikationen in drei Hauptbereiche unterteilen, deren Übergänge fließend und überschneidend sind. Dies sind weichteilbedingte, knochenbedingte und implantatbedingte Ursachen für Patellakomplikationen. Abhängig davon stehen neben den allgemeinen konservativen Behandlungsmöglichkeiten unterschiedliche operative Therapiemaßnahmen, auch in Kombination zur Verfügung. Dies sind bei weichteilbedingten Ursachen die verschiedenen Releaseverfahren, Sehnen- und Muskeltranspositionen, die Arthrolyse und die Denervierung. Bei knöchernen Ursachen stehen uns die Osteosynthese bei Frakturen, die Teil- aber auch vollständige Patellektomie zur Verfügung. Die 1989 von Buechel beschriebene Operation zur Rekonstruktion der knöchernen Patella hat keine längerfristig guten Ergebnisse ergeben. Bei implantatbedingten Ursachen sind die sekundäre Implantation eines Rückflächenersatzes, Wechseloperationen des Patellaimplantates oder deren Explantation, aber auch der Wechsel der Femur- und Tibiakomponente mögliche Therapiemaßnahmen. Die Analyse der von 1985 bis zuletzt 1990 in der Orthopädischen Klinik des Klinikums Landshut implantierten Kniegelenkstotalendoprothesen erbrachte bezüglich dem Auftreten von patellabedingten Komplikationen mit nachfolgender Revision sehr ernüchternde Resultate.

Material und Methode

Von Juni 1985 bis zuletzt Februar 1990 wurden von zwei Operateuren 72 Gleitachsenkniegelenke der Firma S+G bei 64 Patienten implantiert. Der Altersdurchschnitt lag bei 68,4 Jahren. Bei 44 Kniegelenken wurde die zementierte, bei 28 die zementlose Form eingesetzt. Ein PE-Patellaersatz mit großem zentralem Verankerungsknopf und asymmetrischer, firstartiger Form, die dem Patellatyp Wiberg II nachgeahmt war, wurde 38mal zementiert und 20mal zementlos verwendet. 14mal wurde auf einen retropatellaren Ersatz verzichtet. Es wurde stets der mid-vastus Zugang mit medialer Umschneidung der Patella angewandt. Eine laterale Retinakulotomie mit der Gefahr der Durchblutungsstörung war nach intraoperativer Prüfung des Patellalaufes 9mal nötig.

Ergebnisse

Auch in unserem Krankengut stellten die patellabedingten Komplikationen den häufigsten Grund für nötige Revisionseingriffe dar. So musste bei 19 der 72 Kniegelenke wegen primärer patellärer Komplikationen eine erneute Operation vorgenommen werden. Im einzelnen waren dies 5 Patellafrakturen (Abb. 1), 3 Patellanekrosen (Abb. 2), 8 Lockerungen, 2 ausgeprägte Remodellierungen der Patella (Abb. 3) und eine Subluxation.

Als Therapiemaßnahmen beim ersten Revisionseingriff wurden dabei bei 8 Kniegelenken eine Patelloplastik, also eine subtotale Patellektomie (Abb. 4), bei 9 Kniegelenken eine Reimplantation und je dreimal eine Osteosynthese (Abb. 1) und laterale Retinakulotomie nötig.

Es mussten jedoch bis heute noch 18 weitere operative Eingriffe wie sekundäre Explantation, Re-Osteosynthese, Metallentfernung, Debridement, plastische Eingriffe und eine Reimplantation durchgeführt werden. Auffallend war, dass bei 18 dieser 19 Kniegelenke primär ein retropatellarer Ersatz implantiert worden war.

Vom zeitlichen Ablauf der patellabedingten Komplikationen zeigten sich in den ersten Jahren nach der Implantation vor allem Frakturen und Nekrosen der Patella und als Spätkomplikationen mit operativer Revisionsbedürftigkeit die aseptischen Lockerungen und Remodellierung der Patella.

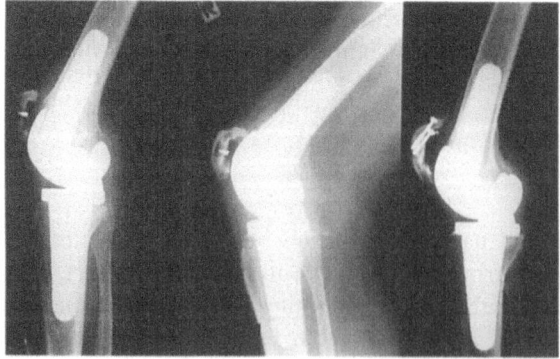

Abb. 1. Fraktur des kranialen Patellapols nach Knie-TEP-Implantation und nachfolgender Schraubenosteosynthese

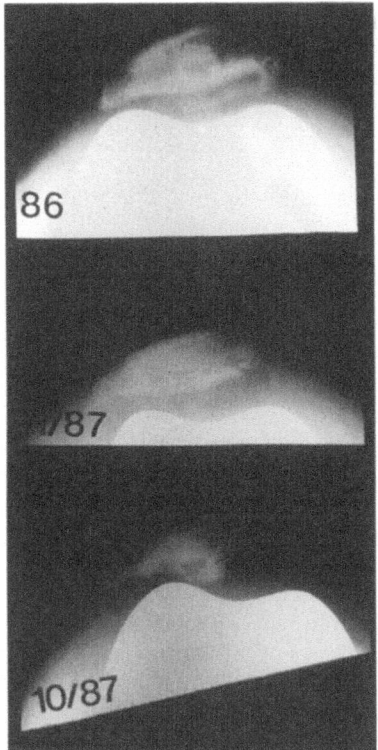

Abb. 2. Entwicklung einer Patellanekrose im Verlaufe eines Jahres nach Implantation einer Knie-TEP mit Patellarückflächenersatz

Diskussion

Die Analyse dieser hohen Anzahl an patellabedingten Komplikationen mit nachfolgender operativer Therapie zeigte auch an unserem Krankengut die wesentliche Bedeutung der Behandlung der Patella bei der Primärimplantation. Nach unserem Krankengut stellte die Primärimplantation eines Rückflächenersatzes bereits ein erhöhtes Risiko für spätere Patellakomplikationen dar. Die Einbeziehung in die präoperative Planung und die exakte intraoperative Ausrichtung aller Implantatteile stellen einen wesentlichen Punkt für die zu erwartenden Langzeitergebnisse dar. Das Design der Endoprothese, vor allem die Form und Verankerung des Rückflächenersatzes, hier mit dem großen zentralen Zapfen, haben ebenfalls eine wesentliche Bedeutung für die zu erzielenden Ergebnisse. Die Einteilung der Patellakomplikationen nach ihren Ursachen ist zur optimalen Versorgung zwingend erforderlich, es ist jedoch bei diesen Revisionseingriffen stets eine individuelle Planung für den Eingriff nötig.

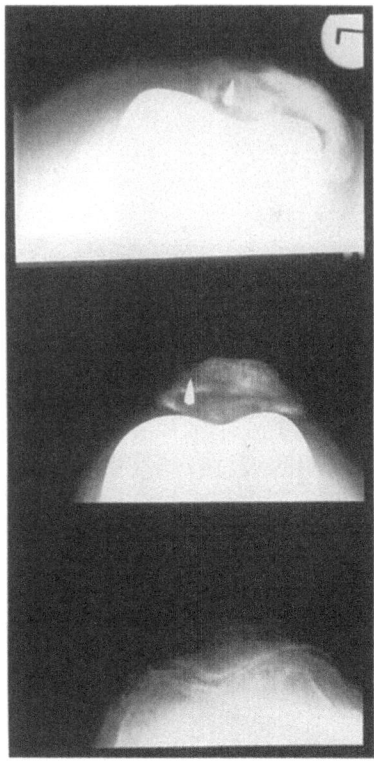

Abb. 3. Entwicklung eines ausgeprägten Remodelling der Patella nach Implantation einer Knie-TEP mit Patellarückflächenersatz. (Unten präoperativ; Mitte 1 Jahr postoperativ; Oben 7 Jahre postoperativ)

Schlussfolgerung

Die Ursachenanalyse der Komplikationen von Veteranendoprothesen ist sowohl für die Einleitung der bestmöglichen Therapiemaßnahme, aber auch für die Weiterentwicklung und Optimierung aktueller Endoprothesen von größter Bedeutung. Der entscheidende Punkt für eine geringe Anzahl patellärer Komplikationen wird aber weiterhin die exakte Einstellung der Patella und des patellofemoralen Gelenkspaltes bei der Primärimplantation sein.

Zusammenfassung

Zunehmend wird die Patellaproblematik im Rahmen der Kniegelenksendoprothetik als Hauptursache für anhaltende Beschwerden und Fehlschläge angesehen. Zur Erfassung der patellabedingten Komplikationen wurden Ergebnisse der seit 1990 nicht mehr implantierten GT-Gleitachsprothese der Firma S+G retrospektiv untersucht und analysiert. Es wurden insgesamt 72 Kniegelenke implantiert, 14mal ohne retropatellaren Ersatz, 38mal mit zementiertem und 20mal mit zementlosem Ersatz.

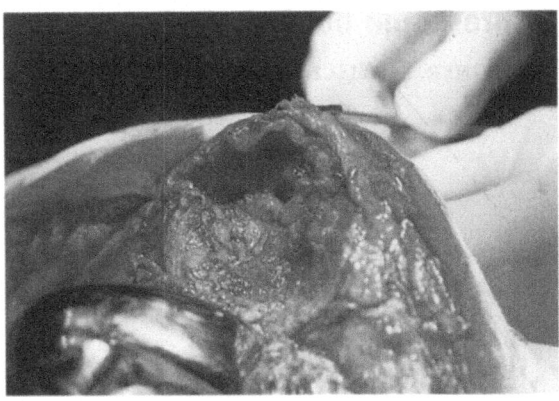

Abb. 4. Operationssitus bei subtotaler Patellektomie bei Remodelling der Patella. Explantation des Rückflächenersatzes

Die jetzt erstellten Ergebnisse ergaben, dass bereits an 19 Kniegelenken eine operative Revision wegen Problemen an, bzw. mit an der Patella durchgeführt werden musste. Die Analyse dieser unbefriedigenden Ergebnisse zeigte die wesentliche Bedeutung der Behandlung der Patella bei der Primärimplantation, aber auch die Bedeutung des Designs des Patellarückflächenersatzes.

Summary

To an increasing degree the patella within the scope of kneejoint endoprostheses is regarded as the main reason for continuous suffering and failure.

In order to record the complications due to the patella the results of the GT-gliding axis prosthesis of the S+G company, which has no longer been implanted since 1990, were examined and analyzed retrospectively.

72 kneejoints were implanted; 14 without a retropatellar replacement, 38 with cemented and 20 with a cementless implant.

The new results revealed that already at 19 kneejoints a surgical revision had to be undertaken because of problems at and problems connected with the patella. The analysis of these unsatisfactory results showed the important role of patella treatment during primary implantation. Another important fact is the design of the patella implant.

Arthroskopie bei Knie TEP

R. WAGNER, F. WISCHNEWSKY und H. BÖHM

Einleitung

In unserer Klinik werden pro Jahr ca. 250 operative Eingriffe bei Gonarthrose durchgeführt. Davon entfallen ca. 200 Ops auf bikondyläre Endoprothesen, je 15 Ops auf Umstellungsosteotomien und unikondyläre Endoprothesen, 5 Ops auf constrained Knie TEPs und ca. 15 Ops sind Wechseloperationen. Unser Standardsystem bei bikondylären Prothesen ist das SEARCH System der Fa. Aesculap. Ca. 95% der kurzfristigen Ergebnisse sind gut und sehr gut. Es ist mit ca. 1% Wundinfektionen zu rechnen, 1–2% der Patienten erleiden „nichtorthopädische" Komplikationen (Thrombose, Embolie, Myokardinfarkt, Apoplex etc.) und ca. 2% sind postoperativ nicht zufrieden, ohne dass sich dafür eine der o.g. Ursachen oder eine frühzeitige Lockerung eruieren ließe. Diesen Patienten und denen, bei denen im weiteren Verlauf Beschwerden neu auftreten, ohne dass sich dafür eine Lockerungssymptomatik verantwortlich machen ließe, bieten wir eine Arthroskopie an. Einerseits um diagnostisch weiterzukommen, andererseits um ggf. gleich therapeutisch eingreifen zu können. Als Ursachen der Beschwerden nach Knie TEP kommen in Betracht:
1. Arthrofibrose
2. Synovialitis
3. freie Gelenkkörper
4. Polyäthylenabrieb
5. Patellaprobleme
6. kein pathologischer Befund

Die Punkte 1., 2. und 3. sind arthroskopisch angehbar, die Punkte 4. und 5. sind arthroskopisch diagnostizierbar, bedürfen dann aber einer neuerlichen offenen Operation, Situation 6. bedarf keines weiteren Eingriffs. Die Methode ist *nicht* hilfreich bei der Frage nach einer Prothesenlockerung!

Kasuistik

In unserer Klinik wurden von März 96 bis August 99 insgesamt 24 Arthroskopien bei Z.n. Knie TEP durchgeführt. Dabei fand sich in 14 Fällen eine

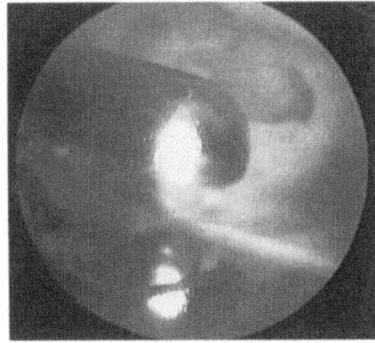

Abb. 1. Ein typisches „Spiegelbild": der shaver spiegelt sich in der Metalloberfläche der Femurkomponente)

Arthrofibrose, 3 mal eine Synovialitis, 3 mal ein Polyäthylenabrieb und 4mal fand sich kein pathologischer Befund.

Technik

Die Technik entspricht dem gängigen Vorgehen bei Arthroskopie des Kniegelenkes. Wir verwenden NaCl Spüllösung, die über eine Pumpe mit konstantem, regulierbarem Druck ins Knie gelangt. Die Übersicht über das Gelenk ist zunächst meist schlecht, so dass man mit Hilfe eines shavers sich die Sicht erst schaffen muss (Abb. 1). Dies gilt in besonderem Maße für die Arthrofibrose. Zusatzzugänge (superomedial, superolateral) sind häufig erforderlich. Um mit den starren Instrumenten die Oberflächen der Prothesenkomponenten nicht zu verletzen, ist große Vorsicht geboten. Der Eingriff erfordert große arthroskopische Routine, ist dann aber in vertretbarer Zeit und mit großer Sicherheit durchführbar. Alle Operationen wurden in Blutleere und unter einer one-shot-Antibiotikaprophylaxe durchgeführt. Es traten während oder nach den Arthroskopien keine Komplikationen auf.

Ergebnisse

Wir führten im Oktober 99 eine Fragebogenaktion durch: 21 der 24 Patienten (ausgeschlossen wurden diejenigen, bei denen zwischenzeitlich bereits eine offene Revision wegen Polyäthylenabrieb stattgefunden hatte) wurden angeschrieben, 16 Patienten schickten uns den ausgefüllten Fragebogen wieder zurück. 10 der 16 Patienten gaben an, dass ihnen die Arthroskopie insgesamt eine Verbesserung gebracht hätte.

10 der Patienten gaben an, dass sich ihre Schmerzen im Knie gebessert hätten, 6 davon deutlich, 4 davon ein wenig. 6 Patienten gaben keine Schmerzreduktion an. 10 Patienten geben eine Verbesserung der Gelenksbeweglichkeit an, 6 davon deutlich, 4 davon ein wenig. Bei 6 Patienten trat keine Steigerung der Beweglichkeit ein.

Keiner der Patienten gab an, dass in der Zwischenzeit Komplikationen aufgetreten wären. Weiterbestehende Schmerzen wurden zwar als Komplikation angegeben, von uns aber nicht als solche gewertet.

2 Patienten gaben an, dass ihr Knie in der Zwischenzeit erneut hätte operiert werden müssen. Davon eines im auswärtigen Krankenhaus, wo auch die Implantation stattgefunden hatte. Bei der anderen „Operation" handelte es sich um eine Punktion einer (wahrscheinlich) Kniekehlenzyste.

Die Frage, ob sie sich in einer vergleichbaren Situation erneut arthroskopieren lassen würden, beantworteten 10 der 16 Patienten mit ja, 6 mit nein (entsprechend den Zahlen für insgesamte Verbesserung, Schmerzreduktion und Besserung der Beweglichkeit). Somit lässt sich in annähernd zwei Drittel der Fälle ein subjektiv zufriedenstellendes Ergebnis feststellen.

Arthrofibrose

Bei der Arthrofibrose handelt es sich um eine schmerzhafte Teileinsteifung des Gelenkes unklarer Genese. Die Teileinsteifung kommt von einer Vermehrung fibrotischen Bindegewebes im Knie (Abb. 2). Durch eine arthroskopische Arthrolyse kann dieses fibröse Bindegewebe weitgehend entfernt werden, ohne dass man dafür das Knie erneut eröffnen müsste. In der Regel gelingt es, den Bewegungsumfang auf 0–90° zu steigern. Entscheidend ist neben einer sorgfältigen OP Technik ein konsequentes postoperatives Management. Intensive Krankengymnastik ist ebenso wichtig wie Kryotherapie (z.B. Cryocuff) und eine ausreichende antiphlogistische Medikation. Als hilfreich hat sich auch eine prolongierte Form der Regionalanästhesie erwiesen, entweder in Form eines Periduralkatheters oder eines 3 in 1 Block-Katheters.

Ergebnisse: Von den insgesamt 14 arthroskopischen Arthrolysen wegen Arthrofibrose bei Z.n. Knie TEP haben 11 Patienten den ausgefüllten Fragebogen zurückgeschickt. Davon gaben 8 an, dass ihnen der Eingriff eine Verbesserung gebracht habe. 5 Patienten gaben an, dass ihre Schmerzen deutlich gebessert seien, 3 ein wenig. Bei 5 Patienten hat sich die Beweg-

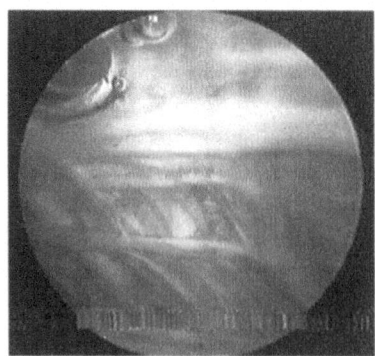

Abb. 2. Eindrucksvolle netzartige fibröse Strangbildung im Bereich der medialen Gelenkkapsel

lichkeit des Gelenkes deutlich gebessert, bei dreien ein wenig. Keiner der 11 Patienten gab an, es hätten sich in der Zwischenzeit Komplikationen ergeben. Ein Patient gab an, das Knie hätte in der Zwischenzeit wieder operiert werden müssen (auswärts, nähere Angaben wurden nicht gemacht). 8 der 11 Arthrofibrose-Patienten gaben an, sie würden in einer vergleichbaren Situation den selben Eingriff wieder durchführen lassen, 3 nicht. Somit waren 72,7% der Arthrofibrose-Gruppe mit dem Ergebnis der arthroskopischen Arthrolyse zufrieden.

Zusammenfassung

Die Arthroskopie bei Knie TEP ist eine interessante und risikoarme Methode, um bei unbefriedigenden Zuständen nach Knie TEP (z.B. Arthrofibrose) diagnostisch und/oder therapeutisch weiterzukommen. Wir haben unser Krankengut der letzten 3,5 Jahre (24 Patienten) anhand einer Fragebogenaktion nachuntersucht. Dabei ergaben sich 62,5% subjektiv gute Resultate, in der Arthrofibrosegruppe waren es 72,7%.

Summary

Arthroscopy is an interesting and safe method in unsatisfying cases after total knee arthroplasty, for instance arthrofibrosis. We controlled our 24 patients of the last 3.5 years by sending them a questionnaire. The subjective results were good in 62.5% over all and 72.7% in arthrofibrosis.

Perioperative Morbiditätsanalyse bei endoprothetischen Versorgungen des Kniegelenks

ULRIKE ARNOLD und C. PERKA

▪ Einleitung

In der Kniegelenksarthroplastik rücken wie bei nahezu allen elektiven Eingriffen bereits präoperativ die Fragen nach einer individuellen Prophylaxe und einer gezielten postoperativen Therapie zur Verhinderung perioperativer Komplikationen auch unter Kostenpunkten zunehmend in den Mittelpunkt.

Das höhere Lebensalter dieser Patientengruppe ist zwangsläufig mit der höheren Prävalenz von Begleiterkrankungen assoziiert. Zugleich wurde für diese Patienten ein erhöhtes Risiko für das Auftreten einer nichtchirurgischen Komplikation beschrieben. Im Gegensatz zu einer ganzen Reihe von Morbiditäts- und Mortalitätsanalysen zur Hüftgelenksendoprothetik [2, 3] ist relativ wenig Vergleichbares zur Kniegelenksarthroplastik bekannt. Einzelne Zusammenhänge sind lediglich für spezifische Komplikationen dokumentiert, wie z. B. das Vorliegen einer rheumatoiden Arthritis als Risikofaktor für tiefe Infektionen [1, 10] oder der hochgradigen präoperativen Valgusdeformität als Risikofaktor für Peronaeusparesen [6].

Mit der vorliegenden Arbeit stellten wir uns der Notwendigkeit, erstmals eine komplexe Betrachtung des Einflusses perioperativer Faktoren auf die Häufigkeit des Auftretens von Komplikationen bei der Knieendoprothetik vorzunehmen. Ziel der Arbeit war es, spezifische perioperative Parameter hinsichtlich ihrer Wertigkeit für die Erstellung eines individuellen Risikoprofils zu beurteilen, wodurch eine verbesserte präoperative Beratung angestrebt wird.

▪ Patienten und Methode

In dieser unselektierten, retrospektiven Fallkontrollstudie wurden die Daten von 252 in unserer Klinik unter standardisierten Bedingungen operierten zementfreien Kniegelenkstotalendoprothesen (Natural-Knee®, INTERMEDICS Orthopaedics Incorp., Austin, Texas, USA) bei 216 Patienten ausgewertet.

Evaluierte präoperative Risikofaktoren sind: Alter, Geschlecht, Body-Mass-Index, Begleiterkrankungen, Indikation zur Operation, Voroperationen und

Tabelle 1. Präoperative Begleiterkrankungen im untersuchten Patientengut

Morbiditätsfaktor	Patientenzahl	Anteil an der Gesamtpopulation
Arterielle Hypertonie	156	61,9%
Herzerkrankungen	118	46,8%
Skeletterkrankungen	92	36,5%
Stoffwechselstörungen	89	35,5%
Kreislauferkrankungen	74	29,4%
Gastrointestinale Erkrankungen	57	22,6%
Erkrankungen des Urogenitalsystems	37	14,7%
Allergien	30	12,0%
Neurologische Erkrankungen	21	8,3%
Pulmonale Erkrankungen	20	7,9%
Ophthalmologische Erkrankungen	19	7,5%
Psychiatrische Erkrankungen	16	6,3%
Tumoren	11	4,4%
Dermatologische Erkrankungen	6	2,4%
Pathologische Blutbefunde	6	2,4%

anästhesiologische Risikoscores (ASA, Lutz/Klose). Als intraoperative Faktoren wurden Anästhesieform, Operations- und Blutleerezeit sowie das intraoperative Blutdruckverhalten bewertet. Die aufgetretenen Komplikationen wurden in spezifisch orthopädische und allgemeine sowie entsprechend der Ausprägung in leichte und schwere Komplikationen unterteilt. Zur statistischen Auswertung wurden der Kolmogorov-Smirnov-Test, der U-Test nach Mann-Whitney, der t-Test nach Student und der χ^2-Test angewandt.

Resultate

Die operative Versorgung erfolgte in 71,8% wegen einer primären und in 22,6% der Fälle aufgrund einer sekundären Arthrose. 6,0% der Eingriffe waren Revisionsoperationen. Das Durchschnittsalter betrug 67,9 Jahre (Bereich 25–86 Jahre).

235 Patienten (93,3%) hatten mindestens eine Begleiterkrankung (Tabelle 1).

Der BMI variierte zwischen 15,1 kg/m^2 und 41,5 kg/m^2 (Mittelwert 28,2 kg/m^2). Im Score nach Lutz/Klose wurden 10 Patienten (4,0%) der Gruppe I, 62 (24,6%) der Gruppe II, 143 (56,7%) der Gruppe III, 34 (13,5%) der Gruppe IV und 3 Patienten (1,2%) der höchsten Risikogruppe V zugeordnet. Im ASA-Score wurden 11 Patienten (4,4%) der Klasse I, 135 Patienten (53,6%) der Klasse II und 106 Patienten (42,0%) der Klasse III zugeordnet. Den Klassen IV und V wurde kein Patient zugeordnet.

Tabelle 2. Allgemeine Komplikationen im Rahmen der Prothesenimplantation

Leichte Allgemeinkomplikationen (61 = 24,2%)	Schwere Allgemeinkomplikationen (13 = 5,2%)
Blasenatonie (19)	Proximale tiefe Beinvenenthrombose (4)
Distale Beinvenenthrombose (10)	Pneumonie (4)
Hypo-/Hyperglykämien (4)	Proximale tiefe Beinvenenthrombose und Apoplex (1)
Durchgangssyndrom (4)	Proximale tiefe Beinvenenthrombose und Pneumonie (1)
Dekubitus (3)	Apoplex (1)
Kardiale Arrhythmien (3)	Dekompensierte Herzinsuffizienz (1)
Angina pectoris (3)	Ileus (1)
Fieber unklarer Genese (3)	
Gastrointestinale Beschwerden (2)	
Hypertone Entgleisung (2)	
Distale Beinvenenthrombose und Fieber (2)	
Distale Beinvenenthrombose und Status asthmaticus (1)	
Blasenatonie und Angina pectoris (1)	
Blasenatonie und Allergie (1)	
Rezidivierende Asthmaanfälle (1)	
Medikamenteninduzierte Hepatitis (1)	
Schwindel unklarer Genese (1)	

170 Patienten (67,4%) erhielten eine Intubationsnarkose, 71 (28,2%) eine Spinalanästhesie und bei 11 Patienten (4,4%) erfolgte eine kombinierte Narkoseform. Die durchschnittliche Operationszeit betrug 99,2 Minuten (Bereich 50–180 Minuten). Die mittlere Blutleerezeit lag bei 90,2 Minuten. Bei 11 Patienten (4,4%) wurden intraoperativ neun kardiale Arrhythmien, eine hypertensive Krise und eine schwere Kreislaufdysregulation dokumentiert.

61 Patienten (24,2%) hatten postoperativ leichte und 13 Patienten (5,2%) schwere Allgemeinkomplikationen (Tabelle 2).

Spezifisch orthopädische Komplikationen traten in 67 Fällen (26,6%) auf. Dabei handelte es sich um 36 Hämatome, 22 oberflächliche Wundheilungsstörungen, 4 temporäre Paresen, 3 hochgradige Bewegungseinschränkungen und 2 tiefe Infektionen. Insgesamt wurden bei 19% der Patienten isolierte Allgemeinkomplikationen, bei 14,7% isoliert orthopädische und bei 10,7% die Kombination beider Komplikationsformen beobachtet.

Zusammenhänge zwischen Risikofaktoren und aufgetretenen Komplikationen:
Ein signifikanter Zusammenhang (p<0,05) mit perioperativen Allgemeinkomplikationen fand sich für folgende evaluierte Risikofaktoren:
- Alter
- Männliches Geschlecht

- Begleiterkrankungen – kardiale, neurologische, psychiatrische Erkrankungen
- Revisionseingriffe
- Einteilung in die anästhesiologischen Risikoscores
- Intubationsanästhesie
- Instabile intraoperative Blutdruckverhältnisse

Es ergab sich kein Zusammenhang für den Body-Mass-Index, die Genese der Arthrose, die Operations- und Blutleeredauer. Ebenso fanden sich keine Risikofaktoren für das Auftreten spezifisch orthopädischer Komplikationen.

Diskussion

Viele Patienten mit der Indikation zur Kniegelenksendoprothetik haben Begleiterkrankungen, die ein Risiko für das Auftreten postoperativer Komplikationen darstellen. Ziel der Studie war diesen Zusammenhang zu quantifizieren, die Beratungsqualität des einzelnen Patienten zu verbessern und zur Kostenoptimierung in der stationären Betreuung beizutragen. 93,3% der Patienten hatten mindestens eine Begleiterkrankung, was die Notwendigkeit einer geeigneten Risikoabschätzung für diese Erkrankungen zeigt. Wir weisen in dieser Arbeit nach, dass kardiale, neurologische und psychiatrische Erkrankungen signifikant ($p<0,05$) mit dem Risiko für eine postoperative Allgemeinkomplikation korrelieren. Diese Krankheitsgruppen müssen daher präoperativ stärker für die Gesamtbeurteilung des individuellen Operationsrisikos beachtet werden, wenngleich eine ganzheitliche Betrachtung des Patienten, vor allem bei multimorbiden Patienten unbedingt notwendig ist. Die anderen untersuchten präoperativen Erkrankungsgruppen zeigten keinen Zusammenhang mit dem Auftreten postoperativer Komplikationen.

Eine Möglichkeit zur umfassenden Beurteilung des Patienten stellen die in der Anästhesiologie verwendeten Scores der ASA und nach Lutz/Klose dar. Wir weisen in vorliegenden Arbeit für den Score der ASA und den Risikoscore nach Lutz/Klose eine signifikante Zunahme der Rate an Allgemeinkomplikationen mit steigender Risikogruppe nach und bestätigen die Validität beider Scores für die Bestimmung der perioperativen Morbidität in der Kniegelenksarthroplastik. Der Kliniker erhält durch deren Anwendung die Möglichkeit, bereits präoperativ die Notwendigkeit perioperativ erforderlicher adjuvanter therapeutischer Maßnahmen und die Dauer des stationären Aufenthaltes zu kalkulieren und somit kann die Indikationsstellung für die geplante elektive Operation optimiert werden.

Die Frage der optimalen Anästhesieform für die Kniegelenksendoprothetik ist umstritten. Wir konnten jedoch in unserer Untersuchung nachweisen, dass sowohl die Zahl der Blutdruckschwankungen >30 mmHg als auch die maximale RR-Amplitude unter Intubationsnarkose signifikant höher waren. Es ist eindeutig festzustellen, dass die Rate der postoperativen

Allgemeinkomplikationen mit der Durchführung einer Intubationsnarkose und den darunter beobachteten Blutdruckschwankungen korreliert (p<0,05). Der Zusammenhang zwischen Übergewichtigkeit und dem Auftreten von Herzerkrankungen, malignen Tumoren, arterieller Hypertonie sowie einer erhöhten Mortalitätsrate wurde beschrieben [7]. Anästhesiologische Studien wiesen ein erhöhtes Risiko für übergewichtige Patienten nach, wobei eine abnehmende Brustwandcompliance einhergehend mit einer Abnahme des funktionellen Residualvolumens bei diesen Patienten besteht [4]. Im Zusammenhang mit orthopädischen und chirurgischen Komplikationen wird ein erhöhtes Risiko adipöser Patienten für tiefe Beinvenenthrombosen, Wundinfektionen und Wundheilungsstörungen sowie eine erhöhte Lockerungsrate von Endoprothesen angegeben [9]. In unserem Patientengut fanden wir keinen statistischen Zusammenhang zwischen dem BMI und perioperativ aufgetretenen spezifischen oder allgemeinen Komplikationen.

Das signifikant häufigere Auftreten postoperativer Allgemeinkomplikationen bei Männern gegenüber Frauen ist gegenwärtig nicht erklärbar. Es sind jedoch geschlechtsspezifische Unterschiede bekannt, so ist z. B. bei orthopädischen Eingriffen ein erhöhtes Thromboserisiko bei Männern nachgewiesen [5] worden.

Die altersabhängige Zunahme der Komplikationen ist bekannt. Coventry et al. berichten über 25% medizinische Komplikationen nach 2012 primären Hüftendoprothesen bei einem durchschnittlichen Alter von 65 Jahren [3]. Newington et al. dagegen über 50% medizinische Komplikationen bei 107 Patienten über 80 Jahren [8]. Im Resultat unserer Arbeit ist für die Knieendoprothetik ebenso festzustellen, dass die Häufigkeit perioperativer Allgemeinkomplikationen mit dem Alter signifikant (p<0,05) zunimmt.

Zusammenfassend wurden folgende Risikofaktoren ermittelt, die mit dem Auftreten einer perioperativen Allgemeinkomplikation bei endoprothetischen Implantationen korrelieren:
- kardiale, neurologische und psychiatrische Begleiterkrankungen
- zunehmendes Lebensalter des Patienten
- steigende Risikogruppe nach dem Score der ASA bzw. dem Score nach Lutz/Klose
- männliches Geschlecht
- Intubationsnarkose
- intraoperative Blutdruckschwankungen

In der vorliegenden Untersuchung konnten dagegen keine Morbiditätsfaktoren für das Auftreten spezifisch orthopädischer Komplikationen gefunden werden.

Im Ergebnis dieser Arbeit resultieren eine höhere Beratungsqualität für die Patienten und eine größere Planungssicherheit für die Klinik. Eine 100%ige Vorhersage von perioperativem Risiko und postoperativem Verlauf für den individuellen Fall ist natürlich nicht möglich. Knieendoprothetische Operationen sind Risikoeingriffe, deren Indikation insbesondere bei gleichzeitigem Auftreten von präoperativen Risikofaktoren und bei älteren Patienten kritisch hinterfragt werden muss. Durch eine verantwortungsvolle Auswahl der Patienten und eine schonende Operationstechnik können jedoch die Ergebnisse optimiert werden.

Zusammenfassung

Hintergrund: Die Kniegelenksarthroplastik als elektive Risikochirurgie bedarf nicht nur der Vorhersage der postoperativen funktionellen Kniegelenksparameter, sondern auch der Abschätzung der individuellen perioperativen Komplikationswahrscheinlichkeit.

Methode: In einer unselektierten, retrospektiven Fallkontrollstudie wurde bei 252 Fällen (216 Patienten) mit zementfreier totaler Kniegelenksendoprothese die Häufigkeit von Risikofaktoren und perioperativen Komplikationen untersucht. Insgesamt traten bei 112 Patienten (44,4%) Komplikationen, in 63 Fällen (25,0%) 67 spezifisch orthopädische und in 75 Fällen (29,8%) 85 allgemeine Komplikationen auf. 81,3% aller Patienten hatten eine definierte Begleiterkrankung.

Ergebnis: Das Vorliegen von kardialen, neurologischen oder psychiatrischen Begleiterkrankungen, hohes Lebensalter, männliches Geschlecht, hohe Risikogruppen in anästhesiologischen Scores (ASA, Lutz/Klose), die Zahl und das Ausmaß intraoperativer Blutdruckschwankungen sowie die Operation unter Intubationsnarkose sind mit der Häufigkeit perioperativer Allgemeinkomplikationen signifikant assoziiert ($p<0,05$). Dagegen korrelieren Körpergewicht, Stoffwechsel- und Kreislauferkrankungen, Voroperationen am Gelenk, Genese der Gelenkerkrankung sowie Operations- und Blutleerezeit nicht mit der Wahrscheinlichkeit einer perioperativen Allgemeinkomplikation. Für das Auftreten spezifisch orthopädischer Komplikationen konnte keine signifikante Korrelation zu den untersuchten Parametern festgestellt werden.

Interpretation: Mit der vorliegenden Arbeit werden spezifische Risikofaktoren herausgearbeitet, die eine Definition des sogenannten Risikopatienten nach objektiven Kriterien ermöglichen. Diese Parameter müssen bei der Indikationsstellung und Planung der Operation individuell Berücksichtigung finden.

Abstract

As elective risk surgery, knee arthroplasty requires estimation of the individual probability of perioperative complications.

In an unselected, prospective case control study, the incidence of risk factors and perioperative complications was investigated in 252 cases (216 patients) of cementless total knee endoprostheses. Complications occurred in 112 patients (44.4%), with 67 specifically orthopaedic complications in 63 patients (25.0%) and 85 general complications in 75 patients (29.8%).

The presence of cardiac, neurologic, or psychiatric concomitant diseases, advanced age, male gender, high risk anesthesia scores, number and extent of intraoperative blood pressure fluctuations, and surgery under intubation anesthesia are *associated significantly* with the incidence of general perioperative complications. In contrast, body weight, concomitant metabolic and circulatory diseases, previous surgery on the joint, origin of the articular disease, and the duration of surgery and ischemia do not correlate with the probability of a general perioperative complication. A significant correlation with the parameters investigated could not be found for the occurrence of specifically orthopaedic complications. The present paper identifies specific risk factors that enable a definition of patients with risk of having perioperative complications according to objective criteria. These parameters must be given individual consideration when establishing the indication and planning of surgery.

Literatur

1. Bengston, S, Knutson K, Lidgren L (1989) Treatment of infected knee arthroplasty. Clin Orthop 245:173-178
2. Boettcher WG (1992) Total hip arthroplasties in the elderly. Morbidity, mortality, and cost effectiveness. Clin Orthop 274:30-34
3. Coventry MD, Beckenbaugh RD, Nolan DR, Ilstrup DM (1974) 2012 total hip arthroplasties: A study of postoperative course and early complications. J Bone Joint Surg Am 56:273-284
4. Damia G, Mascheroni D, Croci M, Tarenzi L (1988) Perioperative changes in functional residual capacity in morbidly obese patients. Br J Anesthesiol 60:574-578
5. Davidson HC, Mazzu D, Gage BF, Jeffrey RB (1996) Screening for deep venous thrombosis in asymptomatic postoperative orthopedic patients using color Doppler sonography: analysis of prevalence and risk factors. Am J Roentgenol 166:659-662
6. Idusuyi OB, Morrey BF (1996) Peroneal nerve palsy after total knee arthroplasty. Assessment of predisposing and prognostic factors. J Bone Joint Surg Am 78:177-184
7. Kral JG, Heymsfield S (1987) Morbid obesity: definitions, epidemiology, and methodological problems. Gastroenterol Clin North Am 16:197-205
8. Newington DP, Bannister GC, Fordyce M (1990) Primary total hip replacement in patients over 80 years of age. J Bone Joint Surg Br 72:450-452
9. Thomas EJ, Goldman L, Mangione CM, Marcantonio ER, Cook EF, Ludwig L, Sugarbaker D, Poss R, Donaldson M, Lee TH (1997) Body mass index as a correlate of postoperative complications and resource utilization. Am J Med 102: 277-283
10. Wymenga AB, van Horn JR, Theeuwes A, Muytjens HL, Slooff TJ (1992) Perioperative factors associated with septic arthritis after arthroplasty. Prospective multicenter study of 362 knee and 2,651 hip operations. Acta Orthop Scand 63:665-671

All press fit mit SDI (Surgical Diamond Instrument)-Instrumentarium – Vorderer Kreuzbandersatz fremdimplantatfrei

G. FELMET

Bei der vorderen Kreuzbandersatzplastik haben sich in den letzten Jahren die Verwendung der Semitendinosussehne und das mittlere Drittel des Ligamentum patellae als Golden Standard etabliert.

Seit Anfang 1992 operieren wir ambulant die vordere Kreuzbandersatzplastik unter Verwendung des mittleren Ligamentum-patellae-Drittels.

Seit Anfang 1995 werden die Knochenblöcke proximal und distal pressfit verankert. Eine keilförmige Entnahme ist mit Resektionsschablonen und die Bearbeitung der Knochenblöcke mit einem Knochenkompaktor auf die unterschiedlichen Durchmesser möglich.

Mit der seit August 1998 weiterentwickelten Entnahmetechnik mit dem SDI (Surgical Diamond Instrument)-Instrumentarium wurde ein Pressfit-Standard definiert und die Technik bei hoher Präzision erleichtert.

Bei der ersten Nachuntersuchung im Frühjahr 1999 wurde bei 128 Patienten und einer mittleren Nachuntersuchungszeit von 2,3 Jahren eine Arbeitsunfähigkeitszeit von im Mittel 4,7 Wochen, bei hoher Zufriedenheit im Alltag wie im Sport ermittelt (Abb. 1 und 2).

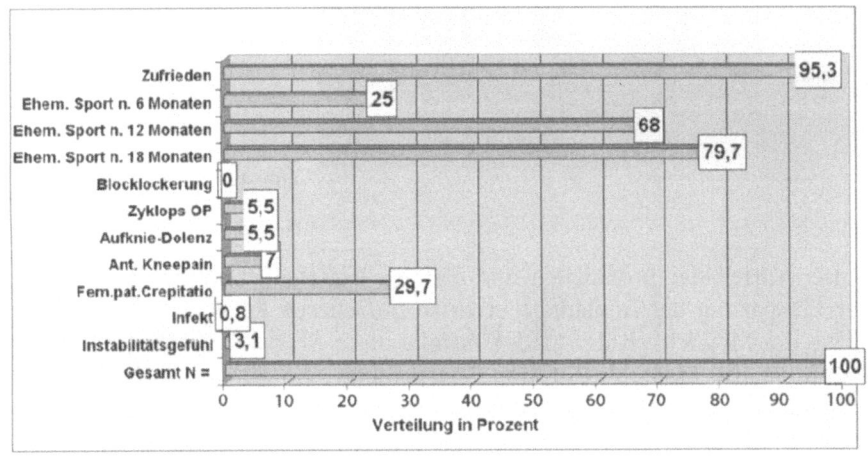

Abb. 1

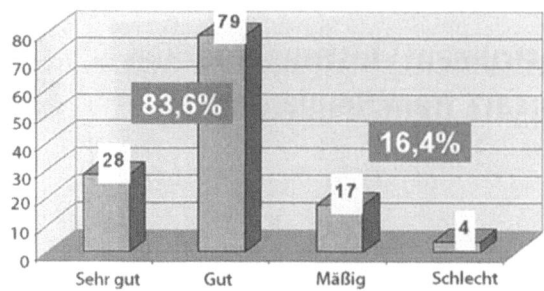

Abb. 2

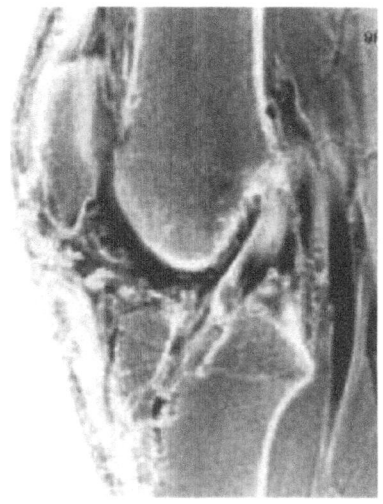

Abb. 3

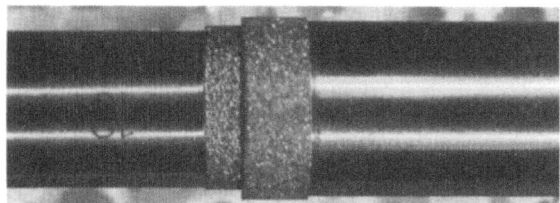

Abb. 4

Der Vorteil der proximalen und distalen Pressfit-Verankerung ist neben der Einsparung der Implantate in einer einfacheren Revision bei Reruptur, sowie der Möglichkeit der MRI-Kontrolle ohne Artefakte gegeben (Abb. 3). Damit ist die ossäre Integration überprüfbar, wie wir in unseren Nachuntersuchungen nachweisen können.

Durch die Verwendung der Diamanthohlschleifen ist mit dem Gewinn der Knochenzylinder aus Tibia und Femur ein komplettes „Bonerecycling" möglich. Eine Präzision der Abstimmung der Knochenzylinder und der

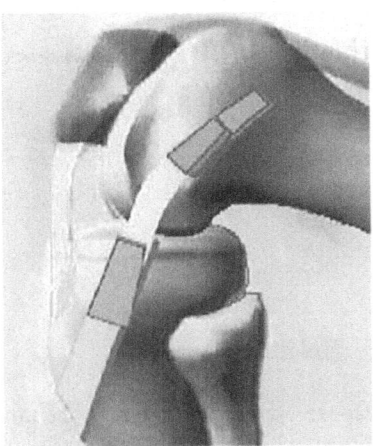

Abb. 5

Verankerungskanäle ist auf 2/10 mm möglich (Abb. 4). Mit der Verankerung des distalen Knochenzylinders unter dem Tibiaplateau und der femoralen Verankerung mit zwei nacheinander liegenden Knochenzylindern wird das Ligament komplett in den Verankerungskanälen ossär eng umscheidet (Abb. 5). Ein Scheibenwischereffekt wird so vermieden. Durch Rotation des Ligaments um 90 Grad nach medial werden der anteromediale und posterolaterale Faszikel nachgebildet. Die Vor- und Anspannung des Ligaments erfolgen durch festsetzen des zweiten proximalen Knochenzylinders in 90 Grad Knieflexion. Mit der folgenden Extension wird das Ligament vorgespannt und erhält seine Endspannung in Vollstreckung.

Artikulationskonzepte für Totalknieendoprothesen: Design und Material

R. M. STREICHER

Einleitung

Neben der konservativen Behandlung von Defekten an der Artikulationsoberfläche (z. B. Hyaluronsäure) und zunehmend auch invasiver Therapie durch biologische Materialien wird der Oberflächenersatz des Kniegelenks seit langem für die Behandlung von Gonarthrose oder anderen degenerativen, pathologischen sowie traumatischen Veränderungen des Knies erfolgreich eingesetzt. So werden jährlich weltweit mehr als eine halbe Million Totalkniegelenksprothesen (TKR) implantiert und können klinische Standzeiten von mehr als zehn Jahren aufweisen. Auf die Indikation und Problematik der unikondylären Knieendoprothesen wird hier nicht eingegangen.

Das gesunde, natürliche Gelenk funktioniert verschleißlos und reibungsarm, bedingt durch hydrodynamische Schmierung. Aufgrund der Verwendung technischer Werkstoffe für den Gelenksoberflächenersatz ist ein solcher kontinuierlicher und permanenter Schmierfilm nicht zu erwarten, und die artikulierenden Körper werden nur partiell und temporär getrennt. Verschleiß von Knieendoprothesen kann daher nicht vollständig verhindert sondern nur minimiert werden. TKR unterliegen anderen Verschleißmechanismen als Hüftendoprothesen. Solche sind als quasi Kugelgelenke aufgrund ihrer multidirektionalen Kinematik und Spannungsverteilung vor allem adhäsiv und abrasiv beansprucht; dies führt hauptsächlich zu partikelinduzierter Osteolyse. Die TKR-Kinematik resultiert in Ermüdungs- und Delaminationsversagen, die vor allem zu katastrophalem Versagen führen, obwohl auch osteolytische Reaktionen beobachtet werden können (Abb. 1).

Als zweites Gelenk in der Knieendoprothetik ist das patello-femorale hochbeansprucht. Die Spannungsspitzen sind wesentlich höher als in der Hüfte und können zur totalen Destruktion der Polyethylen (UHMWPE) Komponenten führen.

Für den Langzeiterfolg des Oberflächenersatzes am Kniegelenk ist es daher notwendig, das Risiko von Verschleiß, Pitting und Delamination des Polyethylens zu reduzieren. Verbesserungen der femoro-tibialen und der patello-femoralen Artikulation zur Reduktion des Polyethylenverschleißes sind möglich. Anatomisches Tracking und entsprechende Kinematik sind für den Erfolg der TKR wesentlich. Wichtig sind zudem die chirurgische Technik mit achsgerechter Ausrichtung der einzelnen Komponenten sowie

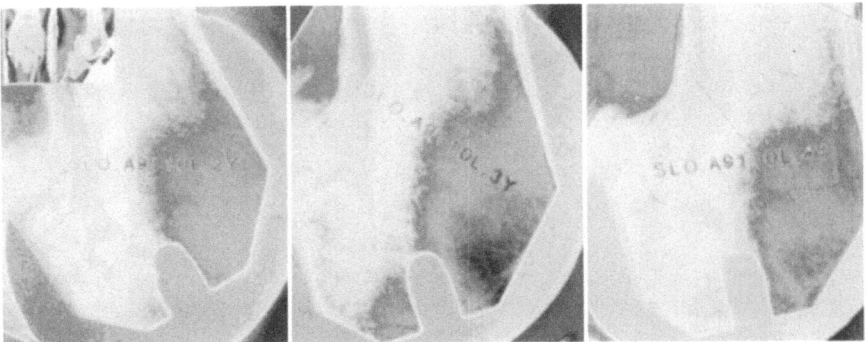

Abb. 1. Osteolyse einer femoralen Komponente

deren Position zueinander. Es wurde kürzlich über die Möglichkeit von kumulativ 11 684 möglichen Ausrichtungsfehlern aufgrund der Freiheitsgrade im Kniegelenk berichtet.

Um die verschleißbedingten Probleme der Knieendoprothetik zu minimieren, gibt es abgesehen von der operativen Technik und der Patientenaktivität drei prinzipielle Möglichkeiten:
- Ausrichtung der Prothese
- Design
- Material.

Ausrichtung / Instrumente

Das Instrumentarium, das eine reproduzierbare Präparation und eine achsgerechte Ausrichtung der Kniekomponenten ermöglicht, ist ein wesentlicher Faktor für den Erfolg der TKR. Einfache Instrumente mit deutlich zuordenbarer Funktion sollten heute Stand der Technik sein. Ausrichtungsmöglichkeiten wie Navigation etc. erlauben eine exakte Positionierung der Einzelkomponenten und deren Stellung zueinander. Auf eine optimale Rotation der Implantatkomponenten zueinander ist zu achten. Eine nicht achsgerechte Ausrichtung beansprucht die Polyethyleneinlage übermässig und führt zur totalen Destruktion der Komponente mit entsprechender Gelenksinstabilität.

Der Einsatz von computerunterstützter Planung und/oder Roboteroperation (Abb. 2) zur Optimierung der Komponentenposition ist zur Zeit in klinischer Erprobung. Die bisher vorgelegten Resultate erscheinen vielversprechend, sodass in absehbarer Zeit mit einer entsprechenden Akzeptanz zu rechnen ist.

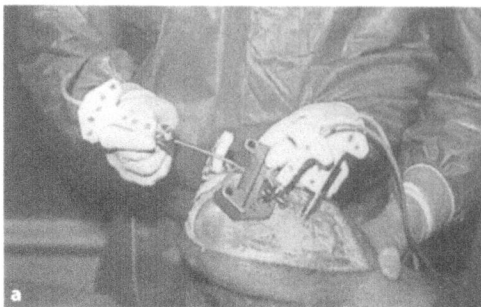
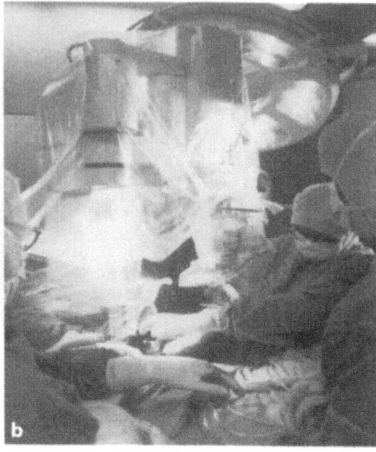

Abb. 2. Computerunterstützte Operation. **a** Navigation, **b** Roboter

Design / Kinematik

Die Kinematik des Kniegelenks mit der Vielzahl an Freiheitsgraden ist extrem komplex. Eine Verschleißreduktion ist neben der anatomischen Ausrichtung der Prothese auch vom Design und dem Material abhängig. Eine deutliche Reduktion des verschleißbedingten Versagens ist durch ein optimiertes Design aller Komponenten möglich.

Für das Design ist eine möglichst hohe Kongruenz der Artikulationskomponenten zur Reduktion der Spitzenlasten, bei gleichzeitig guter Mobilität und Funktion sowie möglichst geringer Belastung der Fixation, anzustreben. Dies ist durch entsprechende Konfiguration der Gleitflächengeometrie möglich.

Patello-femoraler Ersatz: Die Patella ist extrem hoch belastet; zusätzliche Spitzenbelastungen der Patella durch ungünstige Position und Kinematik sind zu vermeiden. Eine Fehlpositionierung der Patella erhöht die Spannungen bis zum Bruch. Ein wichtiger Designaspekt sind anatomische Femurkomponenten in Links- und Rechtsversion, um ein möglichst anatomisches Tracking der Patella zu erzielen. Dies verhindert Verkippungen und Luxationen. Ebenso ist eine tiefe Trochlea zur guten Führung der Patella (ersetzt oder belassen) notwendig. Eine weitere Sicherheit bieten erhöhte, laterale Femurschilde. Die Kontaktfläche zum Femur sollte über den gesamten Bewegungsumfang durch maximierte Konformität erhöht, und somit die Belastung im Polyethylen und das damit verbundene Verschleißrisiko reduziert werden. Der Einsatz von medialisierten Patellakomponenten kann deren Führung zusätzlich optimieren und Fehlstellungen und den daraus resultierenden Verschleiß reduzieren.

Femoro-tibialer Ersatz: Ein wichtiger Punkt zur Verschleißreduktion im TKR ist die Kongruenz zwischen Femur- und Tibiakomponente. Eine zu hohe Kongruenz gibt Probleme mit dem Bewegungsumfang und erhöht die Kräfte auf die Verankerung. Zu geringe Kongruenz hingegen resultiert neben einer Instabilität des Gelenks und somit stärkeren Belastung des Bandapparates in einer Spitzenspannung im Polyethylen, die zu Frühversagen führen kann. Die Ausrichtung der femoralen Komponente mit einheitlichem medialo-lateralen sowie antero-posterioren Radius in die epikondyläre Flexionsachse bringt neben einer optimierten Kinematik des Knieimplantates auch eine wesentlich verkürzte Rehabilitationszeit für den Patienten. Ebenfalls wird durch die bessere Konformität eine Reduktion der Belastung im Polyethylen erreicht.

Das Polyethylen wird im TKR im Gegensatz zur Hüftendoprothese auf Rollen und Gleiten beansprucht. Die Rollbewegung gibt einen um eine Größenordnung geringeren Verschleiß, ebenso wie die unidirektionale Beanspruchung, und sollte daher als Artikulationskinematik angestrebt werden. Eine solche Verbesserung der Kinematik und zusätzlich der Kongruenz bringt ein durchgehender antero-posteriorer Radius. Dies ist durch eine 3° extern rotierte Ausrichtung der distalen Femurkondylen in die epikondyläre Flexionsachse erreichbar und reproduziert damit die Kinematik des natürlichen Knies. Während dem normalen Gehzyklus von einer Hyperextension von −15° bis zu einer Flexion von +75° bewegt sich das Knie im Gegensatz zu herkömmlichen Designs um diese zentrale Achse. Dadurch kommt es bevorzugt zu Rollen statt Gleiten, Seitenbandisometrie und fehlender Midflexionsinstabilität, einem besseren Hebelarm für die patello-femorale Funktion sowie einem verbesserten Quadrizepshebelarm. Durch das einfachere Erreichen der vollen Extension – der Momentarm wird in Flexion erhalten – wird eine deutlich schnellere Rehabilitation des Patienten erzielt.

Knieendoprothesen mit gleitenden Menisken oder beweglicher Tibiaplattform ermöglichen eine Entkopplung von Translations-, Rotations- und Rollbewegung. Somit ist eine deutlich höhere femoro-tibiale Kongruenz ohne zusätzliche Beanspruchung der Fixation möglich. Durch die Trennung in zwei definierte und mehr uni-direktionale Gleitbewegungen (Abb. 3) kann der Polyethylenverschleiß reduziert werden. Die bisherigen Resultate einzelner Prothesen sind mit denen von Standardknieprothesen vergleichbar. Mit dem Design der ersten Generation wurde über zusätzliche Probleme durch Instabilität, Dislokation und Verschleiß berichtet. Neuere Entwicklungen auf diesem Gebiet weisen deutliche Verbesserungen in dieser Hinsicht auf. Aufgrund von Verbesserungen im polymeren Gleitpartner ist allerdings in Zukunft wieder mit weniger kongruenten Designs zu rechnen.

Polyethylengleiteinlagen sollten mehr als 6 mm, besser 8 bis 10 mm dick sein, um langfristig verschleißbedingte Probleme verhindern zu können. Dieser Wert wurde mehrfach für die historische PE-Qualität klinisch bestätigt. Dünnere Komponenten werden aufgrund der wesentlich höheren Be-

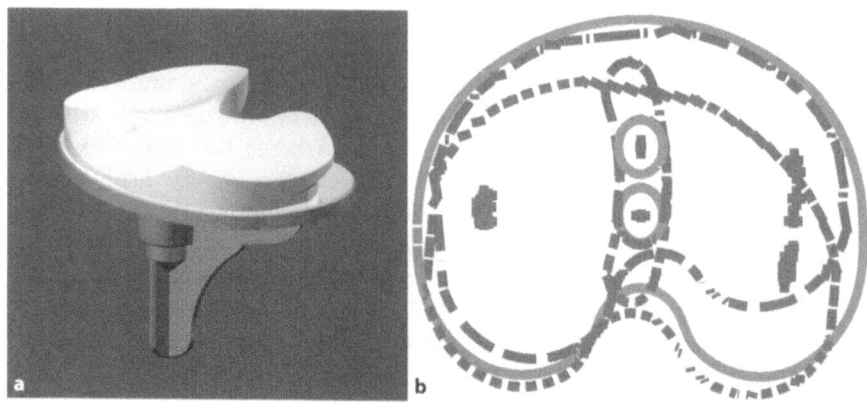

Abb. 3. Knieimplantat mit mobiler Tibiaauflage. **a** ISA, **b** Kinematik

lastung schnell durchgerieben und zerstört. In Folge kann es auch zu Instabilität des Gelenks und bei ungewollter Metall-Metallartikulation zwischen Femurkomponente und Tibiaplateau zur Metallose kommen.

Material

Für die Festigkeit der Kniegelenkskomponenten sind die Eigenschaften der verwendeten Grundmaterialien wesentlich. Für die Osteointegration sowie den Verschleiß hingegen spielt vor allem die Oberflächenqualität eine Rolle.

Femur: Für die femoralen Kondylen werden fast ausschließlich Metalle, vorzugsweise CoCrMo-Legierung, verwendet. Der PE-Verschleiß ist exponentiell von der Oberflächenrauheit des Gegenkörpers abhängig. Die Oberflächenqualität der Femurkomponenten wird daher laufend verbessert; entweder durch den Einsatz besser polierbarer Materialien (Abb. 4) oder durch computer- und roboterunterstützte Fertigung. Aus diesem Grund ist auch auf die Erhaltung dieser polierten Oberfläche bei der Implantation und im Gebrauch (Dreikörperverschleiß) größtes Augenmerk zu richten.

CoCr-Legierung ist ein hydrophobes Metall mit entsprechend schlechter Benetzbarkeit. Durch die Einbringung von Heteroatomen in die Oberfläche, z.B. mittels Ionenbeschuß, kann deren Benetzbarkeit und somit die Schmierung verbessert werden. Dadurch wird die Reibung zwischen den Komponenten stark herabgesetzt und der Verschleiß reduziert. Solchermaßen behandelte Implantate zeigen in der klinischen Anwendung in der Hüftendoprothetik eine um 25% reduzierte UHMWPE-Verschleißrate.

Titan und seine Legierungen sind im unbehandelten Zustand nur bedingt verschleißfest. Um diesen Nachteil zu kompensieren, werden diverse Möglichkeiten der Oberflächenmodifikation wie Anodisieren, Ionenimplantation, Oxidieren und Nitrieren untersucht oder angeboten. Eine weitere

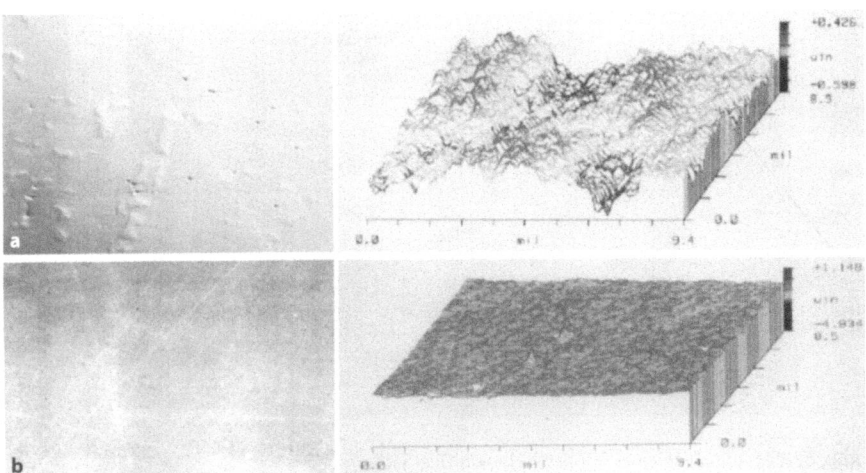

Abb. 4. Rauheit von CoCr-Prothesenoberflächen. **a** hoch, **b** nieder

Alternative zur Oberflächenhärtung bieten diverse Beschichtungen wie z. B. CVD- (chemical vapour deposition), PAVD- (plasma-assisted vapour deposition) und PVD- (physical vapour deposition) mit Titannitrid (TiN), Diamantschicht (DLC), amorphen diamantähnlichen Beschichtungen (ADLC) sowie Mehrfachschichten. Die meisten Beschichtungsverfahren können auch für Kobaltlegierungen eingesetzt werden.

Obwohl in Laborversuchen Vorteile solcher Beschichtungen gezeigt wurden, zeigen die klinischen Ergebnisse bisher ein erhöhtes Risiko. Im Labor und auch in der klinischen Anwendung wurden wiederholt Abplatzungen der ca. 5 μm dicken, und meist unter hoher Eigenspannung stehenden, Schicht im Laufe der Beanspruchung beobachtet. Die meisten der kommerziell angebotenen Beschichtungen haben zudem meistens eine Vielzahl an Oberflächenfehlern, die die Rauheit erhöhen (Abb. 5) und zudem als Rissursprung wirken können.

Keramische Femurkomponenten werden sowohl aus Zirkon- als auch Aluminumoxid angeboten. Komponenten aus CoCr- oder Titan-Legierung sind auch mit keramischen Einsätzen in den Kondylenlaufflächen erhältlich. Bisher ist der Vorteil von Keramikfemurkomponenten für die Reduktion des Polyethylenverschleißes bisher nur im Labor gezeigt worden, der klinische Beweis ist nach wie vor ausstehend. Obwohl durch den Einsatz dieser Hartwerkstoffe die Oberflächenrauheit reduziert, die Benetzbarkeit sowie der Kratzwiderstand erhöht wird, ist durch den hohen Elastizitätsmodul der Keramik eine erhöhte Beanspruchung der Polyethylentibia zu erwarten. Dies ist aber aufgrund des derzeitigen Kenntnisstandes unerwünscht.

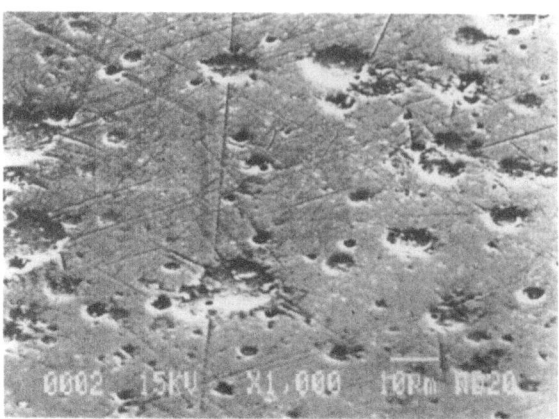

Abb. 5. REM-Aufnahme einer TiN-beschichteten Oberfläche

Tibia/Patella: Für den Tibia- und Patella-Gleitflächenersatz zur Artikulation gegen metallische oder keramische Femurkomponenten wird ultrahochmolekulares Polyethylen (UHMWPE) eingesetzt. Die Qualität des Rohmaterials, der Verarbeitung sowie die Sterilisationsmethode beeinflussen die Eigenschaften dieses Polymers maßgeblich. Seit 1985 stehen optimierte Qualitäten ohne Additive und mit reduzierten Fusionsdefekten zur Verfügung. Dadurch wird das Verschleiß- und Ermüdungsverhalten von UHMWPE-Komponenten verbessert.

Berichte zeigen das Erscheinungsbild eines massiv veränderten Bereiches 1–2 mm unter der Komponentenoberfläche. Da gerade in diesem Bereich die höchsten Belastungen auftreten, sind Pitting und Delaminationen beim TKR häufige Versagensursachen. Als Ursache wurde neben Materialinhomogenitäten die Strahlensterilisation in Luftatmosphäre gefunden. Durch den Einsatz von Vakuum und/oder Inertgasatmosphäre während der Sterilisation mit ionisierender Strahlung und bei nachfolgender Lagerung oder entsprechender Nachbehandlung werden die tribologisch relevanten Eigenschaften des Polymers durch Vernetzung des Polymers verbessert. Labor- und erste klinische Daten zeigen eine um bis zu 50% reduzierte Verschleißrate. Aufgrund neuester Simulatorresultate könnte die aktuelle Generation der hochvernetzten Polyethylene (z. B. Crossfire) Vorteile im Verschleißverhalten auch bei Knieendoprothesen bringen. Diese Materialverbesserungen müssen aber noch hinsichtlich der mechanischen Belastung und dem komplexen Verschleißmechanismus im Knie weiter überprüft werden.

Neuere Forschungsergebnisse zeigen die Möglichkeiten mit nicht hydrophilen Polymeren, meist auf Polyethylenbasis, die graduell eine Reduktion des Elastizitätsmoduls ermöglichen und somit die Beanspruchung in der Tibiaeinlage reduzieren, ohne die mechanischen Eigenschaften im kritischen Ausmaß zu verändern. Weitere Untersuchungen sind notwendig, bevor eine Beurteilung des klinischen Potentials dieser Tibiaauflagen möglich ist.

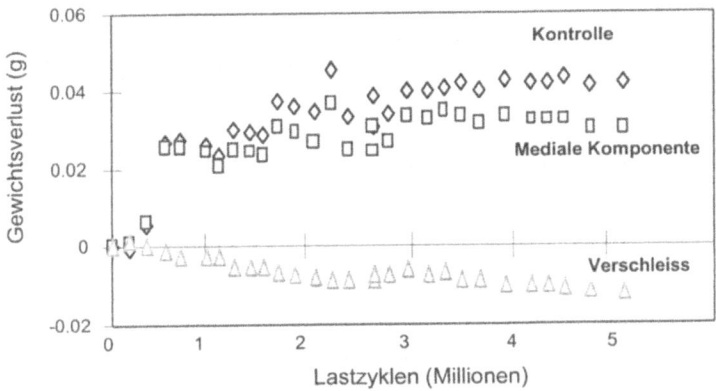

Abb. 6. Berechneter Verschleiß 3 mm „compliant" medialer Komponente aus PUR

Eine Annäherung an die tribologische Situation in natürlichem Kniegelenk stellen die sogenannten „compliant-" oder „cushion bearings" dar, die seit bald 10 Jahren in der Entwicklung sind. Aufgrund der Eigenschaften der eingesetzten Materialien mit niederem Elastizitätsmodul und hoher Flüssigkeitssorption kann unter idealen Bedingungen eine Flüssigschmierung erreicht werden. Dadurch werden sowohl die Reibung als auch der Verschleiß auf im Labor nicht mewwbare Werte reduziert (Abb. 6). Ein zusätzlicher Vorteil bietet die durch den niedrigen Elastizitätsmodul großflächigere Auflage solcher Tibiaeinsätze. Probleme sind die Fixierung dieser flexiblen Komponenten, die Langzeitstabilität der auf Polyurethan oder Polyvinylalkohol basierenden Hydrogel-Polymerwerkstoffe sowie das tribologische Verhalten bei Trockenkontakt oder Dreikörperverschleiß. Die Forschungsresultate sind soweit gediehen, dass in den nächsten Jahren mit einer klinischen Erprobung zu rechnen ist.

Der umgekehrte Weg mit einer Erhöhung der Steifheit der Polymereinlage durch z.B. Kohlenstofffasern (z.B. PolyTwo) hat sich nach erfolgversprechenden Laboruntersuchungen klinisch als Misserfolg herausgestellt. Eine ähnliche Erfahrung zeigte auch die Erhöhung des Elastizitätsmoduls durch morphologische Modifikation der Kristallstruktur von Polyethylen.

Neue Konzepte

Für die Kinematik des Kniegelenks müssen innovative Werkstoffpaarungen neu überdacht werden. Speziell hard-on-hard-Werkstoffkombinationen müssen konstruktiv überarbeitet werden. Dabei bietet sich das Konzept der mobilen Tibia an, die eine extrem hohe Konformität bei gleichzeitig hohem Bewegungsumfang gewährleistet. In Japan sind Keramik/Keramikpaarungen seit mehr als zehn Jahren in der klinischen Anwendung. Publizierte Erfahrungen in westlichen wissenschaftlich anerkannten Zeitschriften sind unbekannt.

Die Artikulation von Polymeren anstatt von metallischen Komponenten hat einige Vorteile, und klinische Ergebnisse mit einer suboptimalen Paarung von Polyazetal mit Polyethylen zeigten keine Nachteile hinsichtlich der Verschleißeigenschaften. Durch Optimierung der Werkstoffe können die theoretischen Vorteile dieser Werkstoffpaarung sicherlich besser genutzt werden. Da der Großteil der Knieimplantate zementiert ist, bestehen nur minimale Ansprüche hinsichtlich der Integrationsfähigkeit solcher polymeren Knieimplantatskomponenten. Nachteilig erscheint vor allem der geringe Widerstand gegen Zerkratzen, speziell im Hinblick auf Dreikörperverschleiß. Vorteilhaft ist die geringere mechanische Belastung der Tibiakomponente sowie das biomechanische Verhalten gegenüber dem Knochen. Aufgrund der niederen Applikationstemperaturen von PACVD ist eine Aufwertung der femoralen Lauffläche mit diamantähnlichen Schichten möglich.

Nicht unerwähnt sollen auch die im Laborstadium befindlichen Untersuchungen und Forschungsvorhaben bleiben, die versuchen, zumindest Knorpeldefekte einer geringen Ausbreitung und nicht degenerativen Ursprungs durch biologische Materialien mit Reproduktionspotential zu lösen. Dieses Forschungsgebiet hat große Zukunftsaussicht; mit klinischen Ergebnissen ist allerdings erst mittel- bis langfristig zu rechnen.

Zusammenfassung

Der Verschleiß der artikulierenden Komponenten eines Kniegelenksoberflächenersatzes ist aufgrund der tribologischen Verhältnisse und der einsetzbaren Materialien nur reduzier- aber nicht vollständig verhinderbar. Für einen Langzeiterfolg ist es daher notwendig, das Risiko von tribologisch bedingtem Versagen sowie partikelinduzierter Osteolyse zu vermindern. Wichtig für einen langjährig einwandfrei funktionierenden Oberflächenersatz des Kniegelenks sind außer der operativen Technik die achsgerechte Ausrichtung, biomechanisch einwandfreies Balancieren der Bänder sowie Design und Material der eingesetzten Komponenten.

Optimierte Instrumentation sowie computer- und roboterunterstützte Chirurgie erlauben eine exakte und reproduzierbare Positionierung der Einzelkomponenten und deren Stellung zueinander. Das daraus resultierende anatomische Tracking der femoro-tibialen sowie der patello-femoralen Kinematik ist für die Reduktion des verschleißbedingten katastrophalen Versagens der TKR wesentlich.

Ein innovatives Design ermöglicht eine gute Kongruenz der Implantatoberflächen bei gleichzeitig möglichst großem Bewegungsumfang. Eine weitere Verbesserung von Kinematik und Kongruenz bringt ein Design mit der Ausrichtung der femoralen Komponente in die epikondyläre Flexionsachse und einem einheitlichen medialo-lateralen sowie antero-posterioren Radius. Neben der optimierten Kinematik des Knieimplantates wird auch die Rehabilitationszeit für die Patienten wesentlich verkürzt. Der Einsatz von kinematisch getrennten Knieprothesen („Mobile Plattform") ist vielversprechend, wenngleich der klinische Vergleich bisher kaum Vorteile zeigt.

Der Polyethyleneinsatz der Tibia- und Patellakomponente muss hinsichtlich der Qualität des Polymers sowie der Sterilisation optimiert und mindestens 8 mm dick sein, um langfristig verschleißbedingte Probleme verhindern zu können. Die neue Generation von hochvernetzten Polyethylenen zeigt auch für Knieimplantate eine Verschleißreduktion von ca. 90% im Labor und erscheint vielversprechend. Neue Materialien mit knorpelähnlichen Schmiereigenschaften sind in Entwicklung und eine klinische Erprobung steht bevor.

Eine Verschleißreduktion der Polyethylenkomponente kann auch durch den Einsatz von hochglanzpolierter CoCrMo-Legierung mit geringer Rauheit der femoralen Komponente erzielt werden. Durch Implantation von Hetero-Atomen in deren Oberfläche wird die Benetzbarkeit erhöht, was ebenfalls eine Reduktion der UHMWPE-Verschleißrate bewirken kann. Beschichtungen jeglicher Art haben klinisch bisher keine Vorteile gezeigt; über Abplatzungen und Aufbrauch hingegen ist mehrfach berichtet worden.

Neue Konzepte auf der Basis von hart-hart Kombination für die femorotibiale Artikulation sind technisch bereits realisiert. Der Einsatz von Knieendoprothesen mit Polymer-Eigenpaarung erscheint eine mögliche Zukunftsoption zu sein.

Summary

Wear of the articulating components of knee joint endoprostheses is on the basis of the tribological situation and the used materials only reducible – not however completely avoidable. For a long-time success, it is therefore necessary to decrease the risk of tribologically induced failure as well as particle-induced osteolysis. Important for such a surface substitute of the kneejoint is the accurate alignment of the components, biomechanically perfect balancing of the ligaments as well as design and material of the components, besides the operative technique. Optimized instrumentation as well as computer and robotic assisted surgery with exact and reproducible positioning of the individual components are important issues. The anatomical tracking of the femoro-tibial as well as the patello-femoral kinematics are essential for the reduction of wear-induced catastrophic failure of the TKR.

An innovative design allows for optimized congruency of the implant surfaces with simultaneously as big as possible range of motion. Another improvement of kinematics and congruency are achieved by a design with a single medialo-lateral as well as antero-posterior radius and alignment of the femoral component in the epicondylar axis. Besides the optimized kinematics of the knee implant, also the time of rehabilitation for the patients is essentially reduced. The use of knee prostheses with separated kinematics of the tibial onlay ("mobile platform") is promising, albeit the clinical comparison hardly shows advantages until now.

The polyethylene of the tibial and patellar component must be optimized regarding its quality as well as the sterilization method employed. Tibial inserts of at least 8 mm are necessary to be able to prevent long-term wear related problems. The new generation of highly cross-linked polyethylene demonstrates a wear reduction of approximately 90% in the laboratory and therefore appears promising also for knee implants. New materials with cartilage-similar lubrication properties are in development and clinical investigation is on the horizon.

Wear reduction of the polyethylene can be achieved also by the use of highly polished CoCr-alloys with reduced roughness. By implantation of hetero-atoms in their surface, the wettability is increased which also causes a reduction of the UHMWPE wear rate. Coatings of various types have shown no clinical advantages until now. Delamination and wearing through however has been reported.

New concepts on the basis of hard-hard combination for the femoro-tibial articulation are technically already realized. The use of knee endoprostheses with polymer on polymer combination appears to be a possible future-option.

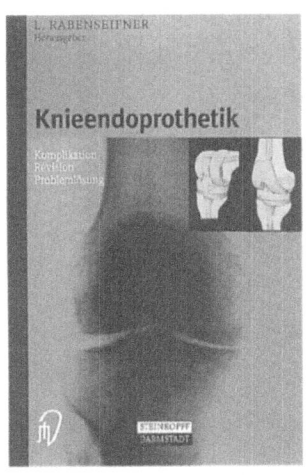

L. Rabenseifner (Hrsg.)

Knieendoprothetik

Komplikation – Revision – Problemlösung

1998. 274 Seiten. 169 Abb.
39 Tab. geb.
DM 98,–; öS 716,-; sFr 89,50
ISBN 3-7985-1133-0

Die endoprothetischen Verfahren entwickelten sich im Laufe der letzten Jahre ständig weiter. Inzwischen ist, vergleichbar dem Einsatz von Hüftendoprothesen, auch der künstliche Kniegelenkersatz sprunghaft angestiegen und wird mittlerweile in orthopädischen und chirurgischen Kliniken als Standardeingriff durchgeführt. Implantate, Instrumentarium und Operationstechniken werden ständig verbessert, die Indikationsstellung zur Operation erweitert, so daß zunehmend auch jüngere Patienten endoprothetisch versorgt werden.

Bei der steigenden Zahl der Eingriffe bleiben Komplikationen wie Implantatlockerung, Patellaprobleme und Infektionen nicht aus, wodurch vermehrt Revisionseingriffe notwendig werden. Dieses Buch bietet Problemlösungen für einen erfolgreichen endoprothetischen Eingriff.

Aus den Pressestimmen:

„... Die Vielzahl der dargestellten Erfahrungen macht dieses Büchlein für den speziell an der Kniegelenksendoprothetik interessierten Leser äußerst wertvoll ..."   Der Orthopäde 8/99

„...Dem Herausgeber ist es gelungen, durch die Zusammenstellung unterschiedlicher Referate zur Knieendoprothetik auch dem Außenstehenden einen guten Überblick über das Thema zu verschaffen. Die Kompetenz der Autoren zeigt sich vor allem bei den Prothesenwechseloperationen und Komplikationen ..."   Deutsches Ärzteblatt 5. Februar 1999

Besuchen Sie unsere Homepage:
www.steinkopff.springer.de

STEINKOPFF DARMSTADT

Steinkopff Darmstadt, Postfach 100462, D-64204 Darmstadt

The manufacturer's authorised representative in the EU is Springer Nature Customer Service Centre GmbH, Europaplatz 3, 69115 Heidelberg, Germany. If you have any concerns regarding our products, please contact ProductSafety@springernature.com

Printed and bound by CPI Group (UK) Ltd, Croydon, CR0 4YY

23/03/2026

02076680-0008